睿眼观糖

郭立新 著

辟谷治疗糖尿病：不吃主食、少吃主食、间断禁食

至少三千多年的慢慢长夜

糖尿病眼部损害：远超出你关注的视网膜病变

年龄是否应该成为糖尿病诊断标准的一个考虑因素

抑郁和焦虑弥漫在糖尿病的世界

吸烟与戒

科学技术文献出版社
SCIENTIFIC AND TECHNICAL DOCUMENTATION PRESS

·北京·

U0333578

图书在版编目（CIP）数据

睿眼观糖 / 郭立新著. —北京：科学技术文献出版社，2019.2（2019.6重印）
ISBN 978-7-5189-4126-1

Ⅰ.①睿… Ⅱ.①郭… Ⅲ.①糖尿病—防治 Ⅳ.① R587.1

中国版本图书馆 CIP 数据核字（2018）第 062627 号

睿眼观糖

策划编辑：蔡　霞　责任编辑：蔡　霞　责任校对：张吲哚　责任出版：张志平

出　版　者	科学技术文献出版社	
地　　　址	北京市复兴路15号　　邮编　100038	
编　务　部	（010）58882938，58882087（传真）	
发　行　部	（010）58882868，58882870（传真）	
邮　购　部	（010）58882873	
官　方　网　址	www.stdp.com.cn	
发　行　者	科学技术文献出版社发行　全国各地新华书店经销	
印　刷　者	北京地大彩印有限公司	
版　　　次	2019 年 2 月第 1 版　2019 年 6 月第 4 次印刷	
开　　　本	710×1000　1/16	
字　　　数	353千	
印　　　张	30.5	
书　　　号	ISBN 978-7-5189-4126-1	
定　　　价	89.60元	

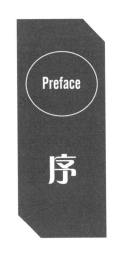

多年的从医生涯使得很多医师都有这样的经历，患者经常询问一些令医生"猝不及防"的问题，我有时在与一些医生的交流中也经常被问一些"奇怪"的问题。很多人在对这些问题并不了解的情况下，为了避免别人认为自己这方面知识欠缺，尝试着去进行不合逻辑的，甚至是误导性的回答。

多年以前我去爱尔兰都柏林，才了解到吉尼斯世界纪录（Guinness World Records）的诞生与啤酒有关。1759年，一位叫吉尼斯的爱尔兰人在都柏林开办了一家啤酒作坊，生产名为吉尼斯的啤酒。啤酒厂门口有一个酒吧，当时人们常一边喝酒，一边争论世界上什么最大、什么最小、什么最重、什么最轻等问题，由于缺乏证据或判断标准，人们有时甚至为此大打出手。争论往往激烈，但大多是没有结果的。公司老板为了招徕顾客，同时也为了证明谁是正确的，用心收集了很多数据，并印了一些小册子来回答这些问题，日积月累，就为吉尼斯世界纪录收集了很多珍贵的素材，为那些看似难以明确的，甚至是争议极大的问题提供可借鉴的答案。时至今日，吉尼斯世界纪录的影响力远远盖过吉尼斯啤酒，并且在很多方面提供了可供参阅的较为正确的答案。

糖尿病领域的很多问题并没有完全明了，我们也需要一本类似于吉尼斯世界纪录的书，以便在意见相左或争论不休时参考。糖尿病是一种与生活方式密切相关的疾病，影响到生活的方方面面，如心情的好坏、情绪的波动、睡眠的质量等，这些与患者的生活方式和生活质量是密切关联的，但患者所关注问题的细节有很多是临床医师所没有深入思考过的，很多临床医师并不了解或至少是没有深入了解，因此对问题的回答往往是泛泛的，最多也就是原则性的，对患者而言缺乏可操作性。诸多的问题困扰着医生和患者，比如 1 型糖尿病与 2 型糖尿病在遗传学和免疫学方面有相同之处吗？夜班工作增加代谢疾病发生的风险吗？新的胰岛素给药方式临床疗效如何？无创或微创血糖监测准确吗？经常使用手机增加糖尿病发生的风险吗？二胎和多次妊娠是否增加糖尿病发生的风险？男性更年期与糖尿病发生是什么关系？肥胖对糖尿病的最终结局是利还是弊？生酮饮食对控制血糖有利吗？辟谷能治疗糖尿病吗？汽车尾气、雾霾与糖尿病有关吗？戒烟真的促进糖尿病的发生吗？糖尿病患者能喝咖啡吗？糖尿病患者能喝茶吗？糖尿病患者能养宠物吗？糖尿病患者养猫好还是养狗好？

有很多与糖尿病相关的"冷知识"期待临床医师去了解，我们希望在基于现有研究数据基础上得出更多的结论，用更多、更全面的信息来指导患者，并改进临床实践。如果有一本书能够为那些不得要领的问题提供基本可靠的答案，或者告诉人们目前研究正反两方面的结果是什么，研究的设计缺陷是什么，基于现阶段的研究应该给予人们怎样的合

睿眼观糖

理建议，想必应该是受欢迎的，这就是本人编写此书的初衷。

这是一本写给内分泌代谢科医师、内科医师及其他对糖尿病感兴趣医师的书。当然，对于有一定医学素养的糖尿病患者，或感兴趣的人们，阅读之后也会有所裨益。

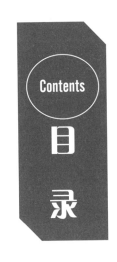

Contents

目 录

睿眼观糖

Contents

目录

睿眼观糖

Contents

目录

睿眼观糖

Contents

目

录

☆ 至少三千多年的漫漫长夜

睿眼现糖

人类有史以来就有关于糖尿病的记载，之前关于糖尿病对人类的肆虐并不清楚，从病理生理学机制来讲，应该是从人类一出现就可能有血糖异常相关的疾病，当然类似的情形也包括近亲灵长类和其他很多物种。因此，糖尿病是一种极其古老的疾病，历史上的四大文明古国——中国、古埃及、印度、罗马的典籍都有对糖尿病的相关记载。

公元前约 1550 年，古埃及贵族墓群中发掘出的莎草纸手抄本中就出现了关于"多尿"的记载，这可能是迄今为止发现最早的关于糖尿病的文字资料。公元前 20 年至公元 56 年，Autus Cornelius 是欧洲第一位描述糖尿病症状的人。公元 30—90 年，土耳其卡帕多西亚的 Aretaeus 描述了一个严重的糖尿病患者，这名患者多饮的症状十分严重，Aretaeus 把这个症状称之为 Diabetes，也就是现在的糖尿病的英文翻译。他的意思是患者多饮而尿频，如同液体在一个虹吸弯管中不停地流动。Aretaeus 把身体比做一根管子，一头吸水一头放水，水穿过身体不停地流过，他认为患者肌肉及肢体会溶解为尿液，患者不停地饮水、排尿，十分痛苦。如果得不到饮水即会有口干、身体干燥等感觉，患者会出现恶心、烦躁不安、剧渴，不久即会死亡。这应该就是现在所说的糖尿病酮症酸中毒或者高血糖高渗透压状态的相关症状。

公元 5—6 世纪，两名印度医生发现糖尿病患者的尿液有黏稠感，并且对蚂蚁有着非常强的吸引力，随后发现患者的尿液具有甜味。公元

6世纪，中国隋唐时期的甄立言在《古今录验方》中指出患消渴症的患者尿有甜味儿，但是这一时期，世界各地的医生们普遍认为糖尿病是由肾脏病变所引起的。

1776年，英格兰医生Matthew Dobson发现，糖尿病患者的血清如同尿液一样含有糖分，从而肯定了糖尿病是一种全身性疾病。

18世纪，"diabetes mellitus"开始作为糖尿病的专有名词广泛使用。其中"diabetes"源于前面所述土耳其医生对糖尿病的描述，为希腊文，意为"虹吸、排出"，"mellitus"是拉丁文，意为"极甜"。虽然这时候医生们已经普遍认识到糖尿病，但对它的病因一无所知，对其治疗也束手无策。

1788年，英格兰医生Thomas Cawley发现"胰腺损伤"可引起糖尿病。1869年德国医生Paul Langerhans发现在胰腺外分泌腺及导管组织间有一些不同于普通胰腺细胞的小细胞团块存在，当时他并不知道这些细胞的作用。1889年，德国生理学家Von Merring和Minkowski在研究胰腺和脂肪消化关系时偶然发现，切除胰腺的狗会排出含糖尿液。

1907年德国医生Georg Zuelzer发现，应用胰腺提取物能减少切除胰腺狗的尿糖排出量。基于这些实验基础，1893年，Edward Laguesse将Langerhans发现的胰腺中的细胞团块命名为朗氏小岛（islets of Langerhans），并认为这些细胞团块可以分泌有降糖作用的物质。1909年比利时医生Schaeffer将胰岛分泌的降糖物质命名为胰岛素（insulin，拉丁文insula为岛）。

此时，对胰岛素的朦胧认识让人们依稀看见了糖尿病治疗的希望，但胰岛素真正应用于临床又经历了20余年的艰难探索。发现胰岛素可能具有降糖作用后，科学家们致力于如何将胰岛素提取出来并真正成为疗效确切的药物，安全有效地应用于患者治疗。德国和罗马尼亚的医生曾尝试将动物的胰腺提取物应用于患者，发现尽管这些胰腺提取物具有一定的降糖作用，但作用并不稳定，且同时具有很严重的治疗反应，会引起患者发热、局部感染等不良反应。

近百余年来，内分泌代谢疾病的研究大致经历了三个阶段：腺体内分泌学、组织内分泌学、分子内分泌学。在现代内分泌学的发展过程中外科医生的贡献可谓是居功至伟。很多内分泌疾病的发现、治疗方法，甚至药物的研发等过程中都有善于思考的外科医生的身影。糖尿病治疗的关键时刻也走来了这样一位外科医生。

1920 年，毕业于加拿大多伦多大学的外科医生班廷（Banting，Sir Frederick Grant），一位执着睿智的外科医生对糖尿病和胰腺内分泌学产生了浓厚的兴趣，开始了相关的研究，走上了胰岛素提纯的艰辛道路，在生理学教授 Maclead、学生助手 Charlies Best 和生物化学家 James Collip 的协助下，最终他们成功地提纯了可用于治疗糖尿病的胰岛素。

1922 年，Banting 和 Best 给一位名叫 Leonard Thompson 的 14 岁男孩注射了他们研制的"胰腺提取物"，这位男孩受糖尿病的折磨命悬一线，但是第一次注射并不成功，男孩的血糖没有明显下降，反而在注射部位出现了脓肿。但研究者们并没有气馁，20 余天后他们再次给男孩注射了纯度有所提高的胰腺提取物，这次的结果让研究者和男孩都看了希望，男孩的血糖下降到了接近正常水平，尿糖和尿酮体也消失了。这是一个值得纪念的日子，是医学真正有效治疗 1 型糖尿病的开始，开创了使用胰岛素治疗糖尿病的先河。

1922 年之后，胰岛素即开始工业化生产。初期是生产动物胰岛素，从动物器官提取，但提取动物胰岛素耗费巨大，且与人胰岛素氨基酸存在差异，容易出现免疫反应、过敏反应和"胰岛素耐药"反应，在注射部位也容易出现脂肪组织营养不良、脂肪增生或萎缩情况。在强大的需求下，人工合成胰岛素应运而生。

20世纪80年代，通过基因工程，或者称为重组DNA的方法开始了人胰岛素的工业化生产，制造出大量高纯度的生物合成人胰岛素。人胰岛素也称为第二代胰岛素，其分子结构和人体自身分泌的胰岛素完全一致。20世纪90年代，科学家对胰岛素结构和成分的研究越来越深入，发现可以通过对肽链的修饰改变胰岛素的生物学和理化特征，进而研发出较人胰岛素更能贴合人体需要的胰岛素类似物。基于治疗的需要，同时也出现了不同配比的预混胰岛素和预混胰岛素类似物。目前科学家们还在致力于吸入式胰岛素、口服胰岛素、新剂型胰岛素的研发。

胰岛素被誉为20世纪的重大发现之一，使糖尿病患者的结局出现全面改善，但糖尿病是一个异质性很强的疾病，胰岛素并不能解决糖尿病患者的所有问题。在胰岛素使用20余年后，口服降糖药才开始出现。在1942年，法国医生Janbon在用磺胺类药物治疗伤寒时发现许多患者出现了低血糖现象。法国科学家Loubatieres也在实验室证实了磺脲类药物的降糖作用，并发现其是通过促进胰岛 β 细胞分泌胰岛素发挥降糖作用。

1956年，第一代磺酰脲类降糖药物甲苯磺丁脲问世，它保留了磺胺类的降糖特性，但不再具有抗菌作用。1920—1950年，大量的胍类被合成出来，双胍类药物也开始作为降糖药使用。1986年，第一个 α 葡萄糖苷酶抑制剂阿卡波糖上市。1998年，另一种非磺酰脲类胰岛素促泌剂瑞格列奈上市。随后，胰岛素增敏剂罗格列酮和吡格列酮上市。2005年，首个胰高糖素样肽 -1（GLP-1）受体激动剂上市。由于人体自身产生的 GLP-1 极易被体内的二肽基肽酶 –IV（DPP-4）降解，科学家们又开发 DPP-4 抑制剂，使体内自身分泌的 GLP-1 不被降解。2006 年，首个 DPP-4 抑制剂西格列汀在美国上市。在 2013 年，一类能特异性抑制肾脏对葡萄糖再吸收的药物，使葡萄糖通过尿排出从而达到降低血糖的钠 – 葡萄糖共转运子 2（SGLT2）抑制剂开始应用，2017 年 3 月 SGLT2 抑制剂达格列净在中国上市，给中国的糖尿病患者又提供了一个新的选择，内科医生逐渐拥有了降低血糖、控制糖尿病及并发症的多种药物。

时至今日，从事基础科学研究的学者、其他专业的医生，尤其是外科医生仍在不断努力。20 世纪 30 年代前后就有人提出胰腺移植治疗糖尿病，据国际胰腺移植登记的资料，目前已有超过 30 000 例胰腺移植的报道，大部分为胰肾共同移植。1989 年，中国同济医科大学器官移植所开展国内首例胰肾联合移植，至今已有多个医疗单位施行胰肾联合移植，目前接受胰肾共同移植的患者在移植后 1 年的生存率可达 96% 以上。除了胰腺移植，治疗糖尿病的技术还有胰岛移植、干细胞治疗、代谢手术等。

从有可靠的文字记载至今，糖尿病的历史已有 3500 余年。在这漫长的历史进程中，虽然我们尚不能完全阐明糖尿病的病理生理学机制，糖尿病的治疗也缺乏针对病因的特异性方案，但人们对糖尿病的认识在逐渐清晰，对糖尿病的治疗也由一筹莫展到有所作为。糖尿病的认识和治疗历史其实也就是人类文明和科技发展的历史。

睿眼观糖

☆ "消渴症"中国成长史：泱泱大国怎会输给"蛮夷"

中国是四大文明古国之一，在人类历史上，封建社会科学文化的很多成就是由中国创造的。其中农学、医学、数学、天文学是中国古代的四大自然科学。中国的医学科学技术发展史和中国历史一样悠久，最早的典籍就有关于糖尿病的记载。公元前 1122 年至公元前 770 年殷商甲骨文字中就曾记载"尿病"。更确切的关于糖尿病的中医文献记载见于《黄帝内经》。《黄帝内经》是中国最古老的医学典籍，包括《灵枢》《素问》两部分，金庸笔下的药王谷传人程灵素的名字就来自于这两部典籍。其中《素问》中曾提到糖尿病的症状，称之为"消渴""肺消""消中""热中"。当时的医生就意识到此病多发生于贵族之中，病因与多食甘美膏肥食物有关。《素问·腹中论》中提到"夫热中，消中者，皆言贵人也"，《素问·奇病论》中也曾提到"此人必数食甘美而多肥也，肥者令人内热，甘者令人中满，故其气上溢，转为消渴"。

秦汉时期，医圣张仲景的《金匮要略》中讲述糖尿病，对"三多"症状均有记载，并提出以白虎加人参汤治疗上焦燥热之渴，以肾气丸治疗下元不固之消，开糖尿病辨证论治之先河。

隋唐时期，医生对糖尿病的认识更进了一步。隋朝太医博士巢元方在《诸病源候论》中不仅描述了糖尿病的主症、病因、病机，还记录了糖尿病的并发症，包括疖肿和糖尿病肾病，"夫消渴者，渴不止，小便多是也。由少服五石诸丸散，积经年岁，石势结于肾中，使人下焦虚热。及至年衰，血气减少，不复能制于石。石势独盛，则肾为之燥，故引水而不小便也。其病变多发痈疽，此坐热气，留于经络不引，血气壅涩，故成痈脓。"中医古籍还提到了其他的糖尿病并发症，包括皮肤感染（疔、痈、疽、疮、癣、痤、痱），肺部感染（肺痿痨嗽，多为肺结核），眼部并发症（消渴者多耳聋目疾、雀目、内障），下肢坏疽（足趾坏疽、色紫不痛，若黑若紫即不治）等。虽然有关于糖尿病的描述颇多，但是直到唐代（618—907）初期，才有明确的关于消渴症的定义，该定义由甄立言在其《古今录验方》中记载："渴而饮水多，小便数，无脂似麸片甜者，皆消渴病也"。

隋唐之后，中医对消渴症的认识日渐深入，对其病因、病机、并发症及治疗方法均有深入的见解。中医讲究辨证论治，针对不同的病因采用不同的配伍药方，如治火的人参白虎汤、竹叶石膏汤、麦门冬饮子、玉女煎、大补阴丸，补肾的六味地黄丸、六味合生脉散、知柏地黄丸、金匮肾气散等。除了中药治疗，人们很早就开始关注糖尿病的生活方式干预。唐代孙思邈的《备急千金药方》中提到饮食起居对糖尿病预后的影响："凡积久饮酒，未有不成消渴……积年长夜，醋兴不解，遂使三焦猛热，五脏干燥，木石尤且焦枯，在人何能不渴，治之愈否，属在病者……其所慎者有三，一饮酒，二房室，三咸食及面"。古人所述现在看来并不一定全对，但可以看出当时就已经开始注重糖尿病的饮食治疗，比国外最先用饮食控制治疗糖尿病的 John Rollo 约早千余年。最早提出运动疗法的也是中医。公元 610 年，隋朝巢元方在《诸病源候论》中就提出糖尿病患者应参加适当的体育运动，"先行一百二十步，多者千步，然后食之"，这比之前误认为在世界上最先提出糖尿病体育疗法的 John Brown 要早千余年。

现代中医继承了这些珍贵遗产，并在此基础上发展出新的特色，在糖尿病并发症的治疗、糖尿病的饮食指导等方面都有其独特的优势，与此同时，也出现一些人冒充中医，趁如今中医发展的春风分一杯羹。假中医们的所谓"纯中药""家传秘方"等很多都含有磺脲类降糖药或其他类型的西药降糖药成分，且剂量较大，看似降糖效果明显，实则潜在的风险较高，成分不清的中药不良反应不明，患者往往疏于监测，故有可能造成肝肾功能损伤或其他损害。祖国医学博大精深，所以期待真正的中医、中药在新时代会有全新的传承和发展，造福糖尿病患者。

☆ 我们是在同一个战壕里

当生活不顺时，经常会有"世界上只有我最惨"的感觉。但实际上，世界这么大，你很难当得上一个"只"或一个"最"。在病房或门诊都遇见过患者被诊断为糖尿病后情绪低落甚至崩溃，有的患者在拿到化验结果，发现血糖高、医生告诉其患有糖尿病时当场大发脾气或者泪如雨下，拒绝接受这个现实，或反复更换医院、更换医生进行检查诊断。

突然发现自己患糖尿病绝对不是一件让人容易接受的事情，但也不必过于焦虑或恐惧。糖尿病患者可是一个非常庞大的群体，自己并不是孤独的一个人，还有许多优秀的内分泌代谢科医生、糖尿病教育护士、足病护理师、营养师、运动治疗指导师、社会公益人士、志愿者、政府及社会支持部门等，同时科技的迅速发展使得众多新的药物和新的治疗方法相继出现，应对糖尿病，你不是一个人在战斗。

糖尿病已成为全球威胁人类健康的三大慢性非传染性疾病之一。国际糖尿病联盟 2015 年的数据显示，全球范围内糖尿病患者约 4.15 亿，相当于每 11 名成年人中就有 1 例患有糖尿病，糖尿病患病率高达 8.8%，糖尿病前期患病率约 6.7%。中国先后开展了 6 次糖尿病流行病学调查，糖尿病的患病率和患者数逐年攀升。中国是全球糖尿病大国，在糖尿病患者绝对数上目前居于全球之冠。中华医学会糖尿病学分会第五届委员会主任委员杨文英教授牵头的研究显示，2007 年中国糖尿病的患病率是 9.7%，虽然近几年中国群众健康意识有所增强，但糖尿病患者人数快速增加这一趋势并未得到根本性的改变。

中国医师协会内分泌代谢科医师分会会长、中华医学会内分泌学分会前任主任委员、上海交通大学医学院附属瑞金医院宁光院士跟踪了近几年的中国糖尿病发病趋势，并对近 10 万人进行了长期随访调查。该调查显示，中国 18 岁及以上成人样本中，根据国际最新临床诊断标准进行诊断的糖尿病估测患病率为 11.6%，约 1.139 亿人。中国成年人群中糖尿病高危人群的比率为 50.1%，中国成年人一半是糖尿病后备军。新数据进一步说明糖尿病已经成为中国重大的公共卫生问题，在经历了近三百年的盛世唐朝后，我们不得不直面今天甜得有点过火的"糖朝"。

古今中外，多少帝王将相，英雄美人，没能逃过糖尿病的命运之手。据古籍记载，文韬武略的汉武帝刘彻就是一名糖尿病患者。古书记载，汉武帝患消渴，服用肾气丸无效，反而病情加重，群医束手无策，后来西域匈奴王呈献上西域神秘药方，才使汉武帝的病情渐有起色。隋炀帝杨广也是消渴病患者，史书记载他每天"口干舌燥、饮水数升、排尿数升，并渐渐形枯骨立，太医用尽手段均无良效"。诗圣杜甫可能也是一名糖尿病患者，他多次在诗中提到自己的症状，如"闭目逾十旬，

睿眼观糖

大江不止渴"的严重口渴；"病渴身何在，春生力更无"的疲乏无力；"临餐吐更食，常恐违抚孤"的恶心呕吐。他还说身上总有一种吃奶婴儿的奶味和馊味，这实际上是一种消化不良现象——糖尿病性胃轻瘫，这些都是现代医学指出的糖尿病临床表现和并发症症状。"一曲凤求凰，抱得美人归"的风流才子司马相如也是名糖尿病患者，《史记》记载：相如口吃而善著书，尝有消渴疾。根据他的生活经历，可以想象他必然是个营养过度、缺乏运动的人。

古代名人已有较多的糖尿病患者，现代名人患有糖尿病的也不少。这与现代人的生活方式和现代检验技术的进步有关。被认为是世界上最性感女人之一的演员安吉丽娜·朱莉，在妊娠期间被诊断为妊娠期糖尿病。曾出演过邦女郎的"黑珍珠"哈利·贝瑞在 21 岁时拍戏片场晕倒，恢复意识后医生为她确诊为糖尿病。胡适也是糖尿病患者，胡适治疗糖尿病的过程还有一段故事，迄今仍被中医引以为傲。在 1920 年，胡适突然生病，他发现自己吃得多，喝得多，尿也排得多，人却日益消瘦。胡适首先看的是西医，被诊断为糖尿病，但当时还没有胰岛素等降糖药物，所以西医对此束手无策。经过许久的内心纠结，胡适最终选择看中医。当时北京名医陆仲安为胡适诊疗，陆医生详细询问病情并把脉后开了几副以黄芪为主的汤药给胡适。胡适服用了中药，几个月后症状有所改善。再到医院检查，化验指标转好，这里虽然有生活方式改进的干预作用，但中医在代谢疾病治疗方面的一些独到之处还是不能完全否认。

说了这么多的案例，无非是想说，糖尿病患病率高，患者人数众多。糖尿病是一个可防、可控的疾病，你不是一个人在战斗，你的家人、医生、护士、营养师、运动指导师，还有一些糖友都是一个战壕的战友。

☆ 改革开放的 40 年，糖尿病世界发生了什么

1978 年中国共产党十一届三中全会召开，确立了把党和国家的工作重心转移到社会主义现代化建设上来，实行改革开放的伟大决策。改革开放的 40 年，中国在经济、科技、社会各领域都发生着巨大的奇迹，改革开放也带来生活水平的显著提高和生活方式的改变。1979—1980 年，按兰州会议标准进行的 30 万人的全人群流行病学调查显示，中国糖尿病的患病率是 0.67%；1995 年，糖尿病的患病率增加到 3.2%；2007—2008 年，糖尿病的患病率增加至 9.7%；2010 年，糖尿病的患病率增至 11.6%。1978 年，中国国内生产总值 3645 亿元，1995 年为 60 794 亿元，2010 年为 401 513 亿元，2012 年为 518 942 亿元（图 1）。自 1978—2012 年国内生产总值年均增长 9.8%，从改革开放初期的经济总量居世界第十位上升至仅次于美国的全球第二大经济体。

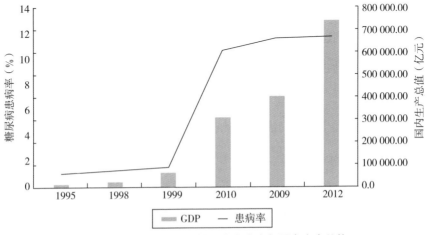

图 1　改革开放后中国糖尿病患病率与国内生产总值

伴随着经济的发展和生活方式的改变，中国 2 型糖尿病患病率呈爆炸式增长，世界范围内糖尿病患病率亦呈此种趋势，研究者们形象地称之为"糖尿病海啸（diabetes tsunami）"。在经济取得巨大进步的同时糖尿病的患病率也明显增加，如今糖尿病的人群在中国大约有 1.139 亿。而且糖尿病患病率与区域经济发展相一致，在中国如果大致想知道一个地方的糖尿病率，查看一下当地的 GDP 即可大致了解，宁光教授他们把 2010 年糖尿病流行病学调查各地区糖尿病患病率与当年各地 GDP 数据进行比较研究，发现非常高的吻合度。

糖尿病和糖尿病并发症、伴发病每年导致近 100 万人死亡；其中近 40% 的死亡为过早死亡（在 70 岁以下人口中）。糖尿病除了对患者及其家人造成身心的伤害，也带来巨大的经济损失。中国每年投入近 1734 亿人民币用于糖尿病管理；用于糖尿病的直接医疗支出占中国医疗支出的 13%，甚至更高。由此可见，糖尿病给国家、家庭和个人健康都带来极大的危害，给社会和家庭都带来沉重的经济负担。

目前，中国糖尿病患病的现状会让人感到沉重的压力，由于危害在不知不觉中发生，很多人在经历了初期的心理震荡后，反而不会觉得糖尿病是件严重的事情。很多糖尿病患者早期不重视血糖控制，他们觉得身体没有特别的不适，血糖高低与否无所谓。但高血糖是个惯于伤人于无形的、甜蜜的"武林高手"，并发症遍及全身，且一旦出现症状，多是器官已经出现了严重损害，甚至出现冠心病、脑梗死、严重肾病、视网膜病变、糖尿病足等。

糖尿病患者血糖过高可能会出现急性并发症，如糖尿病酮症酸中毒、非酮症高渗性昏迷、乳酸性酸中毒等，这种情况下患者血糖升高明显，此时随机血糖多 > 16.7mmol/L，甚至 > 33.3mmol/L，血中酮体、

糖尿病的前世今生

乳酸堆积，有时伴有渗透压的严重升高，并会出现恶心、呕吐等消化道症状及低血容量症状，甚至出现尿量减少、血压下降、意识模糊、嗜睡、昏迷、死亡。

糖尿病的另一个潜在危害是糖尿病慢性并发症，包括冠心病、脑卒中、外周血管病变等大血管病变，糖尿病视网膜病变、糖尿病肾病等微血管病变，以及糖尿病神经病变、糖尿病足等。随着患者年龄和病程的增加，其并发症发生率呈相应明显增高趋势。这些慢性并发症是导致生活质量下降甚至死亡的重要原因。

糖尿病控制不佳会出现并发症，造成躯体痛苦。有时糖尿病控制好也会有痛苦，那就是"管住嘴"的痛苦。有道是"爱吃的人爱生活"，喜爱高糖高脂的食物可能是人的天性之一，而糖尿病的饮食控制就要求免糖低脂，大鱼大肉、煎炸食品、甜食饮料均在黑名单上，不管对谁都是一个严峻的挑战，但是这样的"痛苦"是为了更长期的健康生活，所以还是要"忍耐"。

另一个能让我们吃得更好、更健康、更开心的方法就是定期拜访营养师，他们可以用专业知识为糖尿病患者打造营养健康多元化的饮食方案，这比自己粗茶淡饭的苦行僧式饮食更加健康可行。

当身体仍健康时，就应当选择健康的生活方式，降低糖尿病风险，预防糖尿病的发生。若不巧已患糖尿病，应该重视血糖的监测，严遵医嘱，控制好血糖，延缓并发症的发生。若不幸已出现糖尿病并发症，那也不要灰心丧气，从现在开始"亡羊补牢"，也"犹未晚矣"。重视糖尿病，重视血糖控制，尽力拥有健康高质量的人生！

睿眼观糖

Part 2 糖尿病的诊断

☆ 张爱玲说，出名要趁早，并非所有的事情都是这样

张爱玲有一句名言：出名要趁早呀，来得太晚，快乐也不那么痛快。"出名要趁早"可能被很多人所认可。现代社会生活节奏快，一切事情都被"忽悠"得提前开始。"千万不能输在起跑线上"成为很多人的口头禅。早教从胎儿开始，英语从娃娃抓起，各种特长爱好也要从小培养。这些可能都是好事，但代谢病年轻化可就不是好事了。

随着经济的发展、人们的生活方式的改变，体力活动的减少，体重的增加，医疗水平的提高，老龄化人群的增加等，糖尿病的发病风险也相应增加，原来多见于中老年人的 2 型糖尿病发生得越来越早，呈现年轻化的趋势。

糖尿病的早发意味着今后要经历更长的"伴随糖尿病的时光"，也就是要面对长病程这一严峻的问题。亚洲糖尿病联合评估（JADE）是一项前瞻性队列研究，从亚洲 9 个国家和地区的 245 家门诊中招募成年 2 型糖尿病患者，并将患者按糖尿病诊断年龄分为早发糖尿病（确诊年龄＜ 40 岁）和晚发糖尿病（确诊年龄≥ 40 岁）。

来自香港中文大学的研究团队对该队列中早发和晚发 2 型糖尿病的患病率、相关危险因素及其并发症负担进行了比较，在 2007 年 11 月 1 日至 2012 年 12 月 21 日，JADE 共招募了 41 029 例亚洲患者，其中 7481 例为早发糖尿病患者，糖尿病诊断时平均年龄为 32.9 岁。33 548 例为晚发糖尿病患者，糖尿病诊断时平均年龄为 53.9 岁。与晚发糖尿

病患者相比，早发糖尿病患者病程较长、HbA1c＜7% 达标率较低、平均 HbA1c 水平较高、血脂控制情况差、糖尿病视网膜病变患病率较高。

此外，早发糖尿病患者他汀类药物和肾素 – 血管紧张素系统抑制剂使用率也低于晚发糖尿病患者。该研究提示，亚洲每 5 例成年糖尿病患者中就有 1 例为早发糖尿病患者。与晚发糖尿病患者相比，早发糖尿病患者的代谢控制情况较差，接受靶器官保护药物治疗的比例较低，而长期代谢控制欠佳将会导致早发糖尿病患者未来发生并发症的风险显著增加。

北京大学人民医院纪立农教授带领多家医院所做的早发 2 型糖尿病的研究显示，早发糖尿病组的空腹血糖、空腹胰岛素、三酰甘油、稳态模型胰岛素抵抗指数、使用胰岛素人数、父母亲患者数均比晚发糖尿病组高，更严重的胰岛素抵抗和相对 β 细胞功能缺陷是早发性家族性 2 型糖尿病重要的病理生理改变，两者的共同作用与糖尿病的提前发生有关。

在儿童青少年中，糖尿病的早发现象更应引起注意。2007 年全球儿童人数约 18 亿，其中约 0.02% 患糖尿病。2001—2009 年，美国儿童青少年 2 型糖尿病患病率增加了 21%，儿童与青少年 1 型糖尿病患病率增加了 23%。

在中国台湾地区，2 型糖尿病的患病率已经超过了 1 型糖尿病，成为儿童青少年糖尿病的主体。2 型糖尿病的迅速上升趋势可能与多种因素有关。儿童青少年 2 型糖尿病多有家族史，患者一级或二级亲属患病的概率为 74% ～ 100%，在美国的皮马印第安人中，25 岁以下的 2 型糖尿病患者的父母至少有 1 例患糖尿病。

除遗传因素外，环境和生活方式对儿童青少年 2 型糖尿病的影响同样很大，美国亚利桑那州的皮马印第安人是目前报道的 2 型糖尿病患病率最高的种族，但墨西哥皮马印第安人的患病率却相比较低，这与后者健康的生活方式密不可分。洋快餐等高热量食品、甜饮料的泛滥、蛋糕巧克力等甜食的唾手可得，再加上娱乐方式从户外活动向手机、电脑游戏等的转变，催生了越来越多的小胖孩儿。而传统观念中，小胖孩儿是营养好、身体壮、有福气的代表，家长们很少会担心儿童的超重与肥胖。

近些年，超重肥胖的发病率日益增高，1985 年，中国儿童超重率和肥胖率为 3%，到 2010 年，约 1/10 的女孩和 1/5 的男孩超重和肥胖。儿童青少年 2 型糖尿病患者的平均体质指数在 $27 \sim 38 kg/m^2$，较同年龄和性别的个体高约 85%，肥胖与 2 型糖尿病密切相关。

预防儿童青少年 2 型糖尿病的根本就是预防肥胖。由于儿童青少年自我控制能力差，缺乏饮食控制和体育锻炼的自觉性和毅力，家长强调增加营养，使肥胖的防治困难倍增。教育每一个家长，尤其是肥胖的家长（不论是父母一方肥胖或都肥胖）是至关重要的。教育是防治儿童青少年糖尿病的关键，应鼓励整个家庭养成运动和健康膳食的习惯，而并非单纯针对孩子本身。

糖尿病的发病越来越年轻化，早发糖尿病病程长、血糖控制不佳，发生并发症的风险更高。糖尿病的年轻化与不健康的饮食和久坐的生活方式密切相关，更加需要健康饮食，适度运动，减少糖尿病的风险。

睿眼观糖

☆ OGTT 作为"金标准"诊断糖尿病靠谱吗？

口服葡萄糖耐量试验（oral glucose tolerance test，OGTT）是在口服一定量的葡萄糖后在 2～3 小时或依据需要在更长的时间内行系列的葡萄糖浓度测定，可以测定胰岛素和 C 肽水平，用以诊断糖尿病、了解胰岛功能或帮助判断低血糖原因的一个试验，是用以诊断个体葡萄糖调节能力的一个标准化的方法。

1913 年，OGTT 开始应用于临床，对早期诊断糖尿病做出了很大的贡献。临床多用两点法：空腹 8～10 小时后于次日晨 7～9 点间口服溶于 250～300ml 的 75g 无水葡萄糖粉，5min 内饮完。服糖前和服后 120min 时，在前臂采血。

试验过程中需注意：血标本尽早送检；前 3 天内，每日碳水化合物摄入量不少于 150g；停用可能影响 OGTT 的药物（如避孕药、利尿药或苯妥英钠等）3～7 天；试验中不喝茶、咖啡，不吸烟，不剧烈运动。

虽然 OGTT 是诊断糖尿病的"金标准"，但其影响因素较多，众多的影响因素导致其重复性差，因此，一定程度上这个所谓的金标准并不是很靠谱。

① OGTT 试验前，过分限制碳水化合物摄入（＜150g/d）可使 OGTT 结果假阴性。一些人害怕自己被诊断为糖尿病，所以会在试验前几天尽量少吃主食，如果主食摄入过少，可能造成结果假阴性。

② 不是真正的空腹。部分人觉得早上不吃东西测的血糖就是空腹血

糖，实际上空腹状态指至少 8 小时没有进食热量。

③试验前剧烈运动会加速葡萄糖的利用，影响血糖水平，所以做 OGTT 试验前应静坐或静卧至少半小时。

④情绪激动可使血糖升高。试验期间应放松心情，避免精神刺激。

⑤应激状态可使血糖升高，所以，在急性感染、重病、手术、外伤期间不适合做 OGTT 试验。

⑥心脏、肝肾及其他内分泌腺疾病均会导致血糖变化。

⑦很多药物会影响 OGTT 结果，在做 OGTT 试验前应停这些药物 3 天以上。这些药物包括糖皮质激素、噻嗪类利尿剂、降糖药物、抗甲状腺药物等。

⑧胃肠道功能状态对葡萄糖吸收和利用的影响。

⑨是否存在胃轻瘫等疾病。

⑩是否为标准的葡萄糖耐量试验，如是否是 75g 的无水葡萄糖（市售的葡萄糖中含有一份水应当使用 82.5g），溶解葡萄糖的水量是否为 250 ～ 300ml，饮葡萄糖水的时间是否是在 5min 内完成等。

对于体重＜ 43kg 者或儿童青少年，给予 1.75g/kg 体重，如果计算的结果超过 75g，则还使用 75g。

美国有多家公司提供商品化的 OGTT 饮料，获得有美国 FDA 认证，使用方便，口感好，减轻了进行 OGTT 的烦琐程度，值得国内制药企业借鉴。

因为 OGTT 试验影响因素较多，试验前需做充分准备。在使用 OGTT 试验结果诊断糖尿病时，不能仅看数据，应结合患者状态及各项影响因素进行综合分析，让 OGTT 尽可能满足临床诊断的需要。

☆ 年龄是否应该成为糖尿病诊断标准的一个考虑因素

每名内分泌医生都牢记着糖尿病的诊断标准，其中对于血糖的切点是空腹静脉血糖≥7.0mmol/L，随机或OGTT 2小时血糖≥11.1mmol/L。不管是18岁的青年人还是80岁的老年人，都使用这样的切点进行诊断。那么，有没有想过这个问题：老年人的各项机能都在下降，他们是否与年轻人使用一样的诊断切点呢？

很多临床指标都根据年龄有不同的正常值范围或校正公式，如临床常用的肾小球滤过率，其计算公式中就考虑到了年龄的影响。动脉氧分压正常值也有其校正公式。内分泌科相关的指标有很多与年龄相关，如女性泌乳素，以50岁为界有不同的正常值参考范围。骨密度（骨密度测量值T-Scores或Z-Scores）结果的判读也要考虑年龄，若是绝经后女性、65岁以上男性、50～64岁有危险因素的男性需要关注T值；若是儿童、绝经前妇女、<65岁无危险因素或<50岁有危险因素者需要关注Z值。

此外，血糖控制目标的制订也要考虑年龄因素。最新指南指出，对于老年人，可根据其预期寿命、并发症情况选择不同的血糖控制目标，老年人并不需要将血糖控制到与年轻人一样的水平。

那么，老年人与年轻人的糖尿病诊断标准是否应该一样呢？这样是否合理呢？

首先需要了解糖尿病的诊断标准是如何确定的，糖尿病诊断标准的变迁。最早的糖尿病诊断于1965年在世界卫生组织（WHO）首次颁布的糖尿病报告中提出，依据临床特点进行分类，没有提及诊断的血糖界值。到了20世纪60—70年代，多项大型前瞻性流行病学研究均显示，葡萄糖负荷后2小时血糖＞11.1mmol/L的人群视网膜病变和肾脏病变的发生率明显增高，空腹血糖＞7.8mmol/L显示出类似的结果。于是，1979年美国国家糖尿病数据组根据这些结果并结合各国专家讨论意见提出了糖尿病的诊断标准。

1980年，WHO相继召开糖尿病专家委员会，采纳了美国专家的意见，并在这基础上制定了糖尿病诊断标准：具有糖尿病典型症状者，任意时间血糖≥11.1mmol/L，或空腹血糖≥7.8mmol/L；空腹血糖高于正常但＜7.8mmol/L者，予以75g葡萄糖负荷，负荷后2小时血糖≥11.1mmol/L，均可诊断为糖尿病。然而，随后积累的数据显示情况并不尽然。

美国国家健康及营养调查研究（NHANES III）及许多国家和地区的流行病学调查发现空腹血糖与糖负荷后血糖的升高常不平行。糖负荷后2小时血糖≥11.1mmol/L的人群中，约有30%的人空腹血糖＜7.8mmol/L。与糖负荷后2小时血糖＞11.1mmol/L相关性最好的空腹血糖为6.7～7.2mmol/L，由此表明，原标准中空腹血糖7.8mmol/L的敏感性太低，已不能反映疾病的发展和防治并发症的需要。

1997年，美国糖尿病学会（ADA）的科学年会上提出糖尿病诊断的新标准：具有糖尿病典型症状者，任意时间血糖≥11.1mmol/L，或至少禁食8小时的空腹血糖≥7.0mmol/L，或者75g葡萄糖负荷后2小时血糖≥11.1mmol/L。诊断标准的主要变更是空腹血糖诊断标准从7.8mmol/L降到7.0mmol/L。ADA根据在皮马印第安人研究、埃及研究和NHANES III研究中空腹血糖水平和口服葡萄糖耐量试验中2小时血糖水平分别与糖尿病视网膜病变之间的关系，定义了新的糖尿病诊断的切点，即空腹血糖 ≥ 7mmol/L 和口服葡萄糖耐量试验中两小时血糖 ≥ 11.1mmol/L。该切点随后被 WHO "糖尿病定义、诊断和分型顾问委员会" 所采纳并成为目前全球诊断糖尿病的依据。

2009 年，ADA、EASD 及 IDF 组成了国际专家委员会，在复习了来自埃及、皮马印第安人、NHANES Ⅲ 的 3 项横断面流行病学资料的基础上发布了一份应用 HbA1c 诊断糖尿病的报告，指出采用 HbA1c 6.5% 识别存在进展型视网膜病变风险的患者，并由此诊断糖尿病具有足够的敏感性和特异性。

2010 年，ADA 将 HbA1c ≥ 6.5% 纳入糖尿病的诊断标准，2011 年，WHO 也推荐 HbA1c 6.5% 作为糖尿病的诊断切点。由糖尿病诊断标准变化的历史可以看出，确定糖尿病诊断切点主要依据流行病学调查中切点位置和糖尿病并发症的关系，特别是与微血管病变（如视网膜病变）的关系，其中切点多选用统计数据的十分位数下限或中位数。

清楚了糖尿病诊断标准确立的方法，那么下一个问题出现了。诊断标准确立所依据的流行病学研究中人群的年龄并没有进行分层，而是比较笼统的成年人。同为成年人，18 岁和 80 岁的代谢状态是有很大不同的。随着年龄增长，机体的基础代谢率降低，对营养物质的代谢功能会出现不同程度下降，且老年人消化能力变差，胃肠蠕动减慢，对食物的消化吸收减慢也会影响血糖。

欧洲糖尿病流行病学研究组（DECODE）分析了来自欧洲 8 个国家年龄在 17 ～ 92 岁的 17 881 例男性和 8309 例女性的血糖数据，发现空腹血糖不随年龄增加而变化，但是 OGTT 2 小时血糖却随年龄增加而增加。我们可以提出一个假设，制订糖尿病诊断标准时若将人群按年龄

糖尿病的诊断

分层，是否老年人的糖尿病诊断切点应稍高一些呢？另外，糖尿病并发症除与血糖水平有关，还与糖尿病病程相关。进入老年后才罹患糖尿病病程较年轻人往往更长，但高龄带来的多种异常也影响着糖尿病并发症，这样来看，若依据糖尿病并发症是否出现来确定诊断切点，老年人的糖尿病诊断血糖切点是否也应当与年轻人有所不同呢？当然，这些都是假设，若要明确结论，需要对大型流行病学数据进行严谨的分层数据分析。

国内有学者探讨不同年龄层次的糖尿病患者 HbA1c 诊断标准。应用中华医学会糖尿病学分会（CDS）推荐的 OGTT 的方法进行糖尿病诊断，选择 210 例受检者，以 60 岁为分层，分别计算 < 60 岁受检者以及 ≥ 60 岁受检者的 HbA1c 诊断切点。结果显示：① 210 例受检者尤登指数最大点所对应的 HbA1c 切点为 6.2%，其诊断敏感性为 71.5%，特异度为 74.9%；② HbA1c ≥ 6.2% 患糖尿病率为 75.38%，HbA1c < 6.2% 患糖尿病率为 31.03%，差异有统计学意义（$P < 0.01$）；③年龄 ≥ 60 岁的受检者尤登指数最大点所对应的 HbA1c 切点为 6.3%，年龄 < 60 岁的受检者尤登指数最大点所对应的 HbA1c 切点为 6.0%；④在 ≥ 60 岁的受检者中，以切点 6.3% 作为诊断切点对糖尿病诊断率明显高于以 6.2% 为诊断点的诊断率（$P < 0.05$）；⑤在 < 60 岁的受检者中，以切点为 6.0% 作为诊断切点对糖尿病诊断率明显高于其他两个诊断切点（$P < 0.05$）。

结论显示：不同年龄层次 HbA1c 诊断切入点不同，≥ 60 岁诊断切入点为 6.3%，< 60 岁诊断切入点为 6.0%。该研究提示如果用 HbA1c 进行诊断（当然该研究的缺陷是没有视网膜病变的数据），不同的年龄（以 60 岁为截点）HbA1c 诊断糖尿病的截点不同，高龄者有可能截点

睿眼观糖

更高。国内外相关研究还有不少。

目前认为糖尿病是一个年龄相关性疾病，具有增龄效应，随着年龄的增加，其患病率明显增加，年龄 > 40 岁是 2 型糖尿病的高风险，但不同年龄患糖尿病的病理机制并不完全相关，预后也有所不同。

早发的 2 型糖尿病多以胰岛素抵抗为基本病理改变，伴有多种代谢异常，易出现以大血管病变为主的并发症；老年后发病的 2 型糖尿病多以餐时胰岛素分泌缺陷为主，以胰岛素抵抗为基础的代谢紊乱较少，大血管并发症出现需要更长时间（之前有其他致动脉硬化性基础疾病或生活方式者除外），如果根据年龄变化调整诊断标准，或许糖尿病的患病率会有所不同，但是目前尚缺乏根据年龄分层的更多依据。

随着经济的进步、生活条件的提高，中国乃至全球的糖尿病的发病率都越来越高，老龄化社会也是糖尿病发病率升高的一个重要因素。除了客观的发病率升高，人们对糖尿病认识提高、筛查检出率的增高也是发病率升高的影响因素。

糖尿病及其并发症的治疗占据了大量的医疗资源，在医疗总花费中也是可观的一笔支出。如人们对甲状腺癌是否过度诊治的讨论相似，糖尿病及糖尿病前期是否也被过度诊治了呢？尤其是在老年人群中。是否可能将老龄的正常生理变化过度地判读为病理状态，从而增加了个人和国家的医疗负担呢？现阶段并没有相关数据，但所有假设需要事实的证据才可以成立，未来我们或许应进行针对老年人群的流行病学分析，找到更适合老年人、降低并发症风险、改善老年人生活质量和经济效益比的糖尿病诊断切点。

☆ OGTT 结果怎么看？绝对是个技术活！

对于没有典型糖尿病症状的疑似糖尿病患者群，在中国现阶段既不能应用随机血糖进行糖尿病诊断，也不能应用 HbA1c 进行诊断。针对这种疑似者进行甄别，口服葡萄糖耐量试验（oral glucose tolerance test，OGTT）就成为一个必然的选择。实际上，OGTT 是内分泌科最常进行的检查之一，在现阶段被定义为诊断糖尿病的"金标准"。

在临床实践中，按照现行的糖尿病诊断标准，人们通常只关注空腹静脉血糖和 75g 无水葡萄糖负荷后 2 小时静脉血糖，实际上如果进行 5 个点的 OGTT，就会读出更多的玄机，所以说，OGTT 的结果如何正确解读，绝对是个技术活。

负荷后 1 小时血糖水平能告诉我们什么？在进行 5 次取血的 OGTT 时，所得到的数据包括空腹、负荷后 0.5 小时、1 小时、2 小时、3 小时的血糖，胰岛素，C 肽等。

在流行病学上显示，空腹血糖和餐后 2 小时血糖异常与糖尿病视网膜病变等并发症存在明显相关性，因此把这两个点界定为糖尿病的诊断截点（cut-off point）。

从进行糖尿病诊断而言，空腹血糖与负荷后两小时血糖是 OGTT 中最重要的两个数值。诊断不同的糖代谢异常状态，如 NGT（正常糖耐量）、IFG（空腹血糖受损）、IGT（糖耐量异常）等都是根据这两个点做出的判断。

糖尿病前期（pre-diabetes）或糖耐量异常的诊断标准使用 2 小时血糖是否是合适呢？实际情况是，按照现行标准的空腹和 2 小时血糖预测长期糖尿病发病风险存在缺陷，该标准并不能准确预测糖尿病的发生。

一项发表在 Diabetes Care 的研究指出，按照目前诊断标准，有 30% ～ 40% 的诊断为糖尿病患者基线时糖耐量正常（即所谓的 NGT），而按现行的空腹和负荷后 2 小时诊断标准所诊断的糖耐量异常（所谓的 IGT）的患者 20 年内转变为糖尿病的概率仅为 50%。这说明按现在的标准进行预后判断有很大的不确定性，或者说以后是否发展为糖尿病还存在空腹及 2 小时血糖之外发生糖尿病的风险因素。

既然不把 1 小时血糖作为诊断截点，监测 1 小时血糖有什么意义呢？首先要了解一个概念：急性胰岛素分泌反应（acute insulin secretary responses，AIR），正常胰岛素分泌中葡萄糖负荷后此反应非常迅速有效，在胰岛素分泌的双相分泌模式中，急性胰岛素分泌反应可以在 20min 时抑制糖异生的 90%，同时早时相胰岛素增加外周组织的葡萄糖摄取效应，快速提高组织胰岛素浓度，以克服内皮屏障作用，加速靶组织生物学作用的发挥。

由此可见，负荷后 1 小时血糖水平与急性胰岛素分泌反应及组织效应均明显相关。

现有研究资料基本确定，所有的糖调节异常者都存在胰岛素抵抗（作用缺陷）和胰岛素分泌受损（分泌缺陷），IFG 应该是胰岛素抵抗为主，而 IGT 应该是急性胰岛素分泌反应受损，当然也兼有胰岛素抵抗，以后进展为糖尿病的 IGT 者相对于胰岛素抵抗，急性胰岛素分泌反应受损更重。

芬兰 Botnia 研究发现，多数人群的 IGT 患病率高于 IFG，且两者重叠部分有限，如 IGT 多数没有 IFG，IFG 也多数没有 IGT，是病理机制不同还是截点需要调整有待进一步观察，如果加入 1 小时的血糖值是否会有所改进也有待探讨。

Botnia 研究发现，在基线为 NGT、IFG、IGT 和复合型糖耐量异常（IFG/IGT）这 4 组人群中 7 ~ 8 年后糖尿病发生率依次上升，从 NGT 的 2.4% 一直升高到 IFG/IGT 的 13.5%。但当加上 OGTT 基线上的另一点，1 小时血糖 155mg/dl，即 8.6mmol/L 为切点后发现，按现在标准的正常糖耐量但 1 小时血糖 > 155mg/dl 的人群，7 ~ 8 年后糖尿病发生率由 2.4% 上升到 8.5%。糖耐量异常人群但 1 小时血糖 < 155mg/dl 的，7 ~ 8 年糖尿病发生率由 5.1% 下降至 1.8%。根据是否合并代谢综合征进行划分，正常糖耐量且 1 小时血糖 > 155mg/dl，合并代谢综合征的人群糖尿病患病率进一步上升至 14.3%，而糖耐量异常且 1 小时血糖 < 155mg/dl，无代谢综合征的糖尿病发生率下降至 0.8%，接近于 0。

面对糖尿病前期人群可以通过 1 小时血糖水平 155mg/dl（8.6mmol/L）为切点及是否有代谢综合征等细分患者，判断其以后发生糖尿病的风险，一定程度上优于现在所采用的 2 小时血糖标准。提示在 OGTT 所有点血糖中，1 小时血糖对未来糖尿病的发生预测作用最大，高过 2 小时负荷后血糖。1 小时血糖升高表明胰岛素介导的葡萄糖的利用下降，主要是早时相分泌功能降低（急性胰岛素分泌反应下降）。OGTT 1 小时血糖 < 155mg/dl（8.6mmol/L）有较好的阴性预测率，高度提示患糖尿病的风险较小。研究也指出，当用动态血糖监测的不同曲线下面积（ROC）预测未来糖尿病发生的作用大小时，1 小时血糖的作用度最高，甚至高于 2 小时血糖、空腹血糖等。

既往研究发现，1 小时血糖与 β 细胞功能和胰岛素抵抗指数的相关性比 2 小时更高，1 小时血糖更能反映第一时相和第二时相的胰岛素分泌，尤其是第一时相胰岛素分泌，因而具有较好的预测价值。

临床医生并不关注的，就是通过 OGTT 我们可以看出血糖波动的情况，并以此间接反映胰岛 β 细胞功能。当回报的 OGTT 结果显示 1 小时血糖低于 2 小时血糖的情况，是发错了化验单顺序还是在临床实际中存在这种情况呢？

有人在正常人群做 OGTT 实验，从空腹到负荷后 3 小时每半小时取血 1 次，7 次取血共计可得到 7 个点的数据。根据血糖值的高低及在 OGTT 试验中的波动次数将血糖曲线分为：血糖先升高后下降（单相曲线）、血糖先升高后下降再升高（双相曲线）、血糖升高 – 下降 – 升高 – 下降 – 升高 –（3-4-5 相）。结果发现：双相、3 相、4-5 相的人群总和约占 50%，也就是说一半人群的血糖并非单纯的先升高随后下降的单一变化。血糖波动次数越多，一定程度说明糖代谢状态越好，β 细胞功能也越强，对胰岛素的敏感性也越强。这可能与胰岛 β 细胞脉冲式分泌是否完好有关。

为何在临床上我们见到的双相甚至 3-5 相的患者很少呢？有以下 3 种可能。①取血的次数少，不能够看到本应该出现的曲线变化；②选择进行 OGTT 的人群是高危或已经发生了 β 细胞功能受损，所以曲线变化以单相曲线为主；③其他原因。所以，如果临床上遇到 1 小时血糖低于 2 小时血糖的患者，或者是可以看到多相曲线的患者，这是其胰岛 β 细胞功能良好的表现，而并非医生贴错标本标签致检验顺序有误所致。

在研读 OGTT 曲线时，还应该注意的是血糖回到基线的时间也是反映 β 细胞功能的重要指标，并能据此预测日后糖尿病发生风险。

2006 年的一项在糖代谢正常人群所进行的 OGTT 研究，研究者按血糖回到基线的时间将人群分为 4 组，发现血糖回到基线时间越早（甚至在 30min 血糖低于基线），胰岛素敏感性和 β 细胞功能更好，即使这 4 组人群 2 小时血糖差别不明显。对这些人群做随访时发现，回到基线时间越早，8 年内糖尿病发病率越低，按回到基线的时间分为 4 组，其 8 年内糖尿病发生率分别为 0、0.9%、3.2% 和 6.4%，研究结果强烈支持血糖越早回到基线，β 细胞功能越好，未来发展为糖尿病的风险越低这一观点。

OGTT 的数据带来的不仅是用于诊断糖尿病或糖尿病前期，更是有很多的"内涵"等待我们去研究挖掘。

☆ 在中国并不少见的 LADA

你要认为 LADA 是俄罗斯伏尔加公司（Avto VAZ）生产的当年风靡苏联和中国的老式轿车，那你就错了，这里的 LADA 是 1 型糖尿病的一个类型。1 型糖尿病包括免疫介导性和特发性，免疫介导性又包括急发性和缓发性。

缓发性 1 型糖尿病，即成人晚发型自身免疫性糖尿病（Latent autoimmune diabetes in adults，LADA），它是一种相对特殊的 1 型糖尿病，临床特点介于 1 型糖尿病和 2 型糖尿病之间，所以又被称为"1.5 型糖尿病"。

与全球数据相比，LADA 在中国的患病率相对较高。周智广教授牵头的中国 25 个城市共 46 个中心联合进行的 LADA China 多中心协作研究，调查了 5128 例 15 岁以上中国初诊 2 型糖尿病患者，发现其中 LADA 占比为 6.2%，以 18 岁为成人年龄截点则 LADA 占比为 6.1%，以 30 岁为截点则为 5.9%。

LADA 的发病机制与 1 型糖尿病自身免疫发病机制相同，以胰岛 β 细胞缓慢破坏为主，但它具有起病隐匿、迟发的特点，患者体型偏瘦，早期可以不依赖胰岛素，因此又具有类似 2 型糖尿病的临床表现，在起病早期很容易被误判为 2 型糖尿病。虽然 LADA 胰岛功能衰退速度低于经典 1 型糖尿病，但相对于 2 型糖尿病其衰退速度还是明显加快，发生酮症或酮症酸中毒的风险也在 1 型和 2 型糖尿病之间。

2012 年，中华医学会糖尿病学分会提出的 LADA 诊疗共识中推荐的诊断标准为糖尿病诊断确立后，排除妊娠糖尿病和其他特殊类型糖尿病，并具备下述 3 项：①胰岛自身抗体阳性，谷氨酸脱羧酶抗体（GADA）为首先推荐的抗体，联合蛋白酪氨酸磷酸酶抗体（IA-2A）、胰岛素自身抗体（IAA）、锌转运体 8 抗体（ZnT-8A）可提高检出率；②年龄 ≥ 18 岁 [如年龄 < 18 岁并具有①和③者则诊断为年轻人隐匿性自身免疫性糖尿病（latent autoimmune diabetes in the young，LADY）]；③诊断糖尿病后至少半年不依赖胰岛素治疗。

有文献报道，GAD 阳性或多个胰岛自身抗体阳性和高浓度时 LADA 患者临床特征更接近于经典 1 型糖尿病，而单一抗体阳性或携带低滴度抗体的 LADA 患者更类似 2 型糖尿病，并将它们命名为"LADA-1 型"和"LADA-2 型"。LADA 是以胰岛 β 细胞遭受缓慢免疫破坏为特点，因此，其治疗方式应以预防和延缓 β 细胞功能衰竭为主，特别是在非胰岛素依赖期，应尽量保留残存的胰岛 β 细胞。

在口服降糖药的选择上，LADA 患者应避免使用磺脲类药物，因磺脲类药物可增加胰岛自身抗原表达，维持胰岛细胞抗体（ICA）阳性，使 LADA 患者胰岛 β 细胞功能减退加快。如代谢状态（血糖、HbA1c、胰岛功能等）良好，可考虑使用除磺脲类外的其他口服降糖药治疗方案（双胍类等），直至进展至胰岛素依赖阶段。

胰岛自身抗体高滴度且代谢状况较差的 LADA 患者应早期使用胰岛素，使用胰岛素不仅能使 β 细胞得到休息、减少自身抗原的表达、促进残存的细胞修复，还有诱导免疫耐受、提高 Th2 细胞功能及抑制 β 细胞凋亡的作用。

睿眼观糖

Part 3

遗传、表观遗传学与糖尿病

胰岛素的发现：巧合还是传奇？

汽车尾气、雾霾、空气污染天到糖尿病

吸烟与戒烟：糖尿病相关指标的变化令人眼花缭乱

品茗能减重和降低血糖？

无

饮料与糖尿病

地震与糖尿病

降糖治疗可以让你

看起来更年轻

大国怎

年龄是

糖尿病眼部损害：远超出你关注的视网膜病变

夜班轮班工作相关糖代谢异常

胰岛素制剂的发轫－郁勃－繁盛

四季变幻与糖化血红蛋白

新型降糖药为什么那么贵？

内分泌领域的又一个神药

抑郁和焦虑弥漫在糖尿病的世界里

年龄是否应该成为糖尿病诊断标准的一个考虑因素？

至少三千多年的慢慢长夜

打针不用针？胰岛素给药方式的改进

无意插柳出磺脲　糖尿病第六并发症：重要但未被认识

辟谷治疗糖尿病：不吃主食、少吃主食、间断禁食　你开的药他们服用了吗？

☆ 1 型糖尿病与 2 型糖尿病病理机制区别与联系

1 型糖尿病是一种复杂、多因素的疾病，主要的致病机制是由于自身免疫所引起的胰岛炎症细胞浸润，胰腺 β 细胞损伤，从而导致胰岛素分泌的绝对不足。

遗传因素在 1 型糖尿病的发生中具有重要作用，其中主要组织相容性复合体（major histocompatibility complex，MHC）是 1 型糖尿病易感性的主要决定因素，包括 MHC I 类抗原（HLA-A，HLA-B，HLA-C）、II 类抗原（HLA-DR，HLA-DQ，HLA-DP）和 III 类抗原（HLA-TNF α，TNF β，补体 C2/C4 及羟化酶等）。MHC 分子参与向 T 细胞呈递抗原的过程。人类的 MHC 分子称为人类白细胞抗原复合体（Human Leukocyte Antigen, HLA complex），其编码区域定位于 6 号染色体短臂。HLA 的等位基因为共显性，是一个高度复杂的系统，其中 HLA II 类基因是 1 型糖尿病最重要的易感基因，主要的危险型包括 *HLA-DRB1, HLA-DQA1* 和 *HLA-DQB1*，其他相关位点此处略去。全球的相关研究发现了大约 40 个 MHC 复合体以外的易感位点。

目前认为，1 型糖尿病相关的主要环境危险因素包括：病毒感染、化学物质、饮食因素、出生前和围产期暴露及生活压力等。大量流行病学证据和血清学证据中提示了病毒感染与 1 型糖尿病的相关性，例如，由母亲妊娠期感染风疹病毒引起的子代先天性风疹在很早就被发现与 1 型糖尿病相关；研究显示，在新诊断的 1 型糖尿病中 20% ～ 30%

的患者柯萨奇 B4 病毒 IgM 抗体阳性；多种病毒（腮腺炎病毒、巨细胞病毒、埃可病毒等）感染被发现可能与 1 型糖尿病的发病相关。

病毒感染引起 β 细胞损伤的机制有多种假说：病毒（尤其是肠道病毒）可直接感染 β 细胞，导致细胞溶解，从而杀死 β 细胞；具有 1 型糖尿病高遗传风险者病毒清除的相关免疫机制可能受损，β 细胞长时间持续的隐性病毒感染可以导致自身免疫；病毒感染引起抗原模拟，使得针对病毒抗原的免疫反应，与 β 细胞的蛋白发生交叉反应。

1 型糖尿病被认为是一种由于针对自身抗体的 T 淋巴细胞浸润胰岛、破坏 β 细胞，从而导致胰岛素分泌绝对不足的自身免疫性疾病，常与桥本氏甲状腺炎、Addison 病等其他自身免疫性疾病同时存在。对 1 型糖尿病患者进行尸检发现胰岛中大量淋巴细胞浸润的"胰岛炎"。将模拟人类 1 型糖尿病的小鼠模型——非肥胖（non-obese diabetic，NOD）小鼠模型的 T 细胞移植给正常小鼠，可以导致后者发生糖尿病，提示 T 细胞在 1 型糖尿病发病机制中的重要作用；1 型糖尿病患者胰岛中同样有单核细胞的浸润，提示 β 细胞和抗体也参与了自身免疫过程，β 细胞产生的特异性的自身抗原和抗体可以帮助 1 型糖尿病的诊断。

目前发现的自身抗原包括：胰岛素、谷氨酸脱羧酶（glutamic acid decarboxylase，GAD）、酪氨酸磷酸酶样蛋白（tyrosine phosphatase-like protein，IA-2）、锌离子转运体（zinc transporter）Znt8 及胰岛特异性葡萄糖 -6- 磷酸酶催化亚基（islet-specific glucose-6-phosphatease catalytic subunit-related protein，IGRP）。针对前四种抗原的抗体目前被用于临床诊断 1 型糖尿病或在有家族史的人群中进行 1 型糖尿病风险的预测。

2 型糖尿病是一种复杂的内分泌代谢性疾病，其基本的病理生理改变为胰岛 β 细胞的胰岛素分泌缺陷及肝脏、肌肉、脂肪等胰岛素靶组织的胰岛素敏感性下降，由遗传因素和环境因素相互作用，共同导致以高血糖为核心的代谢紊乱。

大量的流行病学数据显示，2 型糖尿病的发病有家族聚集倾向：2 型糖尿病患者的一级亲属发生糖耐量受损 (impaired glucose tolerance, IGT) 或糖尿病的风险高达 15%～25%；39% 的 2 型糖尿病患者其父母中至少有一方也患有 2 型糖尿病；如果父母双方都患有糖尿病，子代在 60 岁以前也发生糖尿病的风险大约为 60%。

相比于 1 型糖尿病，2 型糖尿病的遗传背景更加复杂多样，被认为是一种多基因遗传病。近年来由于高通量测序技术的进展，全基因组关联性研究（genome-wide association studies, GWAS）等手段的广泛应用，目前已经发现数十个 2 型糖尿病易感性相关位点，近期有多篇综述对这些位点进行了描述。

西式高脂、高能量饮食及久坐不动的生活方式被认为是引起 2 型糖尿病最重要的环境因素，此外，吸烟、精神压力、社会经济地位等因素也会增加 2 型糖尿病的发病风险，2017 年一篇综述对环境因素与 2 型糖尿病风险的研究证据进行了汇总，在校正 BMI 及其他混杂因素后，仍然与 2 型糖尿病显著相关的环境因素（表 1）。

表 1　与 2 型糖尿病相关的危险因素 / 生活方式

环境因素 / 生活方式	2 型糖尿病相对危险度增高幅度
缺乏膳食纤维、植物素或植物类的食物	+44%～300%
经常饮用含糖饮料	+20%～30%（*vs.* 不饮用含糖饮料）
体力活动少（*vs.* 体力活动多）	+40%
久坐不动、长时间看电视或屏幕	每增加 1 小时看电视时间，2 型糖尿病风险增加约 3%

环境因素 / 生活方式	2 型糖尿病相对危险度增高幅度
暴露于道路交通的噪音、细颗粒污染物等	环境噪音每增加 10dB，或细颗粒污染物浓度增加 $10\mu g/m^3$，2 型糖尿病风险增加 20% ～ 40%
吸烟	轻度吸烟者 2 型糖尿病风险增加 30% 重度吸烟者 2 型糖尿病风险增加 60%
睡眠时间短或睡眠质量差	睡眠时间每缩短 1 小时，2 型糖尿病风险增加约 9%
情绪低沉、压力大或抑郁	根据不同的精神压力 / 抑郁的定义，2 型糖尿病风险增加幅度差异较大
社会经济地位	+40% ～ 100%（vs. 社会经济地位高者）
感染丙肝病毒或肺炎衣原体	数据不充分

Part 3

遗传、表观遗传学与糖尿病

● 1 型糖尿病和 2 型糖尿病：渐变和灰色地带

经典的 1 型糖尿病和 2 型糖尿病在临床表现上有显著的不同。1 型糖尿病发病年龄较早，通常在儿童或青少年时期发病，由于自身免疫所造成的胰岛破坏，患者通常胰岛素分泌水平严重不足，有自身免疫性抗体的阳性表达。2 型糖尿病通常发病年龄较晚，多在 40 岁以上，患者通常合并有肥胖及胰岛素抵抗。但一种特殊类型的糖尿病，成人隐匿性自身免疫性糖尿病（latent autoimmune diabetes, LADA）同时表现出了 1 型糖尿病和 2 型糖尿病的特征，患者通常在成年后起病，起病初期可以不依赖胰岛素治疗，但患者循环中可以检测到自身抗体的阳性表达，病理检查可以发现胰岛 β 细胞的免疫破坏。目前，WHO 的分型中将 LADA 作为 1 型糖尿病的一种缓慢进展的亚型，但由于上述特征，LADA 其实更倾向介于 1 型糖尿病和 2 型糖尿病之间的 "1.5 型糖尿病"。随着新的研究证据的出现，人们逐渐认识到 1 型糖尿病和 2 型糖尿病之间的重叠不仅限于 LADA，1 型糖尿病患者有胰岛素抵抗的存在，2 型糖尿病也可能有自身免疫性机制参与其中，因此既往通过胰岛素分泌不足为主和胰岛素抵抗为主来区分 1 型糖尿病和 2 型糖尿病的观点逐渐发生改变。

● 1 型糖尿病和 2 型糖尿病的共同遗传因素，交互的病理机制

（1）遗传因素

研究显示，1 型糖尿病和 2 型糖尿病的易感基因位点没有重叠，2 型糖尿病最重要的易感基因 *TCF7L2* 也被证实与 1 型糖尿病风险无关，但近期一些研究发现了某些位点可能同时与 1 型糖尿病和 2 型糖尿病相关。

一项研究对 911 名 LADA 患者和 406 名非 LADA 的 1 型糖尿病患者进行测序，检测了 41 个与 2 型糖尿病相关的基因变异，结果发现 *ZMIZ1*（rs12571751）、*TCF7L2*（rs7903146）与 LADA 显著相关；*MTR1B*（rs10830963）、*HNF1A*（rs2650000）与 1 型糖尿病显著相关。另外两项 GWAS 研究，分别发现了 *GLIS3* 基因与 1 型糖尿病和 2 型糖尿病风险的相关性。

关于 LADA 遗传背景的研究数量较少，进一步了解 LADA 的易感基因位点，对于理解 LADA 的发病机制及寻找 1 型糖尿病和 2 型糖尿病共同的易感位点可能有帮助。

（2）肥胖、胰岛素抵抗与 1 型糖尿病

胰岛素抵抗指对于一定浓度的胰岛素，机体的产生的生物反应水平下降。由于胰岛素抵抗常与肥胖相关，而 1 型糖尿病患者通常体型偏瘦，由于 β 细胞免疫破坏，胰岛素水平绝对不足，因此过去认为 1 型糖尿病与胰岛素抵抗不相关。

近几十年的研究发现，1 型糖尿病的患者同样存在胰岛素抵抗。胰岛素抵抗评价的金标准为高胰岛素正糖钳夹试验，一项 Meta 分析纳入了 38 项使用胰岛素钳夹评估 1 型糖尿病患者胰岛素抵抗水平的研究，发现 1 型糖尿病患者的肝脏和脂肪组织胰岛素敏感性显著下降。尽管在

不同的患者中胰岛素抵抗的程度差异很大，但胰岛素抵抗是 1 型糖尿病患者微血管和大血管并发症的重要危险因素。改善胰岛素敏感性的手段，例如控制饮食（低脂 / 低热量饮食）和加强运动，在 1 型糖尿病患者中同样可以改善代谢指标；在胰岛素治疗的基础上联用改善胰岛素敏感性、减少肝糖输出的药物二甲双胍能够降低 1 型糖尿病患者的胰岛素抵抗水平，有可能减少胰岛素用量。

（3）自身免疫性炎症与 2 型糖尿病

2 型糖尿病的发病机制中，氧化应激和炎症反应也是重要的一环，与脂肪、肝脏和肌肉组织的胰岛素抵抗相关。肥胖相关的炎症参与了 2 型糖尿病的发生和发展，此外，环境因素（如饮食和应激）可以引起炎症反应的增加。

高脂、高能量密度饮食引起炎症反应，损害胰岛素分泌的过程：饮食中的饱和脂肪酸可以激活 TLR 2/4 的介导的信号转导，并引起脂肪组织、肝脏和下丘脑中内质网应激 (endoplasmic reticulum stress, ERS)。TLR 和 ERS 信号导致炎症反应的发生，激活细胞内丝氨酸激酶通路，抑制胰岛素信号转导。TLR 和 ERS 信号还会诱导炎症基因转录，促进细胞因子（如 TNF-α、IL-1β 等细胞因子）产生。

肥胖与 2 型糖尿病中的炎症反应主要与单核细胞相关，在 2 型糖尿病患者的胰岛中可以发现单核细胞的数量较正常糖耐量对照显著增加，肥胖相关的脂肪组织炎症所涉及的细胞因子和趋化因子包括 TNF-α 及 IL-1β 等分子，提示肥胖与 2 型糖尿病中的炎症反应为固有免疫反应（innate immune response），但近期越来越多的研究证据显示适应性免疫（adaptive immune response）参与其中。适应性免疫的特征是针对特异性的抗原所产生的免疫反应，需要抗原与人类主要组织相容性复合体

(MHC) 分子及 T 细胞受体之间的相互作用，由树突细胞进行抗原呈递，产生抗原特异的 T 细胞（细胞免疫）或抗体（体液免疫）。近期的研究发现，除了巨噬细胞以外，T 细胞和 B 细胞也参与了肥胖患者或动物模型内脏脂肪的炎症，并且炎症细胞的数量和炎症水平与胰岛素抵抗的程度有着良好的相关性，CD8+ 的效应 T 细胞可能在诱导巨噬细胞浸润，引起胰岛素抵抗的过程中起到关键作用。在 2 型糖尿病中，尚未发现特异性的针对自身抗原的 T 细胞，但有研究发现了 2 型糖尿病患者中针对胰岛抗原的自身抗体及可能与胰岛素抵抗相关的 IgG 抗体亚型。在小鼠研究中，抑制 B 细胞或 T 细胞可以延缓肥胖相关的胰岛素抵抗的发生。国内母义明教授团队在本领域开展了大量的研究工作。

自身免疫损伤并非 1 型糖尿病专有，越来越多的观点认为自身免疫机制参与了 2 型糖尿病的发生发展。但是，在 2 型糖尿病患者中，β 细胞的损伤和肥胖相关的炎症是否确实有自身免疫机制参与其中，而导致适应性免疫系统产生应答的抗体又是如何产生，目前还不清楚。有学者提出以下 4 种可能的机制：①饮食中的脂肪酸诱导免疫反应发生，通过改变细胞膜脂筏的组成或通过 TLR2/TRL4 激活信号转导，导致适应性免疫系统产生针对自身抗原的异常免疫反应。②脂肪酸可能激发固有免疫应答，导致相关组织（如脂肪组织）的细胞死亡，暴露隐蔽的抗原表位，激活异常自身免疫。③饮食中的脂肪酸并不是通过自身免疫来激活适应性免疫应答，内源性和外源性的脂质可以被呈递给 T 细胞，通过 CD1-TCR 信号系统激活适应性免疫，而不引起自身免疫的发生。④肠道菌群与肥胖相关的系统性炎症和胰岛素抵抗均相关，饮食可能通过肠道菌群的变化，引发循环中脂多糖水平升高，从而导致针对脂肪酸适应性免疫，或针对隐蔽抗原表位的自身免疫应答。

睿眼现糖

☆ 单基因糖尿病其实很不简单

● 单基因糖尿病

特殊类型糖尿病中的单基因糖尿病也逐渐引起临床医生的关注。单基因糖尿病是由在 β 细胞发育、功能或胰岛素信号通路中起关键作用的单个基因突变导致的异质性疾病，是由于一个或多个缺陷单基因而导致的特殊糖尿病，可在家系内以常染色体显性、隐性或非孟德尔方式进行遗传。目前已经确认超过 40 种基因的缺陷可以导致特殊类型糖尿病。胰岛 β 细胞分泌适当、生物学作用正常的胰岛素是维持血糖正常的关键。单基因糖尿病被称为"胰岛 β 细胞相关糖尿病"，其可大致分为基因表达的遗传缺陷、内质网应激的遗传缺陷、胰岛素合成的遗传缺陷、葡萄糖转运的遗传缺陷、葡萄糖代谢的遗传缺陷、细胞离子通道的遗传缺陷、β 细胞分泌的遗传缺陷、胰岛素分泌的遗传缺陷等。其中新生儿糖尿病和青少年的成人起病型糖尿病是最常见的类型。国外的数据显示，所有糖尿病患者中 1% ～ 2% 为单基因糖尿病，约 1% 的 1 型糖尿病和 4% ～ 5% 的 45 岁以前发病的 2 型糖尿病实际上是单基因糖尿病，而被误诊直接导致患者不能得到适合其自身病理特征的有效治疗。

● 新生儿糖尿病（neonatal diabetes mellitus，NDM）

新生儿糖尿病发生率低，约 1/400 000。自身免疫性 1 型糖尿病在婴儿出生后 6 个月内极少见，因此，2017 年 ADA 糖尿病诊治指南推荐所有 6 个月以内诊断糖尿病的儿童进行新生儿糖尿病的基因检测。对于出生 6 ～ 12 个月发病的患儿，如果 1 型糖尿病相关抗体阴性，也推荐行

遗传、表观遗传学与糖尿病

NDM 基因检测。NDM 患儿大部分出生时表现为小于胎龄儿，因为胰岛素在胎儿宫内发育阶段有促进生长的作用。大多数患者以糖尿病为唯一临床表现，也有少部分患者同时具有胰腺外临床特征。NDM 患儿中约半数以上为永久性，需要终身治疗。其余 NDM 会在起病数周至数月后缓解，为暂时性 NDM，但这些患者在缓解后若干年常出现糖尿病复发。约 2/3 的暂时性 NDM 为染色体 6q24 区基因印迹异常导致过表达，其余病例多为 β 细胞膜上编码 ATP 敏感性钾离子通道亚单位的 *KCNJ11* 或 *ABCC8* 基因突变所致。也有一些为肝细胞核因子（HNF）1β、前胰岛素原基因等突变所致。永久性 NDM 的致病基因不如暂时性 NDM 的致病基因清楚。在非近亲家系中，永久性 NDM 最常见的致病基因为 *KCNJ11*、*ABCC8*、前胰岛素原基因，在近亲家系中，最常见者为 Wolcott-Rallison 综合征或葡萄糖激酶（GCK）基因的纯合突变。除 ATP 敏感性钾离子通道异常的 NDM 可以特异性选择磺脲类药物，其他原因的 NDM 均应使用胰岛素治疗。对于合并胰腺发育不全的患儿，还应同时进行胰酶的补充。

● 青少年的成人起病型糖尿病（maturity-onset diabetes of the young，MODY）

MODY 的特征性表现包括：发病早，常染色体显性遗传，存在 β 细胞功能缺陷但有一定的胰岛素分泌能力，无自身免疫或胰岛素抵抗的相关证据。

2017 年，ADA 糖尿病诊疗指南推荐：儿童或在青年诊断为糖尿病的成人，如果不具备 1 型糖尿病或 2 型糖尿病的特点，且连续多代有糖尿病（提示常染色体显性遗传模式），应该考虑 MODY 基因检测。目前已发现至少 14 种 MODY 亚型，均是由在胰岛 β 细胞发育或胰岛素分泌功能上起重要作用的基因的显性、杂合性突变所致。不同的遗传亚型，患者的起病年龄不同、临床高血糖的类型不同，对药物的治疗反应也不同。目前，最常见的 MODY 致病基因为 *GCK*、*HNF1α*、*HNF4α*。GCK-MODY 即 MODY2 型，是儿童和青少年单基因糖尿病中最常见的临床亚型，其调节胰岛素分泌的功能正常，只是调节血糖的阈值略高于正常人群。因此，MODY2 患者常表现为轻度、无症状的空腹高血糖，常可单纯通过饮食、运动来控制血糖。HNF1α-MODY 即 MODY3 型，是有症状、家族性糖尿病中最常见的类型。该类型常在青少年时期就表现出糖耐量异常，早期餐后血糖升幅明显，后期逐渐出现空腹血糖升高，但很少出现酮症。因为 *HNF1α* 在近端肾小管葡萄糖重吸收中发挥作用，所以，在发展为糖尿病之前即可出现尿糖阳性。该类型患者对小剂量磺脲类药物较为敏感。HNF4α-MODY 即 MODY1 型，临床表现与 MODY3 类似，同样对小剂量磺脲类药物敏感。除血糖升高，MODY1 常伴血脂异常。MODY 的治疗方式主要取决于病因及高血糖的严重程度，约 2/3 的患者不需要降糖药物，仅仅饮食与运动干预就能相对满意控制血糖，在严重高血糖的病例，无论哪一种基因突变型，均需要口服降糖药或胰岛素治疗。

● 线粒体基因突变糖尿病（mitochondrial diabetes mellitus）

目前国内已报道有多个家系，其表现呈明显的临床异质性，不同家系间、同一家系内不同成员间临床症状可不同，但一般具有如下特点：①母系遗传，女性患者的子女均有可能患病，不一定发病，理论上男性患者的子代患病的概率极低，子代基因变异率有高于母代的趋势，故发病年龄可早于母代。②神经性耳聋，60% 以上患者伴有不同程度的听力障碍，呈双侧高频听力损害，累及耳蜗，耳聋可发生在糖尿病之前或

Part 3

遗传、表观遗传学与糖尿病

之后，为筛查重要体征之一。③胰岛功能呈进行性衰退，比普通 2 型糖尿病胰岛功能衰退明显加快，但由于起病时尚有一定健存的胰岛 β 细胞，故对口服降糖药仍有一定的治疗反应，也因此易于被诊断为 2 型糖尿病。发病年龄一般早于 2 型糖尿病（多在 40 岁之前），体态一般为消瘦或正常。血清乳酸或乳酸 / 丙酮酸比值升高。作为糖尿病的一个特殊亚型，在诊断和治疗时应注意其特殊性。一般可适度放宽饮食，尤其是体型偏瘦者，因本型血乳酸水平偏高，提倡轻度运动，不宜运动量过大。在治疗时应避免使用双胍类药物，以免发生乳酸性酸中毒，磺脲类可用于胰岛功能尚可者，但应尽早用胰岛素。

● **胰岛素抵抗综合征**

另一种单基因糖尿病的类型是严重胰岛素抵抗综合征，可分为原发的胰岛素信号通路缺陷和继发的脂肪组织代谢缺陷。

单基因糖尿病多在青少年发病，往往有特定的基因突变，出现下列情况时应考虑到本病的可能并进行必要的基因监测：①出生 6 个月内确诊糖尿病的婴幼儿；② 6 ～ 12 个月确诊糖尿病，但胰腺自身抗体阴性的患儿；③存在糖尿病家族史，但缺乏 1 型糖尿病的特征（自身抗体阴性，诊断 5 年内不需要或只需要很少的胰岛素治疗，激发 C 肽 > 200pmol/L）；或缺乏 2 型糖尿病的相关特征（肥胖、黑棘皮病、多囊卵巢综合征）；④空腹高血糖相对稳定，非进展性者需要进行 GCK 基因测定；⑤其他伴随症状：包括母系遗传糖尿病伴早发感音神经性耳聋、肾发育不良、多囊肾、胰岛素抵抗、脂肪萎缩性糖尿病、先心病、泌尿生殖系统畸形、神经系统疾患、自身免疫疾病等。

单基因糖尿病发病率相对其他类型糖尿病低，临床异质性大，易于被临床上误诊、漏诊而延误治疗，或长期给予错误的治疗方案。单基因糖尿病并不简单，提高对该类疾病的认识，进行相关的基因诊断有助于个体化的治疗方案，改善预后。

☆ 表观遗传学与糖尿病：这个世界不变的是变化

"龙生龙，凤生凤，老鼠的儿子会打洞"。生物亲代与子代之间、子代个体之间相似是一个普遍的规律。这种亲子之间及子代个体之间性状存在相似性，表明性状可以从亲代传递给子代，这种现象称为遗传（heredity）。

遗传学是研究这一现象的学科，目前已知地球上现存的生命主要是以 DNA 作为遗传物质。遗传学三大基本定律是孟德尔、摩尔根于 1856—1864 年提出来的，分别是基因分离定律、基因自由组合定律、基因连锁和交换定律。除了 DNA 这一重要的遗传物质之外，决定生物特征的环境因素，以及环境与遗传的交互作用。

遗传信息是指生物为复制与自己相同的东西，由亲代传递给子代或各细胞每次分裂时由细胞传递给细胞的信息，即碱基对的排列顺序（或指 DNA 分子的脱氧核苷酸的排列顺序）。基因和决定生物结构与功能的蛋白质之间具有一对一的对应关系。鉴于遗传物质的稳定性，可以用于判断两个生物个体是否为亲生关系。亲子鉴定就是利用遗传学的理论和技术，进行 DNA 测试，分析遗传特征，判断父母与子女之间是否是亲生关系。

既往人们在进行遗传和产前咨询时，几乎都是集中在女性方面。

但是越来越多的研究证实，人们从小到大的生活行为和环境接触都会以表观遗传的方式印记在基因里，并且遗传给后代，男性也是如此，你喝的酒、吸的烟、吃的炸鸡、吸入的霾、受到的环境压力、营养行为等因素将对后代产生深远的影响，包括出生缺陷、行为问题、发育障碍、肥胖、糖尿病、心脑血管疾病、恶性肿瘤等。

● 表观遗传学

表观遗传学是在DNA序列不发生改变的情况下产生的可遗传的基因表达谱的变化，是研究基因的核苷酸序列不发生改变的情况下，基因表达的可遗传变化的一门遗传学分支学科。

（1）表观遗传学的概念

表型（phenotype）又称性状，是指一个生物体（或细胞）可以观察到的性状或特征，是特定的基因型与环境相互作用的结果，包括个体形态、功能等各方面的表现，如身高、肤色、血型、酶活力、药物耐受力及性格等。

经典遗传学（genetics）是指由于基因序列改变（如基因突变等）所引起的基因功能的变化，从而导致表型发生可遗传的改变。

表观遗传学（epigenetics）是指在基因的DNA序列没有发生改变的情况下，基因功能发生了可遗传的变化，并最终导致了表型的变化。

一直以来人们认为基因组DNA决定着生物体的全部表型，但逐渐发现有些现象无法用经典遗传学理论解释，如基因完全相同的同卵双生双胞胎在同样的环境中长大后，他们在性格、健康等方面会有较大的差异，这说明在DNA序列没有发生变化的情况下，生物体的一些表型却发生了改变。

因此，科学家们又提出表观遗传学的概念，它是在研究与经典遗传

睿眼观糖

学不相符的许多生命现象过程中逐步发展起来的一门前沿学科，与经典遗传学相对应的概念。

现在人们认为，基因组含有两类遗传信息，一类是传统意义上的遗传信息，即基因组 DNA 序列所提供的遗传信息；另一类则是表观遗传学信息，即基因组 DNA 的修饰，它提供了何时、何地、以何种方式去应用 DNA 遗传信息的指令。

（2）表观遗传的特点

表观遗传具有三大特点：①可遗传，即这类改变通过有丝分裂或减数分裂，能在细胞或个体世代间遗传。②可逆性的基因表达。③没有 DNA 序列的改变或不能用 DNA 序列变化来解释。

（3）表观遗传的调控机制

表观遗传的调控机制，主要包括 DNA 甲基化、组蛋白修饰、非编码 RNA（non-coding RNA，ncRNA）、DNA 甲基化、组蛋白修饰、非编码 RNA（non-coding RNA，ncRNA）、染色质重塑和基因印记等。这些机制可以改变染色质的状态，影响 DNA 与转录因子的结合，从而调控基因的转录活性和表达水平，在组织发育、细胞分化过程中，决定细胞分化命运及组织 – 细胞特异性的基因表达谱，并可以接受环境刺激可逆或不可逆地改变某些基因表达，成为链接环境、基因型和表现型的关键。

（4）DNA 甲基化

DNA 甲基化酶（DNA methyltransferases，DNMT）将 S- 腺苷甲硫氨酸（S-adenosylmethionine，SAM）的甲基转移到胞嘧啶和鸟嘌呤二核苷酸（CpG）中胞嘧啶的 5' 端上这一过程，是目前研究最多的表观遗传机制，DNA 甲基化的调控是机体发育和细胞分化过程中时间 – 组织

遗传、表观遗传学与糖尿病

特异的基因表达谱建立及配子形成过程中遗传印迹建立的重要机制。

（5）组蛋白修饰

组蛋白和缠绕在其上的染色质共同构成染色体的基本结构 - 核小体，组蛋白可以发生乙酰化、甲基化、磷酸化、泛素化和类泛素化（sumoylation）等多种共价修饰，这种修饰会改变组蛋白和 DNA 之间的相互作用，改变染色质的状态，从而改变基因的转录活性。此外，组蛋白也可以影响转录因子与启动子之间的相互作用来调控转录。

（6）非编码 RNA

真核生物中，多种 RNA 可以在转录后和翻译水平调控基因表达和蛋白质合成，如微小 RNA（micro-RNAs，miRNAs）和长链非编码 RNA（long non-coding RNAs，lcRNAs）等。

● 表观遗传学与胰腺发育、β 细胞功能

2 型糖尿病的病因和发病机制复杂，目前尚不十分明确，现在的观点认为，2 型糖尿病是由于胰岛素分泌缺陷及胰岛素抵抗共同作用所引起的疾病，其发病与遗传因素和环境因素两方面的作用相关。

随着测序技术的迅速进步，目前通过全基因组关联研究（Genome-wide association study，GWAS）和表观基因组关联研究（epigenome-wide association studies，EWAS）等手段对 2 型糖尿病的遗传学和表观遗传学改变进行探索的研究，进一步揭示了遗传和表观遗传因素在 2 型糖尿病发生发展中的作用。

大量的研究数据显示，胰腺内分泌细胞的发育和分化、β 细胞的数量和功能、胰岛素合成和分泌及胰岛素在靶组织的作用（胰岛素敏感性）等多个过程都有表观遗传调控参与其中，因此，表观遗传的异常很可能参与了 2 型糖尿病的发生发展。

胰腺的发育和胰岛内分泌细胞分化命运的决定是一个高度复杂的过程，多种转录调控机制及信号转导通路参与其中，包括表观遗传学调控。在胚胎干细胞中，大部分发育相关的基因都同时包含有重要的组蛋白抑制性标记 H3K27me3 和激活性标记 H3K4me3，即处于一个动态的"二价状态"，在逐步分化为具有特定功能的高度分化细胞过程中，谱系特异的基因在特定的时期发生"二价状态"的改变，从而决定细胞的分化命运。根据目前的研究结果，从内胚层多能干细胞向 β 细胞分化过程中，所接受的表观遗传调控如下：

（1）前肠前体细胞→胰腺前体细胞

胰腺源自于内胚层，与肝脏共同起源于腹侧前肠的一群细胞，这些细胞的分化方向受到表观遗传的调控。在胰腺特异性的调节位点中，同时表达组蛋白激活性标记 H3K9K14ac 和抑制性标记 H3K27me3，处于暂时平衡状态，在后期的分化中这两个位点的脱去决定了胰腺祖细胞的不同分化方向。

（2）胰腺前体细胞→胰腺内分泌祖细胞

胰腺前体细胞可以分化为腺泡细胞、导管细胞或内分泌祖细胞，在此过程中组蛋白修饰同样起到重要作用，使用 HDAC 抑制剂保持组蛋白乙酰化水平，会促进向导管和内分泌祖细胞方向的分化，抑制向腺泡细胞方向的分化。

（3）胰腺内分泌祖细胞→ α / β / δ / ε /PP 细胞

不同种类的 HDACs 调控胰腺内分泌祖细胞的不同分化方向，如 I 类 HDAC（HDAC 1/2/3/8）促进细胞向 β 细胞和 δ 细胞方向分化，而敲除 II a 类 HDAC（HDAC4/5/9）显著增加 β 细胞和 δ 细胞数量。

（4）细胞特征维持及细胞可塑性

细胞发生分化后，其表观遗传学特性帮助维持细胞的特征和功能。如 *Arx*（Arista-less related homeobox）基因为 α 细胞的分化命运决定基因之一。

在 α 细胞中，*Arx* 基因甲基化水平低，表达水平高。通过细胞重编程，能够将其他类型的高分化细胞诱导成为另一种高分化的细胞，称为细胞可塑性。如甲基化转移酶 DNMT3A 和 *DNMT1* 基因的缺陷会导致 β 细胞向 α 细胞转化，可能是通过改变 *Arx* 基因的甲基化水平。

在 α 细胞中，有些位点通常处于"二价修饰"状态，即同时表达激活和抑制的组蛋白标记，这种"二价修饰"状态使得 α 细胞可以在特殊的刺激下向 β 细胞方向转化。

（5）β 细胞胰岛素分泌

β 细胞中胰岛素基因 *Ins* 启动子区附近的组蛋白 H3 乙酰化及 H3K4 甲基化较其他类型组织细胞显著增高，可能是 β 细胞特异性表达胰岛素基因的机制之一。葡萄糖刺激的胰岛素分泌过程同样受到表观遗传的调控：*Pdx-1* 基因编码胰十二指肠同源盒因子 –1（pancreatic and duodenal homeobox 1，PDX-1）是调控 β 细胞增殖分化和胰岛素分泌的重要转录因子。

● 2 型糖尿病患者的表观遗传变化

通过研究 2 型糖尿病患者的表观遗传学变化，除了可能发现新的易感基因，从而进一步揭示 2 型糖尿病的发病机制外，还可能寻找到重要的、具有普遍意义的表观遗传学改变，作为糖尿病风险筛查的标志物及可能的药物治疗靶点。因此，大量的研究着眼于比较 2 型糖尿病患者与正常糖代谢者在表观遗传组学上的差异。目前，DNA 甲基化的研究手段较为成熟，相关研究文献发表较多。

● 代谢记忆效应与表观遗传学

糖尿病控制和并发症试验/糖尿病干预与并发症流行病学研究（DCCT/EDIC 研究）和英国前瞻性糖尿病研究（UKPDS 研究）发现，无论是 1 型糖尿病还是 2 型糖尿病中，长期处于高血糖状态，即使后期采取强化降糖的手段将血糖降低，既往的高糖毒性仍然会长期影响患者的糖尿病并发症的发生，这种现象被称为"代谢记忆效应"，研究显示代谢记忆效应可能与高糖所引起的氧化应激、糖基化终末产物（AGEs）相关，而代谢记忆效应与表观遗传学改变相关。

两项研究较深入地探索了糖尿病代谢记忆效应所导致的组蛋白修饰与糖尿病视网膜病变之间的相关性。糖尿病患者氧化应激水平的增加是导致视网膜病变的重要机制，视网膜锰超氧化物歧化酶（manganese superoxide dismutase，MnSOD）活性下降，无法清除产生的超氧化物，从而导致线粒体功能障碍。Sod2 基因编码 MnSOD，研究发现在合并视网膜病变的 2 型糖尿病小鼠模型，Sod2 基因的组蛋白修饰发生显著变化，启动子和增强子区的 H4K20 甲基化水平增高，H3K4 甲基化水平降低，导致 Sod2 基因表达下降。在 3 个月的高血糖刺激后，将小鼠血糖保持在正常水平 2 个月或 3 个月，结果发现并不能增加 H3K4 的甲基化水平。

一项使用链脲佐菌素（STZ）诱导发生 1 型糖尿病的斑马鱼模型显示，DNA 甲基化也参与代谢记忆效应。高糖毒性导致全基因组低甲基化及基因表达的异常。由于斑马鱼的胰岛可再生，在停用 STZ 后，可自动恢复正常血糖状态。在血糖和血清胰岛素恢复正常水平后，斑马鱼损伤的尾鳍再生和皮肤愈合过程仍然和糖尿病期的状态相似，对新生的尾鳍组织进行分析，发现其氧化应激和 AGE 的累积均在正常范围内，但 CpG 岛的甲基化异常和基因表达的异常仍然存在。

● 环境因素、表观遗传学与 2 型糖尿病

在 2 型糖尿病的发病中,遗传因素和环境因素均起到重要的作用。与 2 型糖尿病发病相关的环境因素包括:宫内环境、早期营养状态、饮食、运动等,这些因素可能通过表观遗传途径改变与糖尿病相关的基因表达谱,从而增加 2 型糖尿病的易感性。并且,亲代接受环境刺激所发生的表观遗传改变可以遗传给子代。国内肖新华教授等人在该领域进行了大量的研究。

大量的基础研究和流行病学证据显示,早期胚胎发育过程中所接受的母体宫内的环境刺激可能影响未来发生肥胖、2 型糖尿病、代谢综合征、心血管疾病和骨质疏松等慢性疾病的风险。雄性亲代环境变化对子代的遗传影响关注较少。我们的研究显示,雄性亲代睡眠剥夺可导致子代雄性鼠出现糖耐量异常,与表观遗传学变化相关。环境刺激可能是通过改变 DNA 甲基化和组蛋白修饰,调控相关基因的表达,从而影响个体对上述疾病的易感性。

流行病学证据显示,妊娠糖尿病(gestationaldiabetes, GDM)会增加子代肥胖、糖调节受损和 2 型糖尿病的风险。可能是由于胚胎早期暴露于高血糖和高胰岛素血症会引起一些关键发育过程的异常,引起 β 细胞数量功能异常或胰岛素抵抗,从而导致后期发生糖尿病及肥胖的风险增加。多项研究探索了母体 GDM 对于子代全基因组甲基化模式的影响,发现了多种与糖代谢和能量代谢相关的基因甲基化模式的改变,从而改变了基因表达水平。

胎盘决定论(fetal origin)认为宫内发育的 9 个月才是生命中最关键的环境,宫内发育异常对以后是否发生代谢相关疾病至关重要。其

中，宫内生长受限（intra-uterine growth restriction，IUGR）是指胎儿出生体重低于同孕龄平均体重的两个标准差，或低于同龄正常体重的第 10 百分位数，并伴有其他系统或器官发育障碍或功能异常。可能由于母体营养不良、妊娠高血压、胎盘病变等原因引起。宫内生长受限会导致个体成年后多种疾病的风险增加，包括 2 型糖尿病，可能由于胎儿期 β 细胞发育、功能成熟及胰岛素敏感性相关通路受损。例如，在 1944—1945 年荷兰饥荒期间，正处于孕中期和孕后期女性由于孕期营养不良，导致后代出生时体重、身长和头围低于正常，这些婴儿成年后发生肥胖、胰岛素抵抗、血管疾病及死亡风险大大增高。IUGR 动物模型研究发现，表观遗传学的改变可能在其中起到重要作用。发育过程中组蛋白修饰和 DNA 甲基化的动态变化参与其中。甲基化水平发生变化的基因中很大一部分与炎症相关，可能是导致代谢性疾病发生发展的原因之一。

大量研究显示，吸烟可以导致人体的表观遗传修饰发生改变，包括甲基化修饰水平、转录组模式等，主动和被动吸烟均会增加 2 型糖尿病的风险。一项 GWAS 研究分析了吸烟者与非吸烟者之间的 DNA 甲基化水平差异，发现了 95 个差异位点，采用基因本体富集分析（gene ontology enrichment analysis）的方法，分析了与胰岛素受体结合及葡萄糖转运相关的位点，发现多个位点甲基化水平差异，可能是吸烟导致 2 型糖尿病风险增加的潜在机制之一。

简而言之，表观遗传学就是在不改变 DNA 序列的前提下，通过 DNA 甲基化、组蛋白修饰、RNA 甲基化及非编码 RNA 的调控等方式，来调节 DNA 功能、决定基因表达或关闭的可遗传的分子生物学因素。虽然 DNA 的序列没有改变（亲爸爸的亲儿子），由于显著影响了基因组的各项微观活动，各种表征可发生显著改变（亲儿子与亲爸爸可出现显著差异）。生物学家观察到有一种昆虫母体在妊娠时如果环境恶劣，其子代出生后会长出铠甲，而如果母体妊娠时环境相对良好，则子代出生后不会长出铠甲。

2005 年，华盛顿州立大学的一项研究表明，环境中化学物质对大鼠产生的致病影响能够在停止对后代继续用药的情况下至少维持三个世代，甚至能够将疾病遗传给曾孙代及更远的子代。

英国南安普顿大学的 Graham Burdge 在大鼠实验中发现，过量的营养摄入将会导致表观遗传机理诱发的代谢异常，并可遗传到三代以后。

近期多项研究证实，环境压力能够促进生命体发生表观遗传上的改变，诱发病症，且将这些改变传递给随后的世代。基于此，人类非常有必要了解表观遗传学及其对内分泌代谢疾病的持续影响。

睿眼观糖

胰岛素的发现：巧合还是传奇？

吸烟与戒烟：糖尿病相关指标的变化令人眼花缭乱

汽车尾气、雾霾、空气污染天到糖尿病

品茗能减重和降低血糖？

饮料与糖尿病

无

大国怎

年龄是

Part 4

糖尿病的治疗

糖尿病眼部损害：远超出你关注的视网膜病变

夜班轮班工作相关糖代谢异常

内分泌领域的又一个神药

新型降糖药为什么那么贵？

抑郁和焦虑弥漫在糖尿病的世界里

胰岛素制剂的发轫－郁勃－繁盛

地震与糖尿病

四季变幻与糖化血红蛋白

降糖治疗可以让你看起来更年轻

年龄是否应该成为糖尿病诊断标准的一个考虑因素？

至少三千多年的慢慢长夜

无意插柳出磺脲

糖尿病第六并发症：重要但未被认识

打针不用针？胰岛素给药方式的改进

辟谷治疗糖尿病：不吃主食、少吃主食、间断禁食 你开的药他们服用了吗？

☆ 胰岛素的发现：巧合还是传奇？

20世纪是生物医学迅速发展的时期，抗生素的发现、器官移植、脱氧核糖核酸双螺旋立体结构、介入放射学、CT与磁共振、试管婴儿、内窥镜手术等，然而与内分泌糖尿病学界最相关的、具有划时代意义的重大发现就是胰岛素的出现，该药一经问世和批量生产便挽救了众多濒临死亡的糖尿病患者的生命，从此，糖尿病的治疗揭开了新的篇章。

一起回顾胰岛素发现并实现药用的故事。1920年是糖尿病研究历史上划时代的一年，因为在1920年班廷等人首次提纯出可以在患者身上使用的胰岛素，从此打破了糖尿病患者无药可医的困境。很多人都知道班廷提纯了胰岛素并因此获得了1923年的诺贝尔生理和医学奖，但鲜有人知道胰岛素发现背后的故事。

在故事开讲之前，先回忆一下1920年以前科学家在追寻胰岛素的道路上取得的成就：1889年冯梅林和闵科夫斯基的开创性工作已经明确提示动物胰腺能够产生一种物质有效地控制血糖，他们还建立了第一种糖尿病动物模型——切除胰腺的狗。

1901年，尤金·奥培的工作将胰腺的两个功能在解剖学上清晰区分开来：分泌消化酶的腺泡和分泌胰岛素的胰岛。在第一次世界大战前后，欧美的多个实验室已经初步证明，粗糙的胰腺提取物能够降低血糖。在此基础上，试图从胰腺粗提物中纯化出真正的胰岛素的工作尚未取得成功就受到了战争的干扰。

睿眼现糖

基于这些成就和失败，如果一个年轻人希望向着提纯胰岛素这项伟大事业进军，那么他的理想状态应该是这样的：他应该对动物内分泌学和解剖学基础知识有精深的钻研；应该熟悉狗的外科手术操作和糖尿病模型；他应该有高超的生物化学功底可以进一步纯化出胰岛素分子；他也应该熟悉领域内同行们已经取得的进展，并在此基础上构思自己的研究方向。

　　此时的班廷并不具有上面所说的任何一项能力。不仅如此，这位年方而立的医生在此前的人生中似乎也没有什么值得夸耀的科学训练和成就：一般的家境和经历，高中毕业后考入了多伦多大学主修艺术，在经历了多次的挂科之后，班廷申请进入医学院继续学习。1913 年进入多伦多大学学习医科，经过战时的速成教育后很快于 1916 年底毕业，很难说这样的医学教育是否在班廷身上留下什么像样的印记。据有关报道整个 1916 年中，班廷都没有好好上过什么课，笔记本只用掉了区区五页。在 1914—1918 年第一次世界大战爆发，毕业后的班廷申请加入军队，但因为视力太差被拒绝，但由于战场缺人，第二年再次申请获得通过，从而被派往前线。

　　战后班廷的医学职业生涯也进行得磕磕绊绊。在多伦多著名的儿童医院谋职未果后，班廷跑到小镇伦敦开业行医，可是他的小诊所生意无比冷清，直到开业后第 28 天，班廷才迎来第一个顾客，一个来购买医用酒精过酒瘾的醉醺醺的退伍老兵，收入是 4 美元。

　　事实上，没有任何迹象表明，班廷在 1920 年前的 30 年人生中，曾经和胰腺功能、胰岛素、糖尿病的研究有过任何交集，或表现出任何兴趣。为生计所迫，他在诊所附近的大学谋得了一份兼职讲师的工作。1920 年 10 月 30 日晚，就在班廷开始准备一堂关于糖尿病讲义的时候，这个"小人物"的人生轨迹，与关系到人类健康的这个重大课题遽然相撞。

班廷作为试验示范教员，讲述一节关于胰腺功能与糖代谢的课，由于班廷对此知之甚少，担心学生提问不能回答而开始翻阅相关的文献。班廷研究起了一篇刚刚发表的学术论文，在文章中，来自美国明尼苏达大学的研究者报道说，如果用外科手术结扎胰腺导管，那么本来通过导管向小肠输送消化酶的腺泡细胞就会慢慢萎缩死去，与此同时，负责调节血糖的胰岛细胞却安然无恙。

这个结果让班廷无比兴奋，他认为他可以找到提纯胰岛素的创造性方法。班廷认为胰岛素难以提取的原因是因为胰腺研碎，胰腺内的消化酶将胰岛素分子（蛋白质）破坏。若结扎胰腺导管，分泌消化酶的腺泡细胞会萎缩，而胰岛细胞不分泌消化酶且不会萎缩，摘除的胰腺就只剩下了胰岛细胞，这样可以顺利提取胰岛素。带着突然之间获取的"天才"想法的喜悦，这个年轻人走进了当时公认的内分泌代谢领域权威专家麦克莱德教授的办公室。

麦克莱德最初拒绝了班廷的请求，因为他并没有从班廷的想法中看到什么创新或发展。但班廷没有放弃，而是勇气、坚持一往无前。

这一次班廷把他不达目的绝不罢休的劲头儿用在了麦克莱德身上。在几个月的坚持下，麦克莱德终于允许班廷在暑假使用他在当时堪称设备精良的实验室，并派给班廷一名大学生查尔斯·贝斯特（Charles Best）作为他的助手。

1921年5月，班廷终于开始了他计划中的实验。他希望首先结扎狗的胰腺导管，然后静等狗的胰腺腺泡细胞完全死亡之后，再割取狗的胰腺，切烂捣碎浸泡，从中提取粗提液，并期待把粗提液一步步去除杂

睿眼观糖

质浓缩精华，最终从中提纯出传说中的"胰岛素分子"。在一步步提纯的过程中，还需要不断地检测溶液里胰岛素的含量是不是在逐步提高，杂质是不是在不断减少。唯一的检测方法就是把提纯过程中的溶液一次又一次注射到糖尿病狗身上，看看血糖浓度是不是会下降，并根据这个来间接判断他们手中的提取物里面到底含有多少胰岛素。这就意味着，实验动物要分为两组：一组结扎胰腺导管，用于提取粗提液；另一组切除胰腺，让血糖升高，做成糖尿病模型。

真正做过实验的人都会知道，即使看似简单的实验对于新手而言也是举步维艰。对于班廷来说，所有实验步骤中他最熟悉的可能只是结扎胰腺导管，其他的步骤都要从头学起。

实验开始并不顺利，麦克莱德教授留下的十条小狗没多久就先后死在了手术台上，原因无一例外的是因为手术事故：失血过多、麻醉过度、术后感染。班廷和贝斯特不得不自掏腰包从市场上买回更多的狗。直到暑假快结束时两个人才取得了成功：一只编号为92（已有91只小狗死于实验）的糖尿病牧羊犬，在接受了班廷和贝斯特准备的胰腺提取液注射后，又活了回来，并一直健康地活了半个月。从小狗身上提取胰腺提取液耗费巨大，班廷开始转向收集屠宰场废弃的牛胰腺，他们发现只需要用酸化酒精浸泡牛胰腺，就能够破坏消化酶活性，制出可以降低血糖的胰腺粗提液。

但是，早在班廷进行此项研究的十几年前，德国医生佐勒尔和罗马尼亚科学家帕莱斯库已经分别独立地发现，胰腺粗提液确实能够降低血糖。换句话说，证明胰腺粗提液的功效固然可喜，然而从科学进步的角度而言，班廷他们其实还没有完成任何值得一提的突破。

班廷和贝斯特并没有止步，他们开始考虑下一个问题：这种从动物身上提取出的胰腺提取液是否能用于人身上呢？班廷和贝斯特都是勇敢而执着的学者，他们不约而同地在自己身上偷偷地注射提取液，证实该提取液在人体中使用是安全的。期间贝斯特的一名患糖尿病的同学也应用了班廷他们的胰腺提取液，降糖效果明显。

作为有经验的内分泌领域专家，麦克莱德立即意识到了班廷工作的意义，他继续支持班廷的研究，还与化学家克里普合作，加入到胰岛素的提纯工作中。克里普用自己娴熟的技艺，很快摸索出了去除胰腺粗提液中的杂物、制备相对纯净的胰岛素溶液的方法。

在 1922 年 1 月，一位名为莱昂纳多·汤普森（Leonard Thompson）的重度糖尿病患儿，在多伦多总医院接受了胰岛素针的注射。据报道，第一针效果并不明显，反而在注射部位出现了脓肿。隔了一日，研究者为汤普森注射了由克里普提纯的第二针胰岛素，奇迹出现了，奄奄一息的汤普森一天之后血糖恢复到正常，几天后恢复了活力。此次治疗向全世界宣告，糖尿病治疗的新纪元开始了。

此后，世界各地的糖尿病患儿被父母送往多伦多医院，医院病房人满为患，甚至安排了临时帐篷，骨瘦如柴、奄奄一息的患者们在接受胰岛素注射后重获新生。这样的情景在现在似乎无法想象，但在当时糖尿病就是无药可医的绝症时的确是宛如神迹。

1922 年 5 月，麦克莱德代表四人研究团队向全世界宣布，他们提纯出了高效安全的胰岛素溶液，可以迅速治疗糖尿病患者。这是现代科学的奇迹，是班廷、贝斯特、麦克莱德和克里普创造的奇迹。

1923 年的 10 月，瑞典皇家科学院授予班廷和麦克莱德诺贝尔生理学及医学奖。但众所周知诺贝尔奖授予科学家，他们获此殊荣多为在该科学贡献很久之后才会被授予此奖，而胰岛素提纯的获奖简直快得让人不可思议，但又毫无争议。因为人们一直在等待糖尿病"克星"的出现，这一天人们已经等得太久太久了。此奖项颁发前还有一段花絮，因为不满于诺贝尔奖忽略了助手贝斯特的贡献，班廷一度准备放弃诺贝尔奖，尽管在大家的劝说下接受了奖金，班廷在获奖当天宣布将奖金与贝斯特共享。班廷认为麦克莱德只是提供了资金和实验室，并没有真正参与到研究中来。麦克莱德对此并没有发声，但是他宣布将奖金与生化学家克里普分享。

不管诺贝尔奖颁发时有什么样的花絮，也不管公众是否能记住这几个人的名字，但这四位科学家为我们带来了胰岛素，带领人们走进了新的时代。在百年后的今天回望，我们清晰地看到四人团队中的每个人都为胰岛素的发现做了杰出贡献而居功至伟。

贝斯特协助班廷开始了胰腺提取液的最初成功制备，并尝试了使用酸化酒精从牛胰腺中大量提取胰岛素的方法；麦克莱德为整个研究提供了技术和资金支持，同时利用自己的经验为项目提供了不可或缺的指导；克里普用生物化学手段，最终拿到了可以安全用于人体的纯净胰岛素。这其中的工作孰轻孰重，后人不好评说。但不可否认，缺少任一成员的努力，都不能实现最终的成功。班廷的勇气和坚持，促使了胰岛素的发现，贝斯特、麦克莱德、克里普与班廷的协作，加速了胰岛素的发现，最终为整个人类带来了战胜糖尿病的第一线曙光。1989 年，在班廷曾经行医的小镇，一束名为"希望"的火炬被伊丽莎白二世女皇郑重点燃。

胰岛素的发现改变了全世界糖尿病患者的命运，也多多少少改变了这四位科学家的命运。班廷在诺贝尔奖之后又获得了很多荣誉。1923年，加拿大议会授予班廷终身年金，并建立班廷研究基金，还在多伦多

大学建立班廷 - 贝斯特医学研究所，任命班廷为所长。在研究所，班廷主要从事癌症、冠心病、硅肺的研究。1938 年之后，班廷开始关注航空医学，二战期间，他致力于解决飞机向上加速过程中飞行员失去知觉的问题，并协助 Wilbur Franks 发明了 G-suit，据传文当时所有加拿大皇家空军战机机师都穿过他们发明的飞行服。除此之外，班廷还致力于治疗芥子气烧伤，甚至曾经在自己身上试验过芥子气及其解毒剂的效力。不幸的是在 1941 年 2 月 21 日班廷因飞机失事而逝世。他乘坐的飞机是由纽芬兰飞往英国，有历史学家猜测他去英国的原因可能是为了说服英国科学家大量制造生化武器来抵抗纳粹德国。不得不说，班廷的一生真是传奇的一生、创造的一生。

贝斯特则继续生理学和生化学的研究，并于 1929 年成为了多伦多大学生理学教授。二战期间，他在建立加拿大保护和使用干血清的计划中发挥了重要作用，晚年担任联合国世界卫生组织医学研究委员会的顾问。

克里普则回到埃德蒙顿担任新成立的生化部的主席，一生致力于激素的研究，是内分泌基础研究的领军人物，在 PTH 研究中做出了突出的贡献。

麦克莱德在胰岛素发现之前已经是内分泌领域的专家，但因为诺贝尔奖的分配争议，很长一段时间，麦克莱德在公众眼中都是负面形象，甚至在影视作品中以黑暗丑恶的反面形象出场。直到班廷去世，麦克莱德在胰岛素发现过程中做出的贡献才得到客观和积极的评价。这或许就是科研之路上除了科学之外的插曲。

巧合也好，传奇也罢，一切注定就是班廷，这就是不朽班廷璀璨的人生。

☆ 胰岛素制剂的发轫—郁勃—繁盛

当初获得胰岛素的方法主要是从屠宰场拿到冷冻的牛或猪的胰脏，再从磨成粉的胰脏中提纯胰岛素，这样的方法只能满足很少一部分患者的需求，如何大量制造胰岛素是摆在科学家们面前的一个难题。为了得到足够供应众多糖尿病患者使用的药用胰岛素，科学家开始与大型制药厂合作，成功地发展了工业化提取技术。但是问题仍然存在，每吨动物胰腺中能提取的胰岛素不到5g，产量太低以致胰岛素价格昂贵，远不能满足广大糖尿病患者的用药需求。另外，与人胰岛素相比，动物胰岛素在氨基酸组成和结构上存在细微差别，作为一种外来异体物质，会受到人体免疫系统的排斥，造成药物抵抗、效价降低。再加之提纯工艺水平有限，难免掺入杂质，可能导致部分患者出现过敏反应，甚至引起动物传媒感染。

如何得到与人类自身一致的人胰岛素？如何批量、廉价地生产胰岛素？为了解决这些难题，科学家一直进行着不懈努力。

直到1955年，英国化学家Sanger通过"敲碎"胰岛素、并对"碎片"进行分析和鉴定，研究发现了胰岛素的氨基酸排列顺序，他也因此获得1958年度的诺贝尔化学奖。1965年，中国科学家克服阻力在世界上首次合成了具有生物活性的牛胰岛素，开启了人工合成胰岛素的新纪元。20世纪80年代初，丹麦、德国等国的医药企业已开始市场化批量生产人胰岛素。但是，这种通过化学合成法得到的人胰岛素，由于成本很高，药源依然匮乏，价格仍居高不下。直到 20 世纪 80 年代基因重组技术的成熟，难题才得到圆满解决。通过转基因技术，将人类胰岛素基因植入到细菌的基因中，如大肠杆菌或酵母菌，然后大量繁殖细菌，收集细菌所分泌的"人胰岛素"。由于细菌的繁殖呈指数级增长，一个转基因细菌在短短几小时后就能产生上百万的繁殖，这意味着人们能够以很低的成本获得几乎无限量的人胰岛素。胰岛素生产进入了它的黄金时代，同时也是需要胰岛素治疗的糖尿病患者的黄金时代。

科学进步的脚步不会因为阶段性成果而停下，前进再前进的号角时时刻刻在吹响。20 世纪末，科学家通过改变人胰岛素的氨基酸序列和结构，研制出能更好模仿人体生理胰岛素分泌特点的"胰岛素类似物"，这也被称为继动物胰岛素、生物合成人胰岛素之后的"第三代胰岛素"，实现了胰岛素生产的动物胰岛素 – 人胰岛素 – 胰岛素类似物（更加模拟人体的生理模式）升级提高的"三级跳"。也许有人会觉得奇怪，为什么对人类自己的胰岛素还要进行再加工？胰岛素类似物怎么会比人体"原装"胰岛素更适应人？这要从胰岛素的分泌模式说起。

生理状态下，每次进餐后人体内的血糖水平会迅速升高，人体的胰腺会立刻分泌胰岛素进入血液，即时发挥降糖作用。而皮下注射胰岛素与之相比，会有一个延迟的时间差。具体说来，胰岛素是注射在皮下组织，胰岛素经皮下注射后，开始是以六聚体的形式存在，逐渐解离为二聚体、单体，在组织间隙中扩散，然后才能进入血液循环中，运送至组织器官中发挥生理作用。注射的胰岛素并不是像人类自身分泌的胰岛素能迅速进入肝脏的门静脉系统直接发挥作用。外源性的人胰岛素即使是分子量与人类完全相同，从注射到起效整个过程大约需要 30min 甚至更长，这就要求糖尿病患者要在进餐前 30min 提前注射胰岛素，否则，胰岛素就无法在正确时间发挥其降糖效应，餐后血糖降低的效果不明显。更为严重的是，在另一个时间点（往往是下一餐的餐前）又会诱发低血糖的发生。有人会说，那就饭前 30min 注射胰岛素好了。但是提前注射胰岛素，远不是听上去那么简单。打针之后到进餐，掌握每次 30min 并非易事，尤其是在焦急、繁忙状态或旅行、赴宴等外出场合。对于一些老年人、心不在焉或粗心的职场人，有时在进餐前甚至忘记注射胰岛素的事情，重复注射和误餐有可能造成严重情况，凡此均给疾病控制带来严重隐患。

20 世纪 90 年代，相关研究人员终于找到了解决办法：在保留胰岛素活性的基础上，通过改变氨基酸组成和空间结构，促进胰岛素的解聚和吸收，实现注射后快速起效。例如，将人胰岛素的 B28 位脯氨酸和 B29 位赖氨酸调换位置，所得到的产物"赖脯胰岛素"能够减少单体间的非极性接触，改变了人胰岛素的自发聚合特性，从而易于解离。又如，将人胰岛素 B28 位脯氨酸由天门冬氨酸代替，得到新产物"门冬胰岛素"，能够利用电荷的排斥作用阻止胰岛素单体或二聚体的自我聚集，同样起到迅速吸收的目的。

简而言之，这些新型超短效胰岛素，吸收和起效时间更快，患者不再受到"提前 30min"的制约，使用胰岛素更加灵活方便，大大减少了漏用或重复用药的潜在风险。

超短效可以解决进餐时胰岛素的分泌不足和作用缺陷，但这还远远不够，我们还需要长效甚至超长效的胰岛素，胰岛素结构变化的类似物还需要向延长作用时间的方向发展。要想搞清楚这一点还要从胰岛素分泌模式说起。正常状态下，人类的胰腺并非仅仅在进餐时才分泌胰岛素，而是全天候保持着脉冲式分泌的工作状态，不论进餐与否。这

糖尿病的治疗

种持续的、与进餐不相关的胰岛素分泌被称为基础胰岛素分泌，适量的基础胰岛素对全天血糖稳定意义重大。而动物或常规人胰岛素经皮下注射后，作用持续时间很短，除非使用能部分模拟人类胰岛素分泌的皮下持续输注装置——部分人工胰腺的"胰岛素泵"，否则根本无法模拟这一生理分泌特点。早在动物胰岛素时代，科学家们就在尝试解决这个问题。比如，预先将胰岛素与鱼精蛋白结合，使其在皮下注射后缓慢分解，逐渐发挥生物效应，延长作用持续时间。但是，经过这样处理的胰岛素存在明显的药效高峰和波谷，而且生物利用度的变异较大，容易引起血糖的上下波动。超长效胰岛素类似物的发明很好地解决了这个问题。例如，通过甘氨酸代替人胰岛素的 A21 位门冬氨酸，并在 B 链末端增加两个精氨酸，所得到的"甘精胰岛素"，能在皮下形成细小的微沉淀，使得吸收延迟，有效作用呈平坦直线。又如，在人胰岛素 B29 位连接了一个 14 碳游离脂肪酸，同时去掉 B30 位氨基酸，所得到的"地特胰岛素"可以和循环中的白蛋白可逆性结合，稳定发挥作用。再如，去除人胰岛素 B30 位氨基酸，在 B29 位赖氨酸连接一个 16 碳脂肪二酸侧链，所得到的"德谷胰岛素"会在皮下形成可溶性多六聚体链，实现超长与无峰的药代动力学特点。

简单说来，就是通过对人胰岛素的加工和修饰，使其稳定、缓慢发挥作用，从而实现"打一针，管一天"，甚至超过一天的补充基础胰岛素的效果，和既往的精蛋白结合胰岛素相比，具有作用时间更长、疗效更稳定的优点，以后还有可能开发出作用时间更长的基础胰岛素。

胰岛素的发现和应用，发轫于"一代"动物胰岛素，兴盛于"二代"生物合成人胰岛素，增益于"三代"超短效/超长效人胰岛素类似物。"一代"横空出世，开创了糖尿病药物治疗的新时代，挽救了濒临绝境的众多糖尿病患者；"二代"克服了前者的免疫原性、过敏性、低效价等一系列缺点，并借助基因重组技术实现大量生产，使胰岛素的普及应用成为可能；"三代"更好地模拟了生理胰岛素分泌模式，使用药更加方便、安全，与内源性的胰岛素分泌几乎是"若合符节"，使糖尿病患者有望实现更平稳的血糖控制、更小的低血糖风险和更低的糖尿病并发症发生率。

☆ 打针不用针？胰岛素给药方式的改进

在糖尿病的治疗中，1 型糖尿病无论是否有并发症，都需要终身胰岛素治疗；2 型糖尿病初诊血糖较高者、有急性并发症者、有严重慢性并发症者、手术或应激状态也需要胰岛素治疗；妊娠糖尿病、其他类型糖尿病也需要胰岛素治疗。胰岛素在糖尿病治疗中具有无可替代的作用和地位。现阶段，把胰岛素有效地送入体内需要通过注射器（具）才能得以实现。

● 注射器到胰岛素笔

注射器的历史远比人们想象的悠久。17 世纪德国就有人尝试用中空的植物枝干或其他中空的物体插入人体皮肤内，尝试输血或向人体注射药物，但收效甚微，甚至会出现致命的并发症。19 世纪已经出现了针筒，爱尔兰医生弗朗西斯·赖恩发明了针头。1853 年，有人将针筒和针头结合在一起，这一结合也是最早的现代医用注射器的雏形，随后苏格兰医生亚历山大·伍德有为注射器针管标注了刻度，制造了更细的针头，从此带来了医学史上给药方式的真正飞跃。到了20世纪50年代，注射器开始在全球规模生产，以满足医疗的需要，而1956年新西兰柯林·默多克发明了一次性的塑料注射器，又使得注射器使用的便利性和成本极大改进。

目前临床中通常使用针剂胰岛素，多采用皮下注射的方式给药。最早人们需要用注射器从胰岛素药瓶中抽取胰岛素，操作烦琐，且在公共场所使用时比较尴尬。普通的注射器注射胰岛素精准度很差，容易出现剂量错误，且注射时疼痛明显。为了方便患者的使用，开始有厂家生产专门供注射胰岛素的1ml注射器，使胰岛素注射剂量的精准度有所提高。20世纪80年代，开始有医药公司及医疗器械公司开发胰岛素笔，并与20世纪80年代中后期应用于临床。

胰岛素笔是一种胰岛素注射装置，比一般的钢笔略大，胰岛素以笔芯的方式放置在笔中，可随身携带，用时只需拔下笔帽，就可进行胰岛素注射，操作较为方便。胰岛素笔分为两种，一种与笔芯分开，使用时装入胰岛素笔芯，药液用完后可更换笔芯，胰岛素笔可重复使用；另一种胰岛素笔与笔芯一体，药液用完后整体更换（弃去），即所谓预填充式。不同的医药企业生产不同的胰岛素笔，与自己公司生产的胰岛素笔芯相配套。为了适应患者的需求，与手机、电脑相似，胰岛素笔也一直在更新换代。目前最新款的胰岛素笔携带方便，耐摔、耐高温，使用方法简单易学，并且还有记忆功能，可以显示上次使用时注射的胰岛素剂量。

为了减轻患者的痛苦，胰岛素注射针头也在不断改进，注射针的孔径越来越小，针头由长针变成短针。另外，针的内壁更薄，使注射时阻力减小；针头更加锋利，出现了3斜面针头甚至5斜面针头，穿透力更强，明显减少患者注射时的疼痛感，尽管注射技术一直在改善，但有针注射仍存在其弊端，如注射时的疼痛感，长期注射胰岛素可能出现的皮下损伤（包括皮下脂肪增生及皮下硬结等）。

国内有研究显示，注射胰岛素的患者中有 88.75% 的人接受过注射知识的教育，但只有不足 10% 的患者按要求一次性更换针头。国内另一项研究显示，几乎所有的患者均没有按要求及时更换针头，有的人一个针头应用 30 次甚至更久。另一项研究显示，60.2% 的患者每周更换一次针头，30.1% 的患者每只笔芯更换一次针头，仅有 6.3% 的人一次性使用，另有 3.3% 的人不定时更换针头，注射部位出现异常（包括硬结、瘀斑、注射不畅、疼痛等）占 51.25%。2015 年的一项较大规模的研究显示，53% 长期应用胰岛素的中国患者发生了脂肪增生，主要原因是未能进行正确的注射部位轮换和一次性针头的反复使用。

与此同时一个值得注意的现象是，由于在脂肪增生的部位注射疼痛感小，很多糖尿病患者乐于在增生部位注射胰岛素，新研究数据显示，在脂肪增生部位进行注射将使得胰岛素吸收减少 20% ～ 40%，胰岛素吸收的变异性明显增加，加剧血糖波动。纪立农教授主持的一项研究显示，发生胰岛素注射后脂肪增生者达到相同的血糖控制每日胰岛素消耗增加约 32%，而 HbA1c 比未发生脂肪增生者高约 0.5%，照此测算，每年由此增加的治疗费用惊人。

早期的胰岛素注射针头是长针头（12.7mm），现在应用较多的是中等长度针头（8mm），有部分地区也在广泛使用短针头（4mm、5mm）。短针头可以确保药液注射在皮下，避免深达肌肉层。在没有额外增加经济压力的情况下，更多的患者倾向于选择短针头，但是短针头的花费要高于中长针头，使得其应用受限。

胰岛素的注射带来血糖控制改善的同时，也给部分应用的患者带来了焦虑、痛苦和恐惧。Hirsch 教授给出了 3 条建议：①使用更短、直径小且穿透力更强的注射针头；②如果是孩子，让父母和孩子进行模拟注射，可有效减少恐惧和焦虑；③使用隐藏针头的注射装置，避免看到锐器引发的焦虑感。

为了避免上述有针注射的弊端，无针注射技术应运而生。无针注射器（Needle-free Injector for Medical Use）利用动力源产生的瞬时高压使注射器内药物（液体或冻干粉）通过喷嘴形成高速、高压的喷射流，从而使药物穿透皮肤外层到皮下、皮内等组织层。1853 年，法国 Charles G. Pravaz 和美国 Alexander wood 设计了第一支无针注射器，但并没有应用于临床。

1933 年，美国医生 Robert Hingson 利用高压输油管内的液体从输油管表面的小孔喷出，且能穿透皮肤射入体内的发现，研制了最早的无针注射器，并进行了临床研究，因此被称为"无针注射器之父"。1936 年，美国科学家 M.Lockhart 首次获得"射流注射"专利。

20 世纪 80 年代以来，无针注射器经过大量的改进，通过小型化、轻量化，配合相关的无针注射剂，并在压力控制、药流速度、药液的分布、药物的吸收等方面进行了更合理的设计与研究。1992 年，世界上第一支无针注射器在美国上市，并获批专用于胰岛素注射。

● 无针注射技术

中国的无针注射器虽然起步晚，但是发展快。2012 年，中国拥有自主知识产权的 QS-M 型胰岛素无针注射器通过国家食品药品监督管理局的注册审批，获得上市资格，并且实现了一次取药多次注射的功能，这在国内和国际上都是独一无二的。为了验证无针注射胰岛素的有效性和安全性，国内很多学者进行了相关的临床研究。

2015 年，我们与北京协和医院肖新华教授团队合作进行了"无针注射器和传统胰岛素笔对 2 型糖尿病患者胰岛素吸收与血糖控制的研究"。在无针注射研究中首次采用交叉对照的方法，结果显示：快舒尔 QS-M 型无针注射在胰岛素入血速度及餐后 1 小时内的血糖控制上要明显优于传统有针注射。这说明无针注射能够促进胰岛素的吸收，达到更好的降糖效果。重庆医科大学的李启富教授团队的研究结果显示，与有针注射相比，快舒尔 QS-M 型无针注射赖脯胰岛素的达峰时间提前，且生物等效性无明显差异，且患者的使用体验感良好，胰岛素注射的意愿和依从性明显提高。

相较于有针注射，无针注射有很多优势：①由于无针注射方法对神经末梢的刺激很小，一般不会有明显的刺痛感，提高了对针头有恐惧感的成人和儿童患者的依从性。国内的一项研究显示：无针注射器能帮助患者从心理上消除注射胰岛素时对针头的恐惧感，能增强患者的依从性。②无针注射对皮下组织损伤较小，避免因长期注射形成硬结。③药物进入人体后呈扩散状态，吸收更迅速。④无针注射器的耗材费用远低于有针注射器。⑤无针注射器可省去更换针头等流程，避免交叉感染。⑥避免因不及时更换针头容易出现针头内组织残留，影响注射剂量的准确性。

● 微针注射技术

除了无针技术，目前还有"微针注射技术"。2015 年，美国北卡罗来纳州州立大学的研究人员创造出第一个"智能胰岛素贴"，这个薄薄的、硬币大小的智能贴布满了 100 多个睫毛大小的"微型针头"，微针非常细，刺穿皮肤时几乎不会产生痛觉。这种新型无痛贴用无毒生物相容性材料制成，模拟 β 细胞的工作原理——在小囊泡中生产和存储胰岛素，通过对血糖浓度的感知，调节胰岛素的释放。该智能胰岛素贴可在患有 1 型糖尿病的小鼠身上持续作用 9 个小时，由于小鼠没有人类对胰岛素那么敏感，研究人员认为"智能胰岛素贴"在患者身上持续维持血糖水平的时间可能更长。

2015 年，中国上海交大药学院的金拓教授团队研发出一款胰岛素透皮贴剂，也是通过微针技术实现胰岛素非注射给药。该贴剂从外观看如一枚正方形的创可贴，中间部分是一组微针点阵。患者在饭前 20min，将其贴在手臂上按压一下，微针中的胰岛素便能进入人体。一旦血糖降下来，可随时揭去。国外多个研究均给 1 型糖尿病患者分别行有针注射和微针注射赖脯胰岛素，结果显示，微针注射后胰岛素起效更快，并且注射疼痛感明显降低。国内还缺乏相关临床研究。

从普通注射器到胰岛素笔，再到无针注射和微针技术，胰岛素注射技术一直在改进和创新。但注射给药总会给糖尿病患者带来不便和生理上的痛苦，于是科学家们开始致力于探索新的胰岛素给药方式。胰岛素非注射给药途径包括：口服给药，经肺给药，经皮肤、黏膜给药等。

● **胰岛素口服给药**

口服给药方便，易被患者接受，是较为常见的给药途径。但胰岛素直接口服基本无效，因为作为一种相对分子量大、半衰期短、脂溶性差的多肽蛋白类药物，胰岛素直接口服存在三个屏障：①物理屏障：胃肠道上皮细胞阻碍胰岛素的吸收；②化学屏障：从高酸性的胃部环境到中性至微碱性的肠道环境的变化会导致胰岛素内部结构破坏；③酶屏障：胃肠道中的消化酶会降解胰岛素，使其失活。因此，研究中常用促吸收剂、酶抑制剂和载体包载等方式保护胰岛素，增强吸收。

促吸收剂主要有胆盐类、螯合剂类、表面活性剂类、脂肪酸类等，很多促吸收剂会对肠黏膜产生刺激，甚至造成不可逆的损害。酶抑制剂能有效保护胰岛素不被胃肠道的消化酶分解，但应用过多酶抑制剂是否会造成肠道系统功能紊乱仍有待研究。在人和动物小肠的某些区域，存在与免疫有关的特定组织区域（Peyer结），该区域占整个肠道黏膜的25%，其特点是让淋巴因子和一些颗粒进入循环系统，纳米制剂能够被Peyer结上的M细胞吞噬，或者通过细胞间通道吸收。因此，如果用纳米制剂包载胰岛素，使胰岛素与纳米载体以整体形式吸收，可以增强其在消化道内的稳定性。还有一些微粒给药系统可通过对胰岛素的保护作用和对肠道的黏附等作用增加吸收。研究较多的有碱性制剂包裹、微乳、微球、脂质体、纳米粒等。目前技术下，口服给药时胰岛素的生物利用度仍较低，且口服制剂的质量标准及稳定性、辅助材料的安全性等问题尚未解决。因此，口服胰岛素距离临床应用尚有距离，但国内外正在紧锣密鼓进行的研究还是让人们看到了曙光。

● **胰岛素经肺给药**

肺的表面积较大，且肺泡壁很薄，通透性良好，且有丰富的毛细血管网，可快速吸收小分子药物，使多肽类药物和大分子药物的吸收成为可能。肺部蛋白酶活性低，首过效应小，相对提高了药物生物利用度。胰岛素从肺部的快速吸收不仅可以形成较高的脉冲浓度，还可以在进食的同时应用，从而使用药更加方便。由于肺部特殊的生理特性，吸入式胰岛素是目前较为有前景的非注射给药方式。经肺吸入的胰岛素主要有气雾剂和粉雾剂两种剂型。气雾剂存在剂量不稳定的问题，粉雾剂型药物与载体均为固体状态，具有良好的空气动力学特性，能沉积在肺部，是一种稳定的肺部给药剂型。经肺给药的不良反应主要是过敏反应、咳嗽、咽喉痛或喉部刺激症状。

另外，长期吸入胰岛素对肺的安全性不明。2006年，美国批准了第一个吸入胰岛素 Exubera 的上市，1 年后却因价格昂贵、增加了戒烟者患支气管癌的风险而退市。2014 年 FDA 批准 Afrezza 上市，是一种速效吸入式胰岛素，可用于成年 1 型和 2 型 DM 患者，但同时以加框警告提醒警惕潜在的支气管痉挛风险，并且要求生产商开展上市后研究，评价肺部恶性肿瘤潜在风险、心血管风险和对肺功能的长期影响。

● 胰岛素的经皮肤、黏膜给药

（1）经口腔黏膜给药

口腔黏膜吸收面积大，通透性好，蛋白酶活性低，且吸收后不经过首过效应。有人将胰岛素制成口腔黏膜贴片或口腔喷雾剂使用，但该方法生物利用度低，且口腔内影响药物吸收的因素多，吸收剂量的稳定性差。

（2）经鼻腔给药

鼻黏膜动静脉血管和毛细淋巴管丰富，鼻腔呼吸区细胞表面具有大量微绒毛，鼻腔具有特殊的生理结构，经静脉血可直接进入血循环，因此避免了首过效应，而且鼻黏膜上蛋白酶含量少，减少了胰岛素被酶破坏失活。鼻腔给药有滴鼻法和喷雾法，后者的生物利用度较高。但鼻黏膜较为脆弱，长期用药会造成黏膜的局部刺激和充血，且制剂中的促吸收剂的刺激性会大大降低患者的依从性，而不加促进剂则无降血糖效果，因而胰岛素经鼻吸收并不是最理想的途径。

（3）经眼部给药

眼内给药具有给药准确、起效快、可避免肝脏首过效应等优势。胰岛素通过眼结膜和鼻泪管黏膜进入体循环而达到降血糖的效果。但眼睛对异物刺激反应敏感，泪液会导致药物流失。另外，眼内存在多种中性蛋白酶和氨肽酶，易使胰岛素降解。故选择高效、安全、无刺激的酶抑制剂和吸收促进剂，延长药物在眼内的滞留是目前此类制剂需解决的主要问题。

（4）经直肠给药

直肠内蛋白水解酶活性低，肠内环境 pH 值近中性或微碱性，给药后胰岛素破坏较少，可基本避免肝脏的首过效应，但胰岛素为大分子物质，通过直肠吸收较困难，通常以水杨酸钠或烯胺衍生物作为促渗透吸收剂制备直肠栓剂。

（5）经皮肤给药

皮肤给药是利用温控微孔装置，将微孔胰岛素贴片贴于患者的前臂内侧皮肤，胰岛素可以经皮肤释放。这种方式可使血浆胰岛素水平稳定维持，药效时间长。但胰岛素分子量大，易形成聚集体，难以透过皮肤的角质层，故其吸收效果较口服和皮下注射差。

● 胰岛素腹腔内吸收

腹腔内吸收需通过皮下腹膜入口装置，将其埋在皮下，内部开口在腹腔，输液器开关在腹腔壁，通过该开关每日向腹腔内注射所需胰岛素。动物实验及临床试验均表明，每日多次腹腔内胰岛素输注使研究对象的血糖得到理想控制，但该方式为有创操作。随着技术的进步，胰岛素的给药方式越来越多样，不论是注射技术，还是非注射技术，都出现了巨大的进步。随着新技术的成熟，糖尿病患者的生活将发生翻天覆地的变化。但是迄今为止，除急症抢救需要静脉注射胰岛素外，透皮注射技术（胰岛素笔和无针注射给药）依然是胰岛素给药的最有效的途径，随着科学与技术的进步，期待更加方便有效的胰岛素给药方式出现。

☆ 无意插柳出磺脲

在 20 世纪 20 年代，胰岛素就开始被大量生产用于糖尿病的治疗，但是胰岛素只能注射给药，给患者带来很大的不便，且非胰岛素依赖型糖尿病并不需要终身依赖胰岛素维持生命，所以，医药学家们一直在努力研究口服降糖药。直到 20 世纪 50 年代，第一种口服降糖药甲苯磺丁脲问世，由此开启了口服降糖药的新时代。

很多影响深远的科学发现都是无心插柳，如青霉素的发现，又如治疗阳痿的药物万艾可的发现，而磺脲类降糖药的发现也是起于无心之举。

1908 年合成了一种作为染料的化合物，呈橘红色，相较于以往的染料，它有染布不褪色的特点，商品名称为"百浪多息"，由含有一种偶氮染料与一个磺胺基结合而成。后经巴斯德研究所科学家的研究发现，"百浪多息"在体内能分解出磺胺基团—对氨基苯磺胺，它和细菌生长繁殖所必需的物质——对氨基苯甲酸，在化学结构上十分相似。磺胺基团能与细菌生长所必需的对氨基苯甲酸产生竞争性拮抗，干扰了细菌的酶系统对于氨基苯甲酸的利用，对氨基苯甲酸是叶酸的组成部分，叶酸为微生物生长中必需物质，也是构成体内叶酸辅酶的基本原料。对氨基苯甲酸在二氢叶酸合成酶的催化下，与二氢蝶啶焦磷酸酯及谷氨酸或二氢蝶啶焦磷酸酯与对氨基苯酰谷氨酸合成二氢叶酸。再在二氢叶酸还原酶的作用下还原成四氢叶酸，为细菌合成叶酸提供叶酸辅酶。磺胺类药物

睿眼观糖

能和对氨基苯甲酸竞争性拮抗是由于分子大小和电荷分布极为相似的缘故。磺胺药通过影响二氢叶酸的合成，使细菌生长和繁殖受到抑制。

● 从磺胺类衍生出来的磺脲类

自从哈德·多马克发现磺胺类抗菌药物"百浪多息"后，全球掀起了磺胺抗生素的研究与合成的热潮。而后，从磺胺类衍生出现的第一代磺脲类降糖问世，包括甲苯磺丁脲、氯磺丙脲、妥拉磺脲、醋磺己脲等，开创了非依赖胰岛素注射治疗糖尿病的先河。

磺脲类药物发挥降血糖作用主要是通过促进胰岛 β 细胞分泌胰岛素实现的。磺脲类药物促进胰岛素分泌有 ATP 敏感性钾通道（K_{ATP}）依赖和非依赖两种途径。K_{ATP} 通道依赖途径中，磺脲类促泌剂作用于胰岛 β 细胞膜的 K_{ATP}，通过与 K_{ATP} 的磺脲类受体 –1（SUR–1）亚基结合，使通道形成亚基内向整流钾通道（Kir6）关闭，造成细胞内 K^+ 升高，细胞膜发生去极化，并促发电压门控 Ca^{2+} 通道开放，引起 Ca^{2+} 内流，细胞内升高的 Ca^{2+} 刺激包含胰岛素分泌颗粒的囊泡完成胞吐，从而达到促进胰岛素释放的作用。

不同磺脲类药物可作用于不同的磺脲受体亚单位，其与磺脲类药物的结合能力和解离速度也不尽相同，故不同磺脲类药物促进胰岛 β 细胞分泌胰岛素的能力和持续时间也是不同的。有研究发现，磺脲类药物可不依赖 K_{ATP} 途径，直接增强 Ca^{2+} 介导的胞吐作用。同时，磺脲类药物可与胰岛 β 细胞内分泌颗粒上的一种 65kDa 的蛋白结合，促进分泌颗粒膜内酸化，使分泌颗粒内 pH 值下降，增强分泌颗粒的胞吐作用。

近期研究表明，部分磺脲类降糖药可增加周围组织对胰岛素的利用率和敏感性，并可减少肝糖原产生。这些是磺脲类促泌剂胰外降糖作用的可能机制。

随着磺脲类药物降糖作用的发现，糖尿病治疗进入了口服给药方式控制血糖的时代，经过半个多世纪的发展，磺脲类降糖药已经发展成为种类众多，应用最为广泛的降糖药物之一。磺脲类降糖药亦经历不良反应多、用药安全性差的第一代，到种类众多、应用广泛的第二代。

磺胺类抗生素的降糖作用被发现后不久，氨磺丁脲、甲苯磺丁脲等第一代磺脲类降糖药便相继问世，作为非胰岛素注射控制血糖的新治疗模式，第一代磺脲类药物曾经被广泛使用。然而，多年的临床应用表明，由于其与磺脲类受体亲和力低，脂溶性差，细胞膜通透性不强等缺陷，常需口服较大剂量才能发挥降糖作用。同时，由于第一代磺脲类药物作用时间及用药剂量的难控制性，频发低血糖成为其进一步普及使用的主要障碍。不仅如此，第一代磺脲类药物还具有明显的肝功能损害、促进抗利尿激素不适当分泌等作用，因而在其使用中，往往需要定期监测肝功能、电解质等。由于第一代磺脲类药物降糖作用弱、不良反应严重等特点，目前临床上已较少使用。

与第一代相比，第二代磺脲类降糖药具有降糖作用强、不良反应少、失效率低等优势。格列苯脲是最早应用于临床的第二代磺脲类药物，其降糖效果强、半衰期长，因而在临床使用中仍频发低血糖；由于其主要通过肾脏排泄，故使用受到患者年龄和肾功能的限制。进一步发展的第二代磺脲类药物的药物作用方式、代谢方式，以及药物相互作用均得到不断的改进，如格列吡嗪及格列喹酮具有较短的半衰期，较低的低血糖发生率；格列吡嗪及格列齐特有改善胰岛素早期时相分泌的作用，因而被用作餐时调节剂；而格列喹酮更因较低的肾脏排泄率，肾功能欠佳的患者亦能选择。

第二代磺脲类药物还具有降糖以外的作用，如格列吡嗪、格列齐特

睿眼观糖

可降低血液黏稠度，减少血小板凝聚性，改善凝血及纤溶功能，在控制血糖的同时对减缓糖尿病视网膜病变及糖尿病早期肾脏病变等微血管并发症的发生有积极的作用。

目前，格列美脲是应用较为普遍的磺脲类口服降糖药，其用药安全性、作用方式均发生了巨大改进，有学者把它归为第三代磺脲类降糖药，但更多的药理学家认为其应归于新型的第二代降糖药，但相对于经典的二代磺脲类又有其自身特点。

与第一、第二代磺脲类药物结合受体 140kDa 蛋白的模式不同，以格列美脲为代表的磺脲类药物通过受体 65kDa 蛋白发挥作用，后者分子量较小，有利于受体 – 配体的迅速结合与解离。与经典二代磺脲类相比，格列美脲结合的速度快 2.5 ～ 3 倍，而解离速度快 8 ～ 9 倍。与受体结合迅速，使之能更快更有效地刺激胰岛素分泌；而解离速度快，使低血糖发生机会减少，发生的严重程度降低。临床研究发现，格列美脲的低血糖发生率低于经典二代磺脲类药物。

格列美脲对胰岛 β 细胞的选择性明显优于格列苯脲等经典二代磺脲类药物，对平滑肌细胞及心肌细胞受体结合少，因而，对心肌的生理性适应反应几无干预作用，规避了部分第一、第二代磺脲类药物所致的妨碍心肌"缺血预适应"所导致的心功能的恢复受损、心肌梗死面积增加等不良反应。新型的磺脲类降糖药还具有抗氧化作用，与体内含硒的谷胱甘肽酶（GHS-PX）共同参与氧化还原反应，清除自由基，保护细胞膜的稳定性，进而改善胰岛 β 细胞功能，延缓糖尿病发病进展。

众多研究表明，新型磺脲类具有双重降糖机制，除刺激 β 细胞分泌胰岛素外，格列美脲是胰外作用最强的磺脲类药物，其激活糖原合成酶活性是格列苯脲的 2.5 倍，增加脂肪合成作用是格列苯脲的 4 倍。因

糖尿病的治疗

此，格列美脲作为胰岛素促泌剂的同时，还有显著的胰岛素增敏效应，发挥其胰外降糖作用。

从磺脲类降糖药发现至今已有近 60 年，现其已经成为口服降糖药中种类最丰富的一员，在口服降糖药中亦占有举足轻重的地位。随着新一代药物的研发，其不良反应、降糖效果、药代动力学均在不断改进，现仍作为 2 型糖尿病患者控制血糖的一线用药。然而，发展至今，磺脲类药物仍未完全摆脱低血糖等不良事件的困扰；在血糖控制方面，还不能达到较好的模拟正常胰岛素生理分泌模式的目标，因此，进一步开发更为完善的新一代磺脲类降糖药，仍是我们的目标。

介绍了有关第一种口服降糖药的故事，还有一点特别需要提醒：对磺胺过敏的患者需要谨慎使用磺脲类药物。因为磺脲与磺胺有亲缘关系，两者在一定程度上具有相似的结构，磺胺类过敏者也容易磺脲类过敏。

☆ 从遇冷到大放异彩：如果卓越，你注定要辉煌

众所周知，现如今二甲双胍是 2 型糖尿病治疗的一线药物，研究认为其有可能可以预防糖尿病引起的血管病变，改善高胰岛素血症和胰岛素抵抗、改善血脂代谢，逆转糖尿病前期，近来研究者们又发现二甲双胍具有减重、抗肿瘤、抗衰老等众多作用，俨然成为药物中一颗冉冉升起的明星。但正如每一个巨星背后都有数不清的八卦故事，二甲双胍背后同样有很多鲜为人知的故事。让我们首先从山羊豆说起。

● 山羊豆

山羊豆（Galega officinalis）是一种原产于欧洲南部和西南亚的豆科多年生草本植物，最初被当作牧草引进，但人们发现它能使牲畜出现肺水肿、低血压、麻痹等症状甚至死亡，是因为这种植物富含胍类化合物。"胍"是一种含三个氮原子、碱性极强的小分子化合物，作为蛋白质代谢的产物，它还存在于人的尿液中。在1918年，人们就已经在动物研究中发现它具有降低血糖的作用，但由于毒性太大，科学家只得将目光转向它的类似物，如山羊豆碱（galegine）——山羊豆中含量颇丰、毒性较小的一种成分。

1927年，一项研究发现，给兔和狗注射较高剂量的山羊豆碱，能使他们出现类似低血糖的症状，随后进行的人体试验验证了这一结论。随后一系列胍类衍生物被源源不断地合成出来，其中双胍类化合物的降糖潜能比胍类更强，安全性也更好，而十烷双胍（Synthalin）被发现耐受性和疗效更好，开始应用于临床。

● 二甲双胍

1929年，二甲双胍作为双胍家族的一员问世，但它那点微弱的光芒完全被同时代诞生的巨星——胰岛素所吞没，但随着胰岛素的广泛使用，其问题也涌现出来：严重低血糖发生率增高、体重增加、使用不便等。1956年，第一代磺脲类药物上市，开创了口服降糖药的先河，也重新激发了人们在更大范围内研究糖尿病治疗药物的热潮。

法国糖尿病学家 Jean Sterne 被认为是发现二甲双胍作用的关键人物，他首次进行了二甲双胍的人体研究，并给它取名为"Glucophage"（葡萄糖吞噬者，中文商品名称"格华止"），一直沿用至今。1957年，Sterne 发表了关于二甲双胍的研究论文，几乎同时，关于二甲双胍的兄弟苯乙双胍、丁双胍的研究论文也得到发表。随后二甲双胍在法国上市，苯乙双胍在美国和北欧国家上市，丁双胍则在德国上市。在最初的竞争中，由于降糖作用较弱，与降糖作用强大的苯乙双胍相比，二甲双胍几乎没有什么竞争力，其应用几乎只限于法国。苯乙双胍在20世纪60年代大出风头，但"人无千日好，花无百日红"，美国科学家逐渐发现其导致乳酸性酸中毒的风险较高，并且并发症病死率较高。20世纪70年代末，苯乙双胍几乎完全退出了市场，同属于双胍家族的二甲双胍也受到波及，一度被建议退市，导致再次陷入被冷落和误解的境地。

苯乙双胍退市之后，Sterne等研究者没有打退堂鼓，仍然坚持进一步探索，随后陆续进行的研究发现，二甲双胍与磺脲类口服降糖药具有完全不同的作用机制。二甲双胍可抑制肠壁细胞吸收葡萄糖，加强周围组织和肌肉组织对葡萄糖的摄取和利用，增加肝细胞对葡萄糖的摄取，提高靶组织对胰岛素的敏感性，抑制胰高血糖素的释放或抑制胰岛素拮抗作用。由于分子结构不同，它不会抑制乳酸的释放和氧化，且乳酸性酸中毒发生率较低。1995年，二甲双胍在美国得到了上市许可，此时距离第一篇论文的发表，已经足足过了38年。

"每个成功药物的背后，都有一项杰出的试验"，"UKPDS研究"（英国糖尿病前瞻性研究）最终帮助二甲双胍站在了2型糖尿病治疗的第一线。这项研究从1977年开始到1997年结束，之后又随访10年，总共历时30年，不仅是医学史上耗时最长的研究，也是糖尿病治疗领域发展史上一个划时代的里程碑，对糖尿病的防治规范和指南的制定具有极大的影响。

国内北京大学人民医院纪立农教授牵头我院参与的一项多中心研究，评价二甲双胍单药治疗对于基线BMI不同水平的2型糖尿病血糖

睿眼观糖

控制和体重改变的影响。该研究依据基线 BMI 分为正常体重、超重、肥胖三组，均接受二甲双胍缓释片治疗 16 周（起始 500mg/d，逐渐增加至最大 2000mg/d），结果发现无论是正常体重、超重还是肥胖患者，二甲双胍均可降低 HbA1c 1.8% 左右，二甲双胍疗效不受基线 BMI 影响。对于二甲双胍的剂量选择，Garber 剂量效应研究给出了依据。该研究发现，二甲双胍的降糖作用有剂量正相关效应，使用剂量为 2000mg/d 时降糖效果最好。

另一项研究评估了二甲双胍 2000mg/d 与二甲双胍 1000mg/d+ 维格列汀 100 mg/d 的疗效，发现两种方案所达到的 HbA1c 仅相差 0.15%，包括低血糖和胃肠道反应等在内的安全性相当，而二甲双胍足量的花费较二甲双胍联合维格列汀的花费少许多。

另有研究显示，相比起始首选其他口服降糖药，首选二甲双胍单药治疗后，日后改变治疗方案启动联合其他降糖药的比例最低。对于二甲双胍的剂型的选择，国内的 CONSENT 研究指出，每日服用一次二甲双胍缓释片 2000mg，与每日服用三次普通片相比，其降糖疗效相当，胃肠道不良事件发生率相似，提示二甲双胍缓释片在保证降糖疗效的同时，也给患者带来更多便利性，增加治疗依从性，从而有利于更好控制血糖，减少长期并发症。

对于安全性，COSMIC 研究指出，二甲双胍在老年或非老年 2 型糖尿病患者中的不良事件发生率与其他降糖药方案（磺脲类、噻唑烷二酮类、胰岛素及其他非二甲双胍的降糖药，单药或联合）无差异。2010 年 Cochrane 的一篇 Meta 分析显示，长期使用二甲双胍不增加乳酸性酸中毒风险。UKPDS 研究之后，REACH Registry 研究和 HOME 研究又佐证了二甲双胍对全因病死率和大血管事件风险的降低，突出了二甲双胍在降糖药物中的优势。我们牵头的 Merit 研究也显示，对于应用预混胰岛素的 2 型糖尿病患者，联合应用二甲双胍的患者其胰岛素用量、低血糖的发生率、安全达标率均明显增高。

在 UKPDS 研究结果公布之后，蛰伏多年的二甲双胍终于扬眉吐气，已被证实其不仅疗效确切，还具有价格低廉的优势，成为各种糖尿病治疗指南的一线推荐。如 2010 年版《中国人 2 型糖尿病防治指南》指出：如果单纯生活方式不能使血糖控制达标，应该开始药物治疗。2型糖尿病药物治疗的首选是二甲双胍。2012 年版《美国糖尿病学会指南》中推荐：所有 2 型糖尿病患者一旦诊断明确，则应开始接受生活方式干预并加用二甲双胍。

作为糖尿病治疗的一线药物，据估计全世界有 1.2 亿例患者在使用它。除了降糖及心血管获益，DPP 研究又将二甲双胍的地位推上新高度。DPP 研究为糖尿病预防领域的里程碑，该研究发现使用二甲双胍可以预防高危人群出现糖尿病。《美国糖尿病学会指南》2017 版最新指南推荐：对糖尿病前期人群使用二甲双胍，尤其是年龄＜ 60 岁、BMI ＞ 35kg/m² 和有妊娠糖尿病史的患者。鉴于生活方式改进依然是预防糖尿病的最有效的策略，中国暂不推荐将二甲双胍用于预防糖尿病。

● 二甲双胍的生物学作用

近期越来越多的研究发现，二甲双胍不仅在糖尿病的治疗中发挥重要作用，还具多重有益的生物学作用，因此，有人将其戏称为"神药"。

（1）二甲双胍可以降压

对多项研究综合分析显示，应用二甲双胍后舒张压可下降，而收缩压变化不明显。二甲双胍的降压机制非常复杂，可能包括胰岛素依赖（依靠胰岛素发挥作用）和非胰岛素依赖（不依靠胰岛素发挥作用）的

睿眼观糖

致血管舒张作用。二甲双胍通过减少血管平滑肌细胞内钙离子水平舒张血管，降低血压。在二甲双胍的作用下，血管平滑肌舒张血管的物质（一氧化氮）产生增加，同时二甲双胍还可能有中枢降压作用。但也有部分学者认为，二甲双胍本身没有降压作用，而是加强了降压药物的降压效果。

（2）二甲双胍可以改善血脂异常

研究显示，二甲双胍减少 10% ～ 30% 游离脂肪酸氧化，降低 10% ～ 15% 血三酰甘油和低密度脂蛋白胆固醇水平。通过降低游离脂肪酸进而增加胰岛素敏感性，改善 β 细胞胰岛素分泌。还有研究显示，二甲双胍可能具有升高高密度脂蛋白胆固醇的作用。二甲双胍还可通过降低血糖来减轻氧化压力并减少脂质氧化，减弱异常脂质的血管损害。

（3）二甲双胍可治疗非酒精性脂肪肝

胰岛素抵抗是非酒精性脂肪肝发生的主要原因。动物实验发现，给予肥胖、胰岛素抵抗的脂肪肝小鼠应用二甲双胍，可以使小鼠的脂肪肝减轻甚至痊愈。其机制可能由于二甲双胍可降低食欲，并且通过抑制肝脏内的肿瘤坏死因子 α 的产生而改善胰岛素抵抗，从而抑制脂肪在肝脏的蓄积。在人类的研究也已经得出相同的结论。

（4）二甲双胍可改善痴呆

动物实验发现，二甲双胍可以促使脑细胞生长，给予二甲双胍的小鼠脑部出现新的神经元。相对于没有服用二甲双胍的小鼠，服用二甲双胍的小鼠在空间学习迷宫测试中成绩更好。有研究认为，二甲双胍对帮助阿尔茨海默病患者的认知功能恢复有作用，研究人员认为，二甲双胍可通过加强大脑修复功能而改善老年痴呆症状。

（5）二甲双胍可用于治疗多囊卵巢综合征（PCOS）

PCOS 是一组以月经失调、无排卵性不孕、多毛、肥胖、双侧卵巢增大及多囊性改变为特征的疾病，是育龄女性不孕的常见原因之一。二甲双胍是伴有肥胖或胰岛素抵抗的 PCOS 患者常用的胰岛素增敏剂，可通过降低胰岛素水平达到改善胰岛素抵抗，纠正患者高雄性激素水平，改善卵巢排卵功能，并提高促排卵治疗效果。2015 年中华医学会生殖医学分会发布的关于辅助生殖促排卵药物治疗专家共识指出，推荐二甲双胍用于糖耐量异常和胰岛素抵抗进行助孕的患者。

（6）二甲双胍有抗肿瘤的作用

目前研究发现，二甲双胍对前列腺癌、乳腺癌、子宫内膜癌、胰腺癌、肝癌、肺癌、结直肠癌等肿瘤有抑制作用。二甲双胍通过调控多种与肿瘤发生有关的细胞因子、炎症因子减少肿瘤发生风险。二甲双胍可治疗高胰岛素血症，间接抑制肿瘤细胞生长，减弱肿瘤细胞的促有丝分裂效应，从而降低肿瘤发生率。应用化疗药物时，如果联合应用二甲双胍，不仅可降低化疗药物的剂量，减少化疗药物的不良反应，而且还有可能提高化疗药物的效果。

● 二甲双胍的临床注意问题

空气中 PM2.5 浓度每降低 $10mg/m^3$，人均寿命会增加 0.8 年。最新的研究（Scolt Budinger 教授发表于 *Cell Metabolism*）证实二甲双胍能预防雾霾引起的炎性反应，抑制动脉血栓的形成，降低心血管疾病的发生风险。

"甘蔗没有两头甜"，虽然二甲双胍有多重的生物学作用，但在临床应用中也有很多需要注意的问题。①二甲双胍的消化道不良反应比较常见，包括腹泻、恶心、呕吐、腹胀、消化不良等。这些消化道反应通

睿眼现糖

常较轻，可以通过改变剂型、剂量和服用时间来改善。②临床研究显示，二甲双胍不增加乳酸性酸中毒风险，但在伴有严重肝肾功能不全或心肺功能不全等缺氧性疾病患者或老年糖尿病患者中，二甲双胍引起乳酸性酸中毒风险增加。③长期使用二甲双胍引起维生素 B_{12} 水平的下降，从而引起贫血及其他一些问题，这一点也经常被临床医生忽视。我们牵头的北京市 13 家三级医院的研究发现，应用二甲双胍的患者糖尿病神经病变的发生率增高，提示长期应用者对此应给予充分关注。

虽然二甲双胍的多重生物学作用在近来呈井喷式发现，但目前其在除糖尿病和 PCOS 之外的应用并没有指南或共识提出，仍需要更多的基础和临床研究进行深入探讨。二甲双胍的确神奇，但在没有指南推荐的领域中我们仍需审慎用药。在众多新药出现后，二甲双胍在糖尿病治疗中的一线地位动摇了吗？美国糖尿病协会、欧洲糖尿病研究会、国际糖尿病联盟包括中华医学会糖尿病学分会等很多组织的指南都推荐将二甲双胍作为除了饮食和运动之外的 2 型糖尿病的一线治疗，这已经成为内分泌糖尿病领域的一个共识。但近年来随着各种新药的出现，使得二甲双胍的一线地位开始受到挑战。有些学者认为，GLP-1 受体激动剂等针对糖尿病发病机制的药物更应作为一线治疗选择。但多年以来，二甲双胍的有效性、安全性和低廉的价格有目共睹，其心血管获益证据也在为其加分。所以，二甲双胍仍应作为无使用禁忌证的 2 型糖尿病患者的基础用药，其一线地位短期内仍不可撼动。

虽然二甲双胍在临床使用极其广泛，但其作用机制仍不完全明确。目前认为，二甲双胍的作用机制与 AMPK 有关，其他机制可能有以下几个方面：①通过抑制肝糖异生减少肝脏葡萄糖生成；②抑制线粒体特异的磷酸甘油脱氢酶，增加细胞内氧化，从而降低乳酸和甘油向葡萄糖的转化；③影响肠内分泌轴的功能，如刺激 GLP-1 和 YY 肽的释放。我们知道，肝糖输出增加、肠促胰素分泌异常也是 2 型糖尿病发生的机制之一，因此，二甲双胍也可以说是一定程度上针对 2 型糖尿病部分发病机制的药物。

1998 年，UKPDS 研究（UK Prospective Diabetes Study）最早发现二甲双胍的心血管获益。该研究的一项亚组研究显示，二甲双胍治疗组与常规饮食干预组相比，得到明显的大血管事件获益 [心梗：$HR=0.61$，95%CI：(0.41, 0.89)，糖尿病相关的死亡：$HR=0.58$, 95%CI：(0.37, 0.91)，全因病死率：$HR=0.64$, 95%CI：(0.45, 0.91)]。将二甲双胍治疗组与磺脲类药物组或胰岛素组相比，二甲双胍治疗组的糖尿病相关终点事件更少（$P=0.003$），全因病死率（$P=0.02$）和卒中率（$P=0.03$）更低。后来的 HOME 研究（Hyperinsulinaemia：the Outcome of its Metabolic Effects）和 SPREAD-DIMCAD 研究（Study on the Prognosis and Effect of Antidiabetic Drugs on Type 2 Diabetes Mellitus With Coronary Artery Disease）均显示，二甲双胍治疗可降低约 40% 的心血管终点事件风险。磺脲类药物和胰岛素引起低血糖的风险增加，这就有可能增加心血管风险，因此，上述研究的数据比较并不能判断心血管获益是因为二甲双胍降低了心血管事件风险还是因为磺脲类和胰岛素增加了心血管事件风险。后续的机制研究为前者提供了依据，机制研究显示，二甲双胍可以通过影响心血管疾病危险因素，如体重、血压、血脂、炎症因子、高凝状态等降低心血管事件风险。

随着临床经验的积累和临床试验的进行，二甲双胍的应用范围越来越大。DPP 研究（Diabetes Prevention Program）将二甲双胍的使用扩大到糖尿病预防领域。该研究显示，在超重伴糖耐量异常的人群中使用

睿眼观糖

二甲双胍可以降低其 2 型糖尿病的患病率。以往慢性肾脏病也是二甲双胍使用的禁忌证，因为肾功能不全时药物排泄减慢，药物在机体中累积，会增加乳酸性酸中毒风险。但最新指南认为，在病情平稳的轻中度慢性肾脏病患者中使用二甲双胍也是安全的，这大大扩大了二甲双胍的使用人群。尽管二甲双胍的优势得到广泛的认可，但不得不承认，近些年来，糖尿病治疗领域出现了越来越多的新药。这引出了一个重要的问题：在众多新药之中，迄今为止是否有一个后起之秀可以取代二甲双胍的一线地位呢？至少现阶段答案是否定的。

　　二甲双胍潜在的心血管受益让它在降糖药物中脱颖而出。但是，目前 SGLT2 抑制剂（恩格列净）、GLP-1 受体激动剂（日注射剂利拉鲁肽和周注射剂索玛鲁肽）均被证明具有心血管保护作用。恩格列净和利拉鲁肽还能改善肾功能。那么，这两种药能取代二甲双胍么？目前仍不能做出这样的结论。如果想取代二甲双胍，这种药必须在单药治疗时具有以下优势：更有效的降糖作用，更好地改善慢性并发症如微血管或大血管并发症，使用更加便利，具有价格优势。但目前没有哪种新药可以完全满足上述条件。二甲双胍是胰岛素之外降糖效果最强的药物之一，依基线血糖水平不同，可降低 HbA1c 1% ～ 1.5%。头对头研究显示，与其他药物相比，二甲双胍的降糖作用为等效甚至优效。此外，上述新药的心血管获益多是与安慰剂对照得出的，并未与二甲双胍相比。在这些研究中，新药多是在其他药物基础上联合使用的，而由于二甲双胍使用的广泛性，这些研究的基础用药中常包括二甲双胍。如 EMPA-REG OUTCOME（Empaglifolzin Cardiovascular Outcome Event Trial in Type 2 Diabetes Mellitus Patients）中，有 74% 的患者在基线时服用二甲双胍。在 LEADER 研究（Liraglutide Effect and Action in Diabetes：Evaluation of

Cardiovascular Outcome Results）和 SUSTAIN-6 研究（Trial to Evaluate Cardiovascluar and Other Long-term Outcomes With Semaglutide in Subjects With Type 2 Diabetes）中，各有 76% 和 73% 的患者在基线就服用二甲双胍。

不良反应也是需要考虑的重要因素。二甲双胍的最常见不良反应是消化道反应，但其有自限性，而且可以通过改为缓释剂型减轻，而乳酸性酸中毒在临床中很少发生，所以，二甲双胍的整体耐受性较好。目前新药的远期不良反应还没有足够的数据。SGLT2 抑制剂的常见不良反应为生殖泌尿系感染，还有极少见的机会性感染。除此之外，耐受性良好，但其用于临床时间相对较短。目前证据显示，SGLT2 抑制剂可升高血酮水平，增加糖尿病酮症酸中毒风险，虽然发生较少，但为严重不良反应。GLP-1 受体激动剂在临床使用时间比较长，但使用人群较窄，恶心等不良反应比较常见。尽管最初对增加肿瘤风险的担心已经减少，但是长期安全性数据仍不足。

经济效益比也是需要考虑的问题。二甲双胍、SGLT2 抑制剂与 GLP-1 受体激动剂的价格差异很大。糖尿病患者基数很大，改变二甲双胍的一线治疗或单药首选地位将大幅增加国家在糖尿病治疗上的医疗花费，如果没有明确的证据证明新药在降糖效果、安全性、心血管受益方面等效或优效于二甲双胍，是不可能做出如此大的医疗决策变化。若要取得证据，就要进行二甲双胍和新药的单药头对头研究，这从研究经费和研究设计的可行性上来看均不现实。基于二甲双胍的有效性、安全性、低廉的价格和心血管受益，目前二甲双胍仍应作为所有无禁忌证的 2 型糖尿病患者的基础治疗。或许有一天，会出现基于临床证据的改变。

睿眼观糖

☆ 新型降糖药为什么那么贵？

随着电影《我不是药神》在中国的火爆上映，药品价格问题引起了广泛的讨论。很多新型药物疗效确切，不良反应相对较小，但较之于传统降糖药物价格昂贵。对此，应该怎么看？客观地讲，药品价格应该说是一把双刃剑。

"资本逃避动乱和纷争，资本害怕没有利润或利润太少，就像自然界害怕真空一样。一旦有适当的利润，资本就大胆起来，如果有 10% 的利润，它就能到处被使用，有 20% 的利润，它就活跃起来……"这是英国著名经济评论家邓宁格在 1860 年的名句。高价、利润及专利期保护才使得有人愿意在此领域进行研发与投入，但高价本身也很大程度上增加了患者的医疗花费和国家的医疗负担，同时药品的高价也限制了药品的广泛使用，减少了本应该惠及的患者群体。

客观事实是一旦药物研发成功后，其生产成本并不是很高，即使是售价非常昂贵的药物其生产成本也不是很高。但是很多新药在早期应用阶段其价格并不是用其生产成本来评价的。一种药物从研发到上市，这期间要耗费巨大的人力、物力、时间和金钱，很多药物的研发在投入了数亿甚至数十亿美元后也不一定能够用于临床。但我们在这里只是分享新药研发背后的故事。

● 新药的研发过程

一般一种新药的研发大致需要两个过程：临床前阶段和临床阶段。

临床前（preclinical）阶段，包括先导化合物的发现和优化、靶标和模型的确立。简单来说，就是先找到可能作为一种新药物的化学物质，用各种手段让其更纯、更安全、更有效，再在模型上检验它的效果，通过试验找到先导化合物又需要确定药物作用靶点、合成化合物、筛选活性化合物、化合物修饰等步骤。临床前阶段中所使用的模型并不只是细胞模型，也可以是动物模型，但却不包括人。例如，要开发一个治疗糖尿病的新药，需要先建立一个糖尿病的动物模型（通过高脂喂养或者腹腔给药的方式建立的糖尿病大鼠模型）。建立好模型后需要在模型上使用准备开发的"新药"，观察药物的效果、代谢情况、作用时间和不良反应等。在进行评价后发现的缺点可以作为药物优化的目标，药物优化后再用于模型，如此反复，直到拿到一个有效并且在哺乳动物上安全的药物。这时就可以整理好所有的资料，向食品药品监督管理局（Food and Drug Administration，FDA）提出申请，待批准后进入临床阶段的实验。

临床（clinical）阶段，主要分为Ⅰ期、Ⅱ期、Ⅲ期：Ⅰ期试验，选择20～80名健康人，测试药物的安全剂量范围及药代动力学数据。Ⅱ期试验，选择100～300例患者参与，对药效进行评价。例如"重庆乙肝疫苗"事件，当时重庆啤酒股份有限公司在乙肝疫苗Ⅱ期临床试验时，得出所研发乙肝疫苗无显著疗效的结论，导致其股价在一年间下跌超八成。中国CFDA规定Ⅲ期试验，需要不低于300例患者参与，一般要求是具有足够的样本量的随机盲法对照试验。在多个中心进行，评价药效、不良反应等指标。在任一阶段出现问题，药物均不能成功上市。如果很幸运这些都通过了，就可以拿出几万甚至二十几万页的药物申报材料提交FDA审查。若FDA审查通过了，药物就可以上市了。

睿眼现糖

● 新药的上市过程

上市也不意味着就万事大吉了，药物还需要做IV期临床，即上市后的再评价，进一步评价在普通或者特殊人群中使用的获益与风险关系，以及对给药剂量的改进等。IV期临床试验，要求至少2000例，如果在这个阶段出现了问题，已经上市的药物还要面临被全面召回的风险。20世纪50—60年代的"反应停"事件就是上市后因严重不良反应被召回。"反应停"用于治疗孕妇妊娠早期孕吐反应，但在使用后造成大量的畸形婴儿的诞生，于是立刻被叫停。

在国内，一种新药的上市通常需要经过以下过程：立项（3～4个月）→临床前研究（9～24个月）→国家食品药品监督管理局药品审评中心（CDE）待批临床（＞1年）→临床试验→CDE待批生产（1～n年）→批文生产转移（约6个月）。

简单地说，立项就是在确定开发某品种前，需要进行一系列市场调研，通过对市场、流行病学、技术、疗效和安全、知识产权、成品成本、国家政策、企业自身条件等方面的考察，来确定研发品种或治疗某类疾病药物上市后的市场潜力，从而选择适合本企业的品种。一般需要几个月时间来立项。立项决定了该品种的将来市场。

在临床前研究，一般品种的研发流程为：小试产品→药效筛选→制备工艺优化数据→质量标准→中试放大→药理毒理→药剂工艺→稳定性实验→资料整理报批。因为这个过程需要稳定性试验，即使最简单的品种一般也需要9个月研究过程。下一步就需要CDE批准用于临床。按相关规定，资料审查需要在30天内完成，但由于可能需要补充资料等情况，往往时间会超过30天。除了补充资料外，由于申报药品较多，往往需要排队待审，排队待审时间可短可长，平均来看，从报批到获批，1 年已经是很快的时间了。获批之后即可开展临床试验，该过程与美国相似。临床试验通过又要将资料递交 CDE，待批生产。CDE 审评结束后，还要送国家局审批，批准生产，获国药准字。

总的说来，一种药物的研发可能需要 10 ～ 15 年，平均需要 12 年，其中临床前阶段 3 ～ 6 年，Ⅰ期、Ⅱ期、Ⅲ期临床各需要 1 年、2 年、3 年，后续的审批需要 2.5 年，有时由于排队等待，还需要更长时间，各国的情况基本类似。药物研究的费用随着研究阶段的不断深入迅速增加，通常一个机制创新的新药研发需要的费用在十亿到数十亿美元。尽管研发耗时耗材巨大，在每一个研发阶段中，新药还面临着失败终止的风险。

全球制药企业罗氏公司曾统计，药物从最初的实验室研究到最终摆放到药柜销售平均要花费 12 年时间，需要投入 66.145 亿元人民币、7 000 874 个小时、6587 个实验、423 个研究者，最后得到 1 个药物。若有 5000 种化合物进入临床前实验，其中仅有 5 个能进入临床阶段，最多有 1 个能够上市，颇有些"一将功成万骨枯"的架势。

举个例子"盐酸西格列汀"。20 世纪 80 年代中期，欧美科学家先后发现小肠黏膜中的 L 细胞能分泌一种多肽，它以葡萄糖依赖的方式促进胰岛素释放，并可抑制胰高血糖素分泌、延缓胃排空，该肽类被命名为胰高血糖素样肽 –1（GLP–1）。后续研究发现，GLP–1 在体内失活的根源是一种被称之为二肽基肽酶 –4（DPP–4）的酶可将 GLP–1 肽链切断并使之失活，敲除 DPP–4 基因的实验动物可健康存活且具有更好血糖控制功能。科学家们把抑制 DPP–4 作为一个新的治疗 2 型糖尿病的靶点。

2000 年 1 月，默沙东制药正式将 DPP–4 抑制剂的研发列为重点项

睿眼观糖

目，在美国新泽西州 Rahway 市默克研究实验室组成了相当规模的多学科综合性研发团队。默克研究实验室陆续筛选了 80 余万种化合物，通过合成改良 2000 多个化合物，最终于 2001 年发现了一种高选择性小分子 DPP-4 抑制剂。该化合物在动物研究中可改善血糖控制和胰岛功能，通过毒理和安全评估后，很快进入临床试验，并改称"西格列汀"。在临床研究阶段，默沙东的科学家们大胆采用了 I / II 期临床试验齐头并进的方法，并和多项注册研究同时展开，仅用 2 年 3 个月的时间就在临床试验中证实西格列汀单药口服或与二甲双胍及其他降糖药物联用均可显著改善血糖控制。

2006 年 10 月 17 日，FDA 正式批准盐酸西格列汀上市，成为第一个在全球获得批准的 DPP-4 抑制剂，同时也开创了应用"列汀(-gliptin)"类治疗糖尿病的新时代。2009 年 3 月 21 日，中国国家食品药品监督管理局正式批准盐酸西格列汀在中国上市，使之成为国内市场上首个用于治疗 2 型糖尿病的 DPP-4 抑制剂。默沙东的盐酸西格列汀研发从立项到在美国上市，耗时不到 7 年，已远远快于其他药物，但这其中又倾注了科学家们多少心血和资金的投入，以及远超过 7 年的时间资本。

新药的研发过程背后有我们想象不到的复杂，以及巨大的时间精力和金钱的投入。但也正是有了科学家和医药公司的投入，我们才能获得越来越方便有效的抗击糖尿病的武器。未来降糖药的研发可能会关注更多样更方便的剂型、更长的药效时间，给糖尿病患者带来更多的福利。在鼓励开展新药研发时，应加大力度真正地保护专利和创新，使为新药研发投入巨大资金的研究者、生物医药研发企业能够合理地获益，才有可能有新药产出。期待新药生产者在获取合理的利润后及时降价，这样才能有利于减少医疗花费和惠及更多患者。

☆ 他汀有很多不良反应，到底用还是不用？

他汀类（statins）亦称 3- 羟基 3- 甲基戊二酰辅酶 A（3-hydroxy-3-methylglutaryl-coenzyme A，HMG-CoA）还原酶抑制剂，能够抑制胆固醇合成限速酶 HMG-CoA 还原酶，减少胆固醇合成。他汀类药物是心血管疾病治疗的常用药物，能安全有效地降低血浆低密度脂蛋白胆固醇、稳定斑块、抗动脉粥样硬化，能显著降低心血管事件的发生率。

他汀类药物通过竞争性抑制内源性胆固醇合成限速酶 HMG-CoA 还原酶，进而阻断细胞内羟甲戊酸代谢途径，使细胞内胆固醇合成减少，从而反馈性刺激肝细胞膜表面的低密度脂蛋白受体数量和活性，使血清胆固醇清除增加，胆固醇水平降低。他汀类药物还可抑制肝脏合成载脂蛋白 B-100、三酰甘油、脂蛋白的合成和分泌，具有明确的降脂作用，可有效降低心脑血管事件，抑制炎症反应，稳定动脉粥样硬化斑块，抗血栓作用等，在心血管内科、内分泌代谢疾病领域被广泛应用，挽救了众多患者的生命。当然，任何硬币都有两面，如他汀类的肝脏、肌肉损害的副作用，升高血糖，增加新发糖尿病的发生风险等。对于这样一类药物，我们用还是不用？应该怎么用？

● 糖尿病患者是否都需要他汀化

2016年9月，在德国慕尼黑举行的第 52 届欧洲糖尿病学会（EASD）年会，此次会议的一个亮点是来自英国帝国理工学院的 Kausik Ray 和来自格拉斯哥大学的 Naveed Sattar 就"糖尿病患者是否都需要他汀化"

这一问题进行了精彩专题辩论。

Kausik Ray 作为正方首先发言，他从心血管风险预测现状、早期干预与晚期干预的获益比较、糖尿病是否会导致心血管疾病风险升高、他汀类药物在糖尿病患者中作用、他汀类药物安全性等五大方面进行了阐述。Kausik Ray 教授指出，糖尿病是终生疾病，如果发生在50 岁以前，将导致 5 年左右的寿命减少，其中一半是因为大血管疾病。糖尿病患者的心血管风险显著升高，心脏病或卒中风险升高 2 倍以上。其中部分或大部分的冠心病都发生于低危或中危患者，因此，启动他汀治疗的阈值在不断降低。通过寿命损失模型发现，同时合并糖尿病和心血管疾病会导致患者预期寿命显著缩短。而通过早期干预，患者的心血管疾病风险改善程度远远超过晚期干预或疾病晚期起始治疗。不论基线 LDL-C 水平如何，LDL-C 每下降 1mmol/L，主要血管事件下降 22%。

他汀显示出良好的安全性，甚至有研究显示，既往报道的他汀不耐受的患者其中的 55% 是可以耐受他汀药物再次治疗的。近年来的证据提示，在糖尿病患者中，他汀可降低心血管死亡，并且高强度降脂治疗较低强度降脂治疗的获益更大。已有证据显示，早启动他汀治疗较晚启动他汀治疗将带来更多获益。CARDS 研究和 HPS 糖尿病研究均显示，他汀治疗能够显著降低糖尿病患者的心血管风险。而且，在糖尿病患者中，高强度他汀治疗在降低主要心血管事件发生率方面要优于低强度他汀类药物治疗。IMPROVE-IT 研究显示，在依折麦布基础上追加他汀类药物治疗能够进一步降低心血管事件风险。

此外，胆固醇治疗研究者（CTT）协作组的荟萃分析也显示，在 1型糖尿病和 2 型糖尿病患者中，他汀类药物治疗均能降低心血管事件风险。CARDS 研究显示，他汀类药物组与安慰剂组的不良事件或严重不良事件总发生率无明显差异。IMPROVE-IT 研究提示，LDL-C 水平与他汀类药物不良事件之间无明显关系。

最后，Kausik Ray 教授认为，糖尿病会导致心血管疾病风险升高，早期干预较晚期干预更有助于延长患者寿命。心血管事件难以预测，且预测准确度很低。他汀类药物具有良好的安全性，通过他汀类药物治疗能够显著降低糖尿病患者的心血管疾病负担。

Naveed Sattar 教授作为反方发言，在回顾了一系列经典研究之后，Naveed Sattar 首先肯定了他汀的确为降胆固醇治疗带来了革命性改变，并且毫无疑问地降低了 CVD 风险。

他汀的治疗获益相对其花费来说性价比很高，但 Naveed Sattar 认为他汀治疗并不适用于所有糖尿病患者。①他汀具有明显不良反应，他汀类药物会引起肌酸激酶水平升高，进而有可能导致肌炎、横纹肌溶解和肌病等肌肉损害。随着他汀类药物治疗剂量的增加，肌肉损害相关不良反应的发生风险也在逐渐升高。②年轻、短病程的 1 型糖尿病患者的心血管疾病绝对风险非常低，也有一些 2 型糖尿病患者在确诊时的血管疾病风险处于 10% 以下的较低水平。他汀也不适用于这类患者，否则有过度治疗之嫌。③计划妊娠或者已经妊娠的糖尿病患者也不是他汀的适用人群。④有研究发现，他汀类药物治疗可导致新发 2 型糖尿病风险增加 12%（6% ～ 18%）。他汀类药物治疗还可能导致体重增加，因此也不适用于低 CVD 风险和糖尿病高危人群。⑤健康的老年人群需要考虑使用他汀带来的净获益，因此或许也并不需要他汀治疗。⑥对于高龄的预期寿命较短的人群，他汀带来的益处或许直到死亡都得不到体现。许多年龄＞ 75 岁老年患者不需使用他汀类药物进行一级预防，因为在预期寿命内可能无法观察到他汀类药物治疗获益。⑦有研究显示，对于那些患有致死性疾病的患者，终止他汀类药物治疗无不良影响，甚至可能有益。

具体问题具体分析是临床工作中应当坚持的一个原则。应该说，他汀类药物的出现确实具有划时代意义，该类药物具有良好的安全性和性价比，适时选用确实能够给合适的患者带来巨大的治疗获益。糖尿病患者，尤其是2型糖尿病患者大多具有多种动脉粥样硬化的危险因素，2型糖尿病本身是一个血管疾病，因此，广泛应用他汀类药物势在必行，应适度放宽适应证。应根据危险因素分层，强化他汀治疗，且治必达标，同时改善其他心血管危险因素，如超重和肥胖、吸烟、高血压、血糖波动或 HbA1c 不达标等。对于没有其他危险因素的1型糖尿病、部分其他类型糖尿病、妊娠糖尿病，则严格掌握适应证或禁用慎用。他汀类药物虽"好"也不能随意使用，毕竟这是一类不良反应众多的药物，需要充分权衡治疗的利与弊，充分进行风险——获益评估才能做出正确决断。

为了解北京地区2型糖尿病患者他汀类的使用情况，我们联合多家北京市三级医院进行了2型糖尿病患者他汀使用状况的研究，汇集部分数据的初步分析显示，参研单位住院2型糖尿病患者他汀类药物使用率为40.8%，其中40岁以上的2型糖尿病患者他汀类药物的使用率为42.9%，这与2006年甄毅锋等报道的2型糖尿病患者服用他汀类药物的比例（使用率17.6%、达标率32.1%）相比已经有了很大的提高。2010年，蒋立新等通过对第二心脏保护研究中入选的糖尿病合并动脉粥样硬化的患者进行调查分析后，发现他汀类药物的使用率为44.1%，这也与我们研究结果相近。Pauff 等通过对2005—2010年美国全国医院门诊医疗调查数据库中 18 525 例糖尿病患者的数据进行回顾性分析，发现他汀类药物的使用率为 35.1%，并且他汀类药物使用率逐年上升；而意大利近期基层医疗数据中糖尿病患者他汀类药物的使用率只有 1/3。

由此可见，目前北京地区住院 2 型糖尿病患者他汀类药物使用率已经与国外相对发达地区相似，说明目前随着大型循证医学实验结果的推广，内分泌科医生逐渐认识到糖尿病患者应用他汀类药物的重要性和必要性，他汀类药物的使用率不断提高。本研究发现 48.9% 的 2 型糖尿病患者从未使用过他汀类药物，进一步分析发现，这部分患者平均年龄相对低，糖尿病病程较短 [（8.90±7.51）年]，合并高血压、冠心病、脑卒中等疾病比例较低，该类人群的他汀使用低比例一定程度上相对合理。综合目前研究结果看来，40 岁以上的 2 型糖尿病他汀类药物的使用率仍不是十分理想，距离指南要求仍有较大差距。

北京地区的研究结果显示，有 13.9% 的患者曾停用他汀类药物。国外有报道他汀类药物在第一年的使用期间停药率为 28.9%。本研究停药比率低的原因与住院糖尿病患者多来自北京，医疗保险支付状况好，医生门诊宣教及患者素质较高、接受度好有关。

我们通过对曾停用他汀类药物的患者进行问卷调查发现，患者停药的主要原因为认为自己血脂控制良好，没必要服用（32.9%）。在血脂控制达标后，如果停用他汀类药物则血脂水平反弹的情况比较普遍，只有坚持服用他汀类药物才能保证良好的血脂控制情况。此外，患者对于他汀类药物治疗上的不足也可能影响用药依从性。对糖尿病患者而言，他汀类药物的主要作用是预防心血管事件，而非改善症状或把异常血脂指标降至正常。本研究发现，93.4% 的他汀类药物前使用者不了解 LDL-C 的控制目标值。目前各医院检验报告单均会标注检验项目的正常范围，但多数医院的检验报告中对于糖尿病患者的血脂参考值没有做特定分层，与普通患者在一个水平，糖尿病患者在不了解 LDL–C 分层目标值的情况下，往往将自己的检验结果与标注的正常范围比较，因此认为自己血脂控制在正常范围内。所以，需要加强对于糖尿病患者的健康教育，让患者了解降脂治疗的重要性和连续性以及血脂分层控制目标。

根据我们对停用他汀类药物患者的调查，患者停用他汀类药物的其他两个重要原因为害怕药物不良反应（29%）及服药后出现药物不良反应（20%）。他汀类药物常见（发生率 1% ~ 10%）的不良反应包括消化系统症状（如恶心、腹泻、消化不良、便秘）及肌肉疼痛等，少见（发生率 0.1% ~ 1%）的不良反应，包括皮疹、外周性神经炎、失眠、头痛、头晕、无力、感觉异常、腹痛、睡眠障碍、注意力不集中及肝功能异常等。大量的临床研究发现，他汀类药物不良反应往往较轻，患者大多能耐受，很少需要停药。他汀类药物的不良反应发生率并不高，并且在合适的剂量及定期随访的情况下是可以继续应用的。

国内许多糖尿病患者对于他汀类药物了解不充分，对药品说明书的不良反应叙述不能正确理解和看待，尤其对不良反应叙述详尽的药物本能地产生畏惧感，导致间断或停用药物，甚至拒绝服用。因此，需要实施教育使患者了解他汀类药物药理知识，由于不同个体间对药品不良反应的敏感性有较大的个体差异，说明书列出的不良反应不一定都出现，使患者的心理和行为发生正性改变。

我们的研究通过对他汀类药物现使用者和前使用者进行分析发现，对糖尿病了解程度、他汀类药物了解程度和是否有冠心病病史是停用他汀类药物的影响因素。一项荟萃分析发现，在糖尿病患者中无冠心病病史是他汀类药物依从性较差的预测因素 OR=0.68，95%CI：（0.66，0.78）。

可见，合并冠心病的糖尿病患者对他汀类药物的停药率更低。这可能与他汀类药物在冠心病治疗中应用更早，普遍应用于冠心病的一级和二级预防中，并且心血管内科医生对于他汀类药物的重视程度更高等有关。

糖尿病虽然是一种常见病、多发病，但部分患者认为无明显症状，对正常工作与生活影响不大，对糖尿病的疾病认识存在误区；部分患者在就诊时医生未详细介绍糖尿病疾病知识、他汀类药物的治疗目的及血脂控制目标值，患者从网络、书籍等渠道自学疾病和药物的相关知识，却缺乏科学性和系统性导致一知半解，做出一些错误判断，造成他汀类药物依从性不佳。

有医生对 11 项研究进行荟萃分析后发现，通过提醒和强调患者用药可以使患者对他汀类药物的依从性增加 24%。Casebeer 等对 355 名40 岁以上接受降脂药物治疗患者进行一项对照试验，通过对患者增加简短的医生咨询、发放健康宣传资料等方式，随访 120 天后，干预组他汀类药物较未干预组的平均服药日增加 12.4 天。有人对加拿大不列颠哥伦比亚省生活的白种人、南亚人、中国人（或华裔）糖尿病患者进行了一项基于人群的队列研究，发现南亚和中国人较白种人相比他汀类药物依从性显著降低，提示种族或生活环境对药物的依从性也有一定影响。可见影响他汀类药物使用的因素包括多个方面，今后还需进行更大规模、更详细研究探讨影响中国他汀类药物使用的影响因素。

糖尿病教育已成为糖尿病现代综合治疗的重要组成部分。糖尿病教育可以提高患者自我疾病管理能力，减少和延缓糖尿病并发症的发生发展，改善患者生活质量。因此，实施健康教育提高患者的糖尿病了解程度，通过发放健康教育处方、开展专题讲座、举行座谈等多种形式进行糖尿病知识的宣教，使患者对自身疾病有了充分的认识；医生增加对糖

睿眼观糖

尿病患者他汀类药物治疗的重视，与患者之间建立良好的医患关系，详细说明他汀类药物治疗的目的、药物不良反应及停药风险等，使患者充分了解应用他汀类药物的重要性和坚持服药的必要性，增加患者对医生的信任度，从而提高患者的他汀类药物依从性。

目前，北京地区 2 型糖尿病患者中他汀类药物使用率依然较低，缺乏对糖尿病和他汀类药物了解的患者更易于停用他汀类药物。在今后的工作中，需要加强患者糖尿病知识及他汀类药物治疗的宣教，使患者了解他汀类药物的重要性和必要性，提高患者的他汀类药物依从性，从而达到更好的血脂控制水平，积极预防心血管事件的发生发展。

● **他汀类应用与血糖的关系**

他汀类药物现已成为指南推荐的防治动脉粥样硬化性心血管疾病（atherosclerotic cardiovascular disease， ASCVD）的里程碑式的药物。虽然他汀类药物的有效性和安全性得到全球心血管医生的认可，但是也需要关注他汀类药物的不良反应。

Katz 等用"5M"来总结他汀类药物的不良反应：①新发糖尿病（Metabolism）；②肌痛、横纹肌溶解症等（Muscle）；③与氟康唑、大环内酯类等药物之间的相互作用（Medication interactions）；④急性肾损伤、肝损伤等脏器功能受损（Major organ effects）；⑤与记忆缺失有关的不良反应（Memory）。其中有关他汀类药物与新发糖尿病之间的关系是内分泌 - 心血管学界充满争议的话题。他汀类真的导致糖尿病吗？我们从以下几个方面展开讨论。

（1）心血管疾病的流行病学现状与他汀的降脂地位

根据 2016 版心血管病报告，中国心血管病患病率及病死率仍处于上升阶段，据报道心血管病现患人数 2.9 亿，心血管病病死率居首位，占居民疾病死亡构成的 40% 以上。血脂异常是心血管疾病的重要危险因素，在近 30 年，中国人群的血脂水平逐步升高，血脂异常患病率明显增加。中国成人血清总胆固醇（TC）平均为 4.50mmol/L，高胆固醇血症的患病率 4.9%；三酰甘油（TG）平均为 1.38 mmol/L，高 TG 血症的患病率 13.1%。中国成人血脂异常总体患病率高达 40.40%。以低密度脂蛋白胆固醇（LDL-C）或 TC 升高为特点的血脂异常是动脉粥样硬化性心血管疾病（ASCVD）重要的危险因素；降低 LDL-C 水平，可显著减少 ASCVD 的发病及死亡危险。

2011 年中国血脂异常患者管理和胆固醇达标情况调查显示，39% 的血脂异常患者接受降脂治疗，其中大多数使用他汀类药物。2012 年，血脂异常国际研究 – 中国（DYSIS-China），住院患者的他汀治疗率达到 88.9%。最常见的不良反应为肝功能异常，主要表现为转氨酶升高，发生率 0.5% ～ 3.0%，呈剂量依赖性。肌肉相关的不良反应包括肌痛、肌炎和横纹肌溶解，患者有肌肉不适和（或）无力，且连续检测肌酸激酶呈进行性升高时，应减少他汀类剂量或停药。

此外，他汀类药物引起新发糖尿病风险成为近年来争论的热点话题，多项研究显示，他汀有增加新发糖尿病的危险，发生率为 10% ～ 12%，但是他汀类对心血管疾病的总体益处远大于新增糖尿病危险，因此有他汀类治疗适应证者都应坚持服用此类药物。

（2）他汀类药物与糖代谢异常

他汀类药物主要通过影响糖代谢和脂肪代谢等途径来干扰胰岛素分泌，可能的发生机制有以下几种：

1）他汀类药物通过阻断钙离子通道影响钙信号依赖性胰岛素分泌。葡萄糖转运体 – 2 可将血液中升高的葡萄糖运送至胰岛 β 细胞，经葡萄糖激酶磷酸化为 6 - 磷酸葡萄糖后进行糖代谢。在这个过程中 ATP 依赖性钾离子通道关闭，细胞内钙离子浓度升高，从而刺激胰岛 β 细胞分泌胰岛素。其中钙离子作为一种信号分子，在葡萄糖诱导的胰岛素分泌中起着重要作用。他汀类药物对内源性胆固醇合成的抑制会阻断 L- 型钙离子通道介导的钙内流，降低胰岛 β 细胞内钙离子浓度，进而影响胰岛素的分泌。这也是脂溶性他汀类药物（如阿托伐他汀和辛伐他汀）对血糖影响的机制。

2）他汀类药物通过增加血源性低密度脂蛋白胆固醇的摄入影响胰岛素分泌。他汀类药物对胰岛 β 细胞中内源性胆固醇合成的抑制会引起细胞膜上低密度脂蛋白受体的活性上调，代偿性地增加细胞对血源性 LDL-C 的摄入，进而抑制细胞内葡萄糖代谢过程的限速酶——葡萄糖激酶的活性，从而影响糖代谢过程中钙离子依赖性胰岛素分泌。

3）他汀类药物通过抑制甲羟戊酸合成影响胰岛素分泌。文献表明，小分子 G 蛋白在葡萄糖和钙离子诱导的胰岛素分泌中发挥重要作用。他汀类药物（如洛伐他汀）抑制甲羟戊酸的合成，进而影响 G 蛋白异戊二烯化的修饰，阻断葡萄糖和钙离子对胰岛素分泌的诱导作用。

4）他汀类药物通过抑制葡萄糖转运体 4 的表达引起葡萄糖糖耐受。脂肪细胞是胰岛素作用的靶组织之一。胰岛素分泌后，脂肪细胞对葡萄糖的摄取增加，该过程需要葡萄糖转运体 4 的运载。研究表明，脂溶性他汀类药物能降低脂肪细胞中葡萄糖转运体 4 的表达，使葡萄糖转运体 4 总体量减少。当胰岛素作用于脂肪细胞时，载体量的不足导致葡萄糖进入脂肪细胞减少，引起血糖升高。有研究表明，匹伐他汀可以增加 GLUT4 的表达，促进葡萄糖摄取，升高血糖作用可能弱于其他他汀。

5）他汀抑制脂联素的分泌导致胰岛素抵抗。脂联素是一种抗炎、抗动脉粥样硬化和抗糖尿病的蛋白质，其浓度在 2 型糖尿病、高脂血症和代谢综合征中降低。由于其对脂肪组织、肝脏、HDL 代谢和胰腺 β 细胞的积极作用，其与脂联素受体 1 和受体 2（AdipoR1/AipoR2）结合后，通过 PPAR-γ 及 AMPK 信号转导途径改善糖脂代谢和胰岛素抵抗。而他汀通过抑制脂联素的分泌引起胰岛素抵抗，从而影响糖代谢。

相同类型的药物由于具有相同或类似的功能基团，因而存在许多共性，可以把这种效应称为类效应。然而，结构不同的他汀对新发糖尿病的影响是否存在类效应？

Sattar 等在 *The Lancet* 上发表了首个评价他汀类药物与安慰剂对新发糖尿病影响的系统分析，分析共纳入 13 个临床随机对照试验，这些试验纳入患者均超过 1000 例并且随访时间 ≥ 1 年。研究发现，应用他汀类药物发生新发糖尿病的复合风险因子（*OR*=1.09，95%*CI*：1.02 ～ 1.17），结果表明，他汀类药物增加了新发糖尿病的发生率。作者表明，新发糖尿病的绝对风险为每 255 例患者在服用他汀类药物超过 4 年后就会发生 1 例新发糖尿病，即略少于 1 / 1000 患者年。

具有一级预防应用效果的 Jupiter 研究随机均分两组，他汀治疗组服用瑞舒伐他汀 20mg，其余 7500 例为安慰剂组。研究结果发现，对存在至少 1 项糖尿病危险因素 [包括空腹血糖受损、体质量指数（BMI）≥ 30kg / m^2、HbA1c ＞ 6%、代谢综合征] 的人群，瑞舒伐他汀会升高 HbA1c 且增加新发糖尿病风险大约 28%，绝对风险为（4 ～ 5）/ 1000 患者年。

在一项阿托伐他汀的随机、单盲、安慰剂对照的平行研究中纳入 220 名受试者进行 2 个月的治疗，结果显示阿托伐他汀能显著升高空腹胰岛素水平。

睿眼观糖

近期的一项大型荟萃研究中，研究者们在 Medline、Cochrane、Embase 和临床试验登记网站上搜索截至 2014 年 11 月非糖尿病患者的随机对照临床研究，分析匹伐他汀对血糖、HbA1c 和新发糖尿病疗效的影响。分析共纳入 15 项匹伐他汀的临床研究，4815 例患者。结果显示，匹伐他汀对 FBG（空腹血糖）、HbA1c 的改变和新发糖尿病发生都没有显著性的影响。

PATROL Study 对瑞舒伐他汀、阿托伐他汀、匹伐他汀进行比较，评价以上三种他汀类药物的安全性与疗效。研究入选 300 例高胆固醇血症患者（LDL-C ≥ 140mg/dl 或根据 JAS 规则中 LDL-C 未达标的患者），随机分组，瑞舒伐他汀 2.5mg/d（2.5 ～ 5mg/d），阿托伐他汀 10mg/d（10 ～ 20mg/d），匹伐他汀 2mg/d（2 ～ 4mg/d）。治疗 16 周后，研究显示对于高脂血症患者，服用阿托伐他汀及瑞舒伐他汀均可以导致 HbA1c 升高，而服用匹伐他汀则对 HbA1c 影响没有统计学意义。大量 Meta 分析和遗传研究表明，他汀可能增加新发糖尿病（NOD）的风险。在他汀中，匹伐他汀目前的数据显示其对血糖参数小，当然，我们还期待更多的临床证据的积累，以关注这种对血糖的影响是类效应还是不同结构的他汀之间确实存在差异。

早期大规模临床试验证实他汀类药物可显著降低 LDL-C 水平和冠心病病死率、致残率及总病死率，而非心血管病病死率并未增加。即使他汀增加新发糖尿病风险，但其心血管获益远大于新发糖尿病风险。

中国台湾地区健康保险研究数据库（NHIRD）对 2001—2010 年 9500 例糖尿病前期患者的数据进行了回顾性研究，平均随访 4.1 年后发现，未应用他汀类药物患者（$n = 3288$）新发糖尿病的发生率为 23.5%，主要不良心血管事件（MACE）的发生率为 16.7%，应用他汀类药物患者新发糖尿病的发生率为 28.5%，MACE 的发生率为 12.0%。结果表明，应用他汀类药物会增加新发糖尿病的发生率（$HR=1.20$，95%CI：$1.08 \sim 1.32$），而降低 MACE 的发生率（$HR = 0.70$，95%CI：$0.61 \sim 0.80$），这两种事件的发生率与他汀类药物剂量相关。并且越早期、持续应用他汀类药物，其减少 MACE 的发生率、入院率、急诊就诊率越明显。

该研究提示，在糖尿病前期患者中，新发糖尿病和他汀类药物治疗获益是平行的，对于早期并且持续接受他汀类药物治疗者，治疗上的获益超过了其新发糖尿病的风险。目前认为，他汀类药物增加新发糖尿病发生率的风险约为 9%，并且随着他汀类药物剂量的增加而增加，尤其是对于具有糖尿病危险因素的人群。

2014 美国脂质学会（NLA）糖尿病小组发表了他汀引发糖尿病安全性评估报告，报告研究了已发表的关于他汀引发糖尿病危害及血糖升高的试验。结果明确指出：他汀治疗即使对血糖有不良影响，其影响也是轻微的，并且可以考虑通过调整降糖治疗的方案来削弱他汀类药物对血糖的影响。此外，报告中提到，因为考虑到他汀治疗的患者具有明确的心血管事件一级和二级预防获益，因此，目前临床实践推荐使用他汀的部分无须更改。

从他汀类药物的结构、作用机制及循证医学证据显示，这类药物会增加患者新发糖尿病的风险，但其风险远小于使用他汀带来的临床获益。这也为我们平时用药带来警示，在他汀类药物治疗前或治疗期间，应对患者发生可能新发糖尿病的风险进行评估，临床用药时需关注患者的 HbA1c 和空腹血糖等血糖指标，合理选择并使用他汀类药物，并鼓励患者通过改变生活方式降低心血管事件和 2 型糖尿病风险。

睿眼观糖

☆ 以肠促胰素为基础的降糖治疗

早在 1964 年，研究者们就明确证实了"肠促胰素效应"的存在，即口服葡萄糖引起的胰岛素分泌量明显大于同剂量葡萄糖静脉注射所引起的胰岛素释放。随着细胞和分子生物学的发展，肠促胰素这层神秘的面纱被慢慢揭开，研究证实肠促胰素是人体内一种肠源性激素，在进食后，该类激素可促进胰岛素分泌，发挥葡萄糖浓度依赖性降糖作用，并且这种"肠促胰素效应"所产生的胰岛素占进食后胰岛素总量的 50% 以上。

1971 年，Brown 从小肠黏膜中分离出第一种肠促胰素——葡萄糖依赖性促胰岛素分泌多肽（glucose-dependent insulinotropic peptide，GIP）。GIP 是含有 42 个氨基酸序列的单肽，通过 GIP 基因编码的含 153 个氨基酸的前体修饰而成，由十二指肠和空肠上段的肠内分泌细胞 K 细胞分泌。1985 年，胰高血糖素样肽 -1（glucagon-like peptide-1，GLP-1）从肠黏膜中被分离提取出来，成为被证实的第二种也是迄今为止发现的最后一种肠促胰素。GLP-1 的发现经历了逐步递进的一段过程。1983 年，Bell 等在 Nature 发表论文，通过克隆和分析人类前胰高血糖素原基因，发现除了编码胰高血糖素的序列之外，还有两段与之结构极为相似的基因序列，称为胰高糖素样肽 1 和 2（GLP-1 和 GLP-2）。2 年后，Schmidt 用游离的大鼠胰岛研究证实，在有葡萄糖存在的环境中，GLP-1 能促进胰岛素分泌，并表现出明显的剂量依赖特性。又经历了 1 年，Mojsov 等发现，在胰腺和肠道的组织中，完全相同的前胰高血糖素原 mRNA，经过"分道扬镳"的翻译后加工过程，释放出生理特性完全不同的细胞特异性多肽。在胰岛 α 细胞中，胰高血糖素原基因的主要表达产物是胰高血糖素，其主要作用是升高血糖。在远端肠道肠黏膜的 L 细胞中，胰高血糖素原基因的表达产物为 GLP-1，它与胰高血糖素"同根而生"，但具备与"同胞兄弟"相反的功能——促进胰岛素释放，降低血糖。GLP-1 有两种生物活性形式，分别为 GLP-1（7-37）和 GLP-1（7-36），这两者仅有一个氨基酸序列不同，GLP-1 约 80% 的循环活性来自 GLP-1（7-36）。GIP 和 GLP-1 作为两种主要的肠促胰素，均以葡萄糖浓度依赖性方式促进胰岛素分泌，参与机体血糖稳态调节。

研究发现，2 型糖尿病患者普遍存在肠促胰素效应减弱，原因包括肠促胰素分泌减少和受体 / 受体后信号转导通路受损。在 2 型糖尿病患者中，血浆中 GIP 浓度保持正常或升高，但促胰岛素分泌的效应缺失。虽然胰岛 β 细胞对 GIP 反应减弱的具体机制尚未阐明，但近来研究显示，高血糖可能通过下调 GIP 受体（GIPR）的表达 / 活性，从而改变这种促胰岛素分泌的生理反应。也正因如此，GIP/GIPR 不能成为2 型糖尿病治疗的靶点。相反，2 型糖尿病患者胰岛细胞对 GLP-1 的反应性依然存在，输注外源性 GLP-1 可提高患者体内的胰岛素分泌水平，使血糖恢复正常水平。GLP-1 除了可以促进胰岛 β 细胞分泌胰岛素，还可以促进 β 细胞增殖和减少凋亡，维持 β 细胞的数量和功能。GLP-1 还可与胰岛 α 细胞上的受体结合，通过直接作用或生长抑素的旁分泌作用，抑制胰高血糖素分泌，具有对胰岛素和胰高血糖素的双重调节作用。GLP-1 通过与其特异性受体结合发挥生理效应，GLP-1 受体广泛分布于全身多个器官或组织，除胰腺外，还包括中枢神经系统、

睿眼观糖

胃肠道、心血管系统、肝脏、脂肪组织、肌肉等。GLP-1 与下丘脑弓状核和其他负责调节食物摄取区域的受体结合，从而抑制食欲，增加饱腹感，减少摄食量。GLP-1 与肝脏细胞上的受体结合，可能抑制肝脏葡萄糖生成。此外，GLP-1 还可延缓胃排空和肠道蠕动，并抑制胃酸和胃泌素分泌，从而减少餐后血糖漂移，并减轻体重。

GLP-1 可以通过上述多种机制降糖，因此，增加 GLP-1 浓度是治疗糖尿病一个新靶点。但是，生理性 GLP-1 在体内的半衰期很短，仅 2min，很快就被体内的二肽基肽酶Ⅳ（DPP-4 酶）降解。即使再强大的降糖作用，如果只能维持很短的时间，对糖尿病患者的血糖控制也于事无补。针对这个问题，研究者们找到了两种解决方案：①对生理性 GLP-1 进行结构修饰，使其不易被 DPP-4 酶降解，即 GLP-1 类似物或 GLP-1 受体激动剂；②抑制 DPP-4 酶，延长内源性 GLP-1 的作用时间，即 DPP-4 酶抑制剂。

目前已上市的 GLP-1 受体激动剂或 GLP-1 类似物包括：短效制剂艾塞那肽、利司那肽和利西拉来，长效制剂利拉鲁肽、阿必鲁肽、艾塞那肽、索马鲁肽周制剂等。其中艾塞那肽和利拉鲁肽在中国已上市，索马鲁肽在中国的研究第一例入组患者也在我院纳入。值得骄傲的是，中国也已研制出了完全自主知识产权的肠促胰素类药物——上海仁会制药生产的贝那鲁肽，该药为与内源性 GLP-1 分子结构完全一致的速效制剂，这些制剂均需皮下注射给药。丹麦哥本哈根大学 Madsbad 教授对 10 项 2 型糖尿病临床试验进行了分析总结，比较不同 GLP-1 受体激动剂或类似物特点。涉及的 7 种药物根据受体激动时间长短分为短效和长效制剂，短效制剂包括艾塞那肽（每日 2 次）和利西拉肽（每日 1 次），长效制剂包括利拉鲁肽（每日 1 次）、艾塞那肽（每周 1 次）、阿必鲁泰（每周 1 次）、度拉糖肽和他司鲁肽。所有临床研究均观察到 HbA1c 水平显著降低，短效制剂由于延迟胃排空，增加餐后胰岛素分泌，主要降低餐后血糖，同时也可以抑制胰高血糖素分泌，并直接作用于中枢，抑制食欲。长效制剂促进胰腺分泌生长抑素，促进胰岛素分泌，抑制胰高血糖素分泌，并作用于中枢，抑制食欲，使 24 小时血糖曲线下移，空腹血糖也随之降低。

整体而言，长效制剂对血糖控制得更加平稳。7 种药物都有降低体重作用，其中利拉鲁肽和艾塞那肽（每天两次）体重降低程度相似，且比艾塞那肽（每周一次）、阿必鲁泰、度拉糖肽显著。除了针剂，医药公司还在研发 GLP-1 类似物或 GLP-1 受体激动剂的口服制剂，其中索马鲁肽的口服版本 OG217SC 已在 II 期临床获得成功。

大型临床研究证实，GLP-1 类似物或受体激动剂的降糖效果。对于新诊断的 2 型糖尿病患者，研究比较了三联疗法（二甲双胍 / 吡格列酮 / 艾塞那肽）与传统阶梯疗法（使用二甲双胍降低血浆葡萄糖，随后使用磺脲类药物，最后使用基础胰岛素）的效果。结果显示，三联疗法与阶梯治疗相比更能显著降低血糖和 HbA1c，而且体重获益更大，安全性方面的比较结果显示，三联疗法的低血糖发生率更少。GLP-1 受体激动剂联合基础胰岛素与常规胰岛素强化治疗方案的比较研究也得出好的效果。此研究旨在比较甘精胰岛素 + 艾塞那肽 bid 治疗和甘精胰岛素 + 餐时赖脯胰岛素治疗的效果。结果显示，两者降低 HbA1c 疗效相当（30 周降低 HbA1c 1.1%），艾塞那肽在降低空腹血糖同时兼具体重获益，低血糖风险更低。

另外，GLP-1 对 1 型糖尿病的血糖控制也有效。一项对病程较长的 1 型糖尿病患者的研究结果显示，艾塞那肽治疗 6 个月后并不影响患

睿眼观糖

者 β 细胞功能，而且艾塞那肽能够减少患者胰岛素用量，降低体重。而 1 型糖尿病受试者应用利拉鲁肽治疗后能明显降低绝对体重及身体质量指数（BMI），改善血脂谱（降低总胆固醇及低密度脂蛋白胆固醇），并降低速效胰岛素的用量，且治疗期间未见或较为少见低血糖发生。除了降糖作用，GLP-1 还可以降低收缩压、改善血脂紊乱、改善非酒精性脂肪肝，并有潜在的心血管获益。最新公布的 LEADER 研究是一项多中心、国际、双盲、安慰剂对照的长期随访研究，共 9340 例受试者分布在 32 个国家的 41 个研究中心，该研究结果显示利拉鲁肽能够显著降低糖尿病患者的主要不良心血管事件。基于 GLP-1 受体激动剂或类似物的多重受益及安全性，ADA 及 EASD 等指南均推荐将 GLP-1 受体激动剂或类似物作为 2 型糖尿病患者二甲双胍后的二线选择。

基于肠促胰素开发的另一类药物为 DPP-4 酶抑制剂。DPP-4 酶抑制剂包括西格列汀、维格列汀、沙格列汀、阿格列汀和利格列汀，均为口服制剂。多个列汀和二甲双胍的复合制剂也在中国上市，进一步方便患者的用药。DPP-4 抑制剂兼顾疗效与安全性，多为每天 1 次，用药方便，在糖尿病指南中的地位逐渐提升。

目前，已有多项研究将 DPP-4 抑制剂与磺脲类进行对比，以沙格列汀为例，一项持续 104 周的随机对照研究表明，沙格列汀降糖疗效与格列吡嗪相似，低血糖和体重增加风险更低；关于患者依从性的研究也发现，使用 DPP-4 抑制剂的患者依从性显著高于磺脲类和噻唑烷二酮类。此外，大型心血管临床研究 SAVOR、EXAMINE 和 TECOS 均证实 DPP-4 抑制剂不增加心血管风险。

肠促胰素类药物治疗 2 型糖尿病的获益与风险需要更大型、更长期的临床研究加以验证。期待有更多剂型的肠促胰素类药物供患者选择。

☆ 疏与堵：大禹治水的方法是否可用

如果说哪种水果影响了人类社会的历史，第一个肯定是"苹果"。在西方神话里，因为不能抗拒智慧果的吸引，亚当和夏娃触怒了上帝，从天堂被赶到地面上，成了人类的祖先，这里的"智慧果"就是"苹果"。据说大约在1666年，牛顿因为被苹果树上落下的苹果砸到头，开始思索"苹果为什么往地上落而不是向天上落"的问题，继而发现了万有引力定律（我并不相信这个牵强的故事）。1977年史蒂夫·乔布斯设计出第一款苹果手机（iPhone），接着又陆续推出iPad、iMac、iPod等一系列苹果产品，建立了风靡全球的苹果帝国，被咬了一口的苹果即是其品牌标志。而苹果对医学发展的影响也不容忽视。1835年，研究者首次从苹果树的根皮中提取了钠–葡萄糖共转运子2（SGLT–2）抑制剂——根皮苷。在许多动物实验中观察到，根皮苷能降低空腹及餐后血糖而少有低血糖的出现，然而因其非选择性抑制SGLT–1和SGLT–2，以及易被水解，代谢稳定性差，生物利用率低，最终没有发展为抗糖尿病药物，但根皮苷的构效关系成为其后所有SGLT–2抑制剂的基础。

血糖水平高的原因之一是由于摄入的或糖异生产生的葡萄糖不能够进入到组织细胞进行代谢。有一种解释是当细胞的能量代谢出现问题时细胞将出现一种保护性反应，组织细胞会拒绝过多能量进入细胞的"能量超载"，所以葡萄糖"游荡"在没有地方可去的血管中。让血管中升高的血糖降下来的方法，一方面是增加组织对葡萄糖的利用；另一方面

睿眼观糖

可以考虑增加血管中葡萄糖的排出。SGLT-2抑制剂这一类药物的设计大概就是基于此种考虑。

肾脏在葡萄糖代谢过程中发挥重要作用。肾脏可以合成糖原、利用葡萄糖，同时也可以进行糖异生。因为糖代谢相关酶的分布不同，肾脏皮质主要进行糖异生，可以合成和释放游离葡萄糖。肾脏髓质含有葡萄糖磷酸化和糖酵解相关的酶，因此可使葡萄糖酵解和糖原积聚。有研究显示，2型糖尿病患者的肾糖释放是增加的。另外，肾脏还通过对葡萄糖的滤过和重吸收来实现对血糖稳态的调控。生理状况下，每天大概有180g血浆葡萄糖从肾小球滤过，滤过的葡萄糖几乎都在肾近曲小管重吸收。近端小管对葡萄糖的重吸收有一定的限度，当血中的葡萄糖浓度超过8.96～10.08mmol/L时，部分近端小管上皮细胞对葡萄糖的吸收已达极限，葡萄糖不能被全部重吸收，从而随尿排出，出现糖尿。尿中开始出现葡萄糖时的最低血糖浓度称为肾糖阈（renal glucose threshold），提示肾脏对葡萄糖回吸收的最大极限。

肾脏对葡萄糖的跨膜转运主要是依赖于2个基因家族的特殊载体蛋白：葡萄糖转运蛋白（glucose transporters，GLUTs）和钠耦联葡萄糖共转运子（sodium-coupled glucose cotransporters，SGLTs）。GLUTs对葡萄糖的跨膜转运是被动转运，葡萄糖顺浓度梯度跨过细胞膜。而SGLTs则相反，它是耦联钠离子对葡萄糖进行逆浓度梯度的主动转运。SGLT蛋白的各种亚型在肾脏上都有表达，主要包括SGLT1和SGLT2。SGLT1位于肾小管的S3部位，是一种高亲和性、低负载的协调转运蛋白，由664个氨基酸组成，负责转运的底物为葡萄糖和半乳糖，具有高亲和力和低容量的特点。与SGLT2所不同的是，SGLT1还在小肠、心脏和脑组织中有表达，其主要生理功能是在小肠部位完成对葡萄糖的重吸收。SGLT2 主要表达于肾小管的 S1 部位，是一种低亲和性、高负载的协调转运蛋白，由 672 个氨基酸组成。SGLT2 与 SGLT1 有 59% 的同源性，主要负责将经过肾近端小管的原尿中的葡萄糖重吸收入血。滤过液中 90% 的葡萄糖是经 SGLT2 重吸收入血的，剩余的 10% 由位于近端小管 S3 部位的 SGLT1 完成。因此，SGLT2 是介导葡萄糖重吸收的最重要的转运蛋白。

大禹治水的方法，就是变"堵"为"疏"，对升高的血糖可行的处理方式之一，就是把升高的血糖"疏通"（尿出去）。

肾脏通过重吸收葡萄糖在调节血糖稳态的过程中发挥重要作用，那么，若能抑制肾脏重吸收葡萄糖，把升高的血糖尿出去，岂不是很好的一种降糖方法？因此抑制 SGLT2 的活性，加强葡萄糖在肾脏的排泄，成为降糖药物的新靶点。

SGLT-2 抑制剂通过抑制肾脏对葡萄糖的重吸收来增加尿液葡萄糖的排泄，进而降低体内血糖水平，其降糖作用独立于胰岛素分泌途径，故能使低血糖风险降低。在全球范围内，多项临床研究已对该类药物的有效性与安全性进行了评价。SGLT-2 抑制剂可以有效降糖，可降低 HbA1c 0.5% ~ 1.0%。中国的一项随机、双盲、安慰剂对照的临床Ⅲ期研究，纳入 HbA1c 7.0% ~ 10.5% 初始治疗的 2 型糖尿病患者，评价达格列净单药治疗的疗效。研究结果显示，单药达格列净平均可降低空腹血糖 1.9mmol/L，餐后 2 小时血糖 3.01mmol/L，平均降低 HbA1c 1.16%。另外研究显示，达格列净与胰岛素联合使用时，可减少每日胰岛素用量 5.9 ~ 8.7U/d。与常用的口服降糖药物比较，SGLT2 抑制剂降糖疗效与二甲双胍相当，优于西格列汀和磺脲类药物。除了降糖作用，SGLT2 抑制剂还有减重和降压的作用。

睿眼观糖

中国的研究显示，单药达格列净平均减重 2.33kg（3.3%），超过 30% 患者减重 > 5%。一项针对 10 项达格列净Ⅲ期临床研究的 post hoc 分析数据显示，在基线 BMI 25 ~ 30kg/m²、30 ~ 35kg/m²、35 ~ 40kg/m² 及 40kg/m² 以上的患者中，达格列净 10mg 治疗 24 周可降低体重幅度分别为 2.0kg、2.6kg、2.8kg 和 3.6kg；但对于正常体重人群，达格列净 10mg 降低体重 1.0kg，这提示使用达格列净后体重下降幅度与基线体重相关。一项多中心、双盲、安慰剂对照的临床Ⅲ期研究纳入 2 型糖尿病合并高血压，降糖同时应用降压药治疗的患者，发现在合并高血压（基线收缩压 > 140mmHg）和不合并高血压（基线收缩压 ≤ 140mmHg）的患者中，达格列净 10mg 治疗 24 周与安慰剂相比，降低收缩压 3.6mmHg 和 2.6mmHg，且不增加低血压风险。

DECLARE 研究是一项随机、双盲、全球多中心研究，旨在评估达格列净的心血管风险。该研究预计于 2019 年结束。一项纳入 19 项随机对照研究的荟萃分析显示，达格列净不增加心血管风险。2017 年发表的一项真实世界（CVD-REAL）研究纳入来自 6 个国家超过 30 万例 2 型糖尿病患者，患者使用 SGLT-2 抑制剂或其他降糖药物初始治疗，比较其心衰住院风险和全因死亡风险。该研究发现使用 SGLT-2 抑制剂的 2 型糖尿病患者全因死亡风险降低 51%，心衰住院风险降低 39%，但该结论仍需随机对照试验进一步印证。由于其不同的作用途径，在其他降糖药物失效的情况下，加用 SGLT-2 抑制剂仍可有效发挥降糖作用，并且 SGLT-2 抑制剂单独使用时不增加低血糖发生的风险。

由于 SGLT-2 抑制剂的独特作用途径和多重获益，多项权威指南推荐将 SGLT-2 抑制剂用于降糖治疗。2015 年 ADA-EASD 联合声明中已经将 SGLT-2 抑制剂列为二线治疗药物，并明确该类药物可用于 2 型糖尿病治疗的任何阶段，即使在患者胰岛素分泌功能显著下降之后也可使用。2016 年《钠 – 葡萄糖共转运蛋白 2（SGLT–2）抑制剂临床合理应用中国专家建议》指出 SGLT2 抑制剂可应用于成人 2 型糖尿病，当饮食和运动不能使血糖得到满意控制或二甲双胍不能耐受时，可单独使用，也可与其他口服降糖药物及胰岛素联合使用。

SGLT–2 抑制剂的使用也存在一些问题。因为 SGLT–2 抑制剂的药理作用依赖一定水平的 eGFR，故要求患者 eGFR > 60 或 45ml/（min·1.73m²）。另外，糖尿病患者本是泌尿系感染的高危人群，SGLT–2 抑制剂令肾脏排出更多的糖，一定程度上增加了泌尿系和生殖道感染的风险。临床中注意患者是否有泌尿系及生殖系感染症状，一般感染发生率低，有罕见的 Fournier 坏疽的报道。

有动物实验显示，给糖尿病前期的大鼠使用坎格列净可以减缓高血糖进展，预防胰岛素水平的下降，减少胰岛细胞结构的破坏。这是否提示，SGLT–2 抑制剂可以用于糖尿病的预防呢？未来需要相关临床研究对其进行证实。

SGLT–2 抑制剂是一类全新的口服降糖药物。该类药物降糖疗效确切，不增加低血糖风险，并能减轻体重，降低血压，可能有心血管及糖尿病肾病保护作用，满足了当前糖尿病治疗中部分未被满足的需求，甚至可以应用于部分糖尿病前期的人群（仅从作用机制考虑，并没有相关研究和适应证）。未来几年内，正在进行中的 CANVAS、CANVAS-R、CREDENCE、DECLARE-TIMI 等大规模长期临床研究将提供更多的数据，更好地指导 SGLT–2 抑制剂的使用。

睿眼观糖

Part 5

糖尿病伴发病与共病

胰岛素的发现：巧合还是传奇？ 品茗能减重和降低血糖？

吸烟与戒烟：糖尿病相关指标的变化令人眼花缭乱

汽车尾气、雾霾、空气污染天到糖尿病 饮料与糖尿病

大国怎 无 年龄是

年龄是否应该成为糖尿病诊断标准的一个考虑因素？

辟谷治疗糖尿病：不吃主食、少吃主食、间断禁食 你开的药他们服用了吗？

打针不用针？ 胰岛素给药方式的改进 糖尿病第六并发症：重要但未被认识

至少三千多年的慢慢长夜 无意插柳出磺脲

内分泌领域的又一个神药 抑郁和焦虑弥漫在糖尿病的世界里

糖尿病眼部损害：远超出你关注的视网膜病变

夜班轮班工作相关糖代谢异常 胰岛素制剂的发轫－郁勃－繁盛

新型降糖药为什么那么贵？ 四季变幻与糖化血红蛋白

地震与糖尿病 降糖治疗可以让你看起来更年轻

☆ 改善睡眠控制糖尿病：睡得好，才能血糖好

睡眠障碍是临床上较常见的疾病，是睡眠过程中表现出来的各种功能障碍，包括失眠、早醒、睡眠倒错、过度嗜睡、睡眠呼吸障碍及睡眠行为异常等。阻塞性睡眠呼吸暂停低通气综合征（OSAHS）是睡眠障碍的一种主要形式，指多种原因导致睡眠状态下反复出现低通气和（或）呼吸中断，引起间歇性低氧血症伴高碳酸血症及睡眠结构紊乱，进而使机体发生一系列病理生理改变的临床综合征，主要临床表现为睡眠打鼾伴呼吸暂停及日间嗜睡、疲乏等。

目前，常用的睡眠监测设备分为 4 类：Ⅰ类为在睡眠实验室中，进行有监督的多导睡眠描记图（PSG），这是诊断 OSAHS 的"金标准"，夜间在睡眠室中持续监测 ≥ 7 小时，此方法精准，但费时且昂贵，很多患者难以耐受或接受；Ⅱ类为无人监督的 PSG；Ⅲ类是在Ⅱ类基础上改变的睡眠监测仪器，不需在睡眠室中进行，亦无专业人员监测；Ⅳ类为可连续记录 1 个或 2 个参数（气流或 SaO_2）的睡眠监测仪。美国睡眠医学会和加拿大相关指南指出，便携式诊断设备主要是可用于怀疑为中重度睡眠呼吸暂停患者的诊断，但不能用于无症状患者的常规筛查，也不适用于患有严重疾病或怀疑为中枢性睡眠暂停的患者。

睡眠呼吸暂停是指睡眠过程中口鼻呼吸气流停止 10 秒或以上，可分为中枢型、阻塞型、混合型三种。中枢型睡眠呼吸暂停无上气道阻塞，呼吸气流及胸腹部的呼吸运动均消失。阻塞型睡眠呼吸暂停为上气

睿眼观糖

120

道阻塞，呼吸气流消失，但胸腹呼吸运动仍存在。混合型兼有两者的特点。低通气是指睡眠过程中口鼻气流较基础水平降低≥30%伴动脉血氧饱和度降低≥4%；或口鼻气流较基础水平降低≥50%伴动脉血氧饱和度减低≥3%或微觉醒。每小时呼吸暂停低通气的次数称为睡眠呼吸暂停低通气指数（AHI）。若每夜7小时睡眠过程中呼吸暂停和（或）低通气反复发作30次以上，或睡眠呼吸暂停低通气发作≥5次/小时，并伴有白天嗜睡等临床症状，即可诊断为睡眠暂停低通气综合征。

OSAHS是一种以睡眠呼吸暂停为主要特征的全身广泛的多系统损害，患者易伴发2型糖尿病、代谢综合征、肥胖、脂质代谢紊乱、高血压、冠心病、脑卒中及认知障碍，甚至发生夜间猝死。越来越多的研究显示，糖尿病和OSAHS是伴行疾病，有报道2型糖尿病患者，轻度OSAHS的患病率可达23%～85%，中重度OSAHS患病率达23.8%～70%。

我院与北京大学人民医院、北京大学北大医院等联合开展了一项临床研究，使用便携式睡眠监测仪筛查住院2型糖尿病患者中阻塞性睡眠呼吸暂停（OSAHS）的患病率。该研究发现，住院2型糖尿病患者中OSAHS患病率为66.7%，其中中重度OSAHS（AHI≥15次/小时）患病率为20%。研究显示，睡眠中动脉血氧饱和度的最低值是增殖期糖尿病视网膜病变和脑梗死的独立危险因素，血氧饱和度最低值每增加1%，增殖期糖尿病视网膜病变风险降低5%，脑梗死风险降低3%。另有研究显示，OSAHS可以增加糖尿病周围神经病变、糖尿病肾病、糖尿病大血管病变的患病率，并且并发症的严重程度与OSAHS的严重程度有关。

OSAHS患者中糖尿病患病率高达40%以上，并且OSAHS可能影响多种内分泌激素的水平。皮质醇是应激激素之一，下丘脑－垂体－肾上腺轴（HPA 轴）与睡眠相关，OSAHS 时夜间缺氧可引起 HPA 轴变化，使皮质醇最低值较正常人升高。国外的研究对 50 例新诊断的 OSAHS 患者进行为期 3 个月的持续正压通气（CPAP）治疗，发现严重 OSAHS 患者夜间皮质醇在治疗后降低。OSAHS 患者中甲减的发病率较高。睡眠呼吸紊乱可引起胰岛素及类胰样生长因子等代谢调节激素分泌异常。有研究发现，OSAHS 患者睡眠低通气事件 ≥ 10 次 / 小时者较健康对照组有较高的胰岛素水平及更严重的胰岛素抵抗，这可能是 OSAHS 更易出现糖尿病的原因。除此之外，OSAHS 还可能影响生长激素、性激素等。

OSAHS 的治疗包括生活方式干预、持续正压通气（CPAP）、口腔矫治器、上气道刺激及手术治疗。其中，生活方式干预主要涉及减重及运动，调整睡姿为非仰卧位，戒酒，避免服用加重睡眠呼吸暂停的药物（如苯二氮䓬类、巴比妥、抗抑郁药及抗组胺药）。CPAP 主要适用于 AHI ≤ 5 次 / 小时但有过多呼吸相关微觉醒或过多白天嗜睡者、AHI ≥ 5 次 / 小时并伴有 1 项或多项临床症状或与睡眠呼吸暂停相关生理学异常者、AHI 为 5 ～ 15 次 / 小时且担任重要工作者（如飞行员及司机）及 AHI ≥ 15 次 / 小时者。荟萃分析显示，CPAP 可改善 OSAHS 患者的胰岛素敏感性。我院研究纳入 2 型糖尿病合并 OSAHS 患者 43 例，确诊 OSAHS 后在治疗方案稳定 4 周的基础上，给予至少 4 周、每晚至少 4 小时的 CPAP 治疗，结果显示，CPAP 治疗后，患者的 24 小时血糖波动幅度减小，HbA1c、空腹血糖均明显下降，胰岛素抵抗明显改善。CPAP 的疗效受机器因素及患者因素（耐受性、肥胖及解剖因素）影响，在 X 线或 CT 显示存在肺大泡、气道分泌物、气胸或纵隔气肿、血压明显降低或休克、脑脊液漏 / 颅脑外伤 / 颅内积气及患者不能合作

睿眼观糖

等特殊情况时应慎用。口腔矫治器则适用于轻中度睡眠呼吸暂停患者、对 CPAP 治疗依从性或效果不佳者。上气道刺激已被 FDA 批准用于治疗对 CPAP 治疗依从性不佳无法坚持的患者。

应用多导睡眠呼吸监测诊断 OSAHS 精确，但很多基层医疗单位由于场地和机器的限制难以广泛开展，便携式监测设备可以起到很好的补充作用，尤其是对于中重度 OSAHS。临床实践中，人们可通过人体测量学指标（BMI、颈围、腰围及口腔颌面特征），问卷（Epworth 嗜睡量表、Berlin 问卷、STOP 问卷、STOP-BANG 问卷、匹兹堡睡眠问卷等），临床预测模型（Kirby 等创建的 45 变量人工神经网络系统、El-Soih 等创建 12 变量的网络系统及 Laporta 等开发的临床决策支持系统），便携式筛查设备（Ⅲ类及Ⅳ类便携式监测设备），炎性生物标志物来确定 OSAHS 的高危人群。需强调的是，肥胖、年龄增长、男性、上气道解剖异常、家族史、酗酒、吸烟、过食辛辣食物、自身免疫性甲状腺病及甲状腺功能减退症、肢端肥大症、糖尿病等均是 OSAHS 的危险因素。糖尿病患者存在糖尿病控制困难伴难治性高血压、脑血管病反复发作、癫痫发作、老年痴呆或智力下降、性功能障碍、原因不明的慢性咳嗽或原因不明的红细胞增多症，应视为合并 OSAHS 的高危人群。就临床预测模型而言，人工神经网络（ANN）筛查 OSAHS 的敏感度及特异性分别达 98.9% 和 80%。我们在研究中应用 ANN 及问卷与便携式筛查设备联合应用的串联筛查模式均有很高的敏感度及特异性。OSAHS 导致夜间反复发生低氧血症、高碳酸血症和睡眠结构紊乱，对患者来说实际上是睡眠剥夺。不论睡眠时间缩短还是睡眠片段化均可导致应激状态，引起应激激素的释放，从而导致血糖升高。对于已经患有糖尿病的患者，慢性睡眠剥夺会使血糖波动，引起 HbA1c 的升高。OSAHS 作为引起睡眠障碍的最常见原因，是我们进行血糖干预的一个重要靶点。我们要提高对 2 型糖尿病患者进行 OSAHS 筛查的认识，重视糖尿病合并 OSAHS 筛查、诊断及治疗的新技术，立足于临床选择并应用经济、实用、依从性好的筛查及治疗方法。

☆ 糖尿病第六并发症：重要但未被认识

牙周炎是由牙菌斑中的微生物所引起的牙周支持组织的慢性感染性疾病，导致牙周支持组织的炎症和破坏，主要表现为牙周袋形成、进行性附着丧失和牙槽骨吸收，在糖尿病患者高发，被有的学者称为继心、脑、肾、眼、足并发症之后糖尿病的"第六并发症"。

牙周炎的诊断主要包括牙龈炎症、探诊出血、牙周袋深度和附着丧失等。依据轻重可分为 3 度：轻度牙周炎，指牙龈有炎症和探诊出血，牙周袋深度≤ 4mm，附着丧失 1 ～ 2mm；中度牙周炎，牙龈有炎症和探诊出血，也可有脓，牙周袋深度≤ 6mm，附着丧失 3 ～ 5mm，牙齿可有轻度松动，多根牙的根分叉区可有轻度病变；重度牙周炎，炎症较明显或发生牙周脓肿，牙周袋深度＞ 6mm，附着丧失≥ 5mm，牙多有松动。

糖尿病患者中口腔疾病尤其是牙周病患病率高，且往往合并较严重的牙周病。研究者对中国大庆市中某企业 3 万多人进行健康体检诊断糖尿病 432 例，随机抽取健康者 432 名作为对照组，均由经过统一培训的医生进行口腔检查。该研究发现与健康人相比，糖尿病患者中口腔疾病的患病率明显较高（87.37% *vs.* 48.15%），其中以牙周病为多（83.33% *vs.* 38.89%）。国外的一项研究显示，糖尿病患者发生牙周病的风险是健康者的4.8倍。不论2型糖尿病还是1型糖尿病患者，牙周病的患病率均显著高于健康人。我院内分泌代谢科和口腔科联合对2015—2016年在本院内分泌科住院的2型糖尿病患者按入院时间连续观察200例结果显示牙周炎的患病率为78.5%，重度牙周炎患病率为29%。

牙周病也会影响机体代谢状态，研究发现患有牙周病的人发生糖尿病的风险更高。美国国家健康和营养调查（2009—2010年）发现牙周炎患者中糖尿病患病率为12.5%，而无牙周炎者糖尿病患病率仅6.3%。合并牙周炎的糖尿病患者血糖控制更差，HbA1c更高，且更易合并多种糖尿病并发症，这种情况在1型糖尿病、2型糖尿病、妊娠糖尿病中均观察到一致的结果。

牙周炎的严重程度与血糖控制具有明显相关性，血糖越高，越容易出现牙周炎，而牙周炎程度越重，糖尿病患者的HbA1c也就越高。1996年印度希拉河社区个体研究是第一项观察牙周炎对血糖控制的研究，在至少2年的随访中，重度牙周炎导致血糖控制较差（HbAlc＞9%）。

牙周病与糖尿病并发症发生相关。一项研究随访1～11年，发现较无牙周炎的糖尿病患者相比，合并牙周炎的糖尿病患者伴有1种以上严重大血管并发症的比例更高（82% *vs.* 21%）。与无牙周病或轻度牙周病的2型糖尿病患者相比，伴有严重牙周病的2型糖尿病患者缺血性心脏病的病死率是其2.3倍，糖尿病肾病的病死率是其8.5倍。

最近更多的研究显示，糖尿病和牙周炎是互为影响的双向关系，两病互为伴发或共存疾病。糖尿病是患牙周炎的危险因素，同时牙周炎对血糖控制也是一个消极的影响因素。研究两种疾病的相互作用及其作用机制对两种疾病的诊断和治疗显得尤为重要。

糖尿病患者易发生牙周炎的机制包括：①血管病变和微血管病变、炎症因子作用、白细胞功能缺陷、病损愈合障碍及遗传因素等。糖尿病是以高血糖为特征的一种代谢病，可使大、小血管发生损伤。牙周炎时牙周组织会发生微血管形态、微血管血流和血管周围形态改变。②糖尿病患者体内炎症因子增高，可激活破骨细胞和胶原酶，导致骨和牙周组织破坏。③中性粒细胞是维护全身组织包括牙周组织健康的重要防御细胞，其数量和质量缺陷都与牙周组织的重度破坏有关，糖尿病患者中性粒细胞出现功能障碍。④糖尿病患者容易出现病损愈合障碍。高血糖状态可抑制位于循环末端组织内的成纤维细胞和成骨细胞活性，使骨基质、胶原生成减少，造成牙周、四肢等部位的修复再生能力下降，同时还可激活胶原酶，引起胶原破坏、牙槽骨丧失、牙齿松动脱落。⑤1型糖尿病患者牙周炎的发生与遗传相关。研究发现，1型糖尿病与人白细胞抗原（human leucocyte antigen，HLA）中 *DR*、*DQ* 基因的不利组合有关，导致失控、过度的炎症反应。同时，HLA–DR4 与侵袭性牙周炎又有着高度的相关性。所以，推测 *DR*、*DQ* 基因的不利组合可能是1型糖尿病与重度牙周炎之间共同的遗传学基础。

牙周炎是如何引起或促发糖尿病的呢？我们知道，在2型糖尿病的发生发展过程中，炎性反应起到重要作用。当 β 细胞不能维持正常血糖水平时，产生高血糖状态，胰岛内会有局部炎症因子和免疫细胞浸润，升高的促炎性反应炎症因子可以通过抑制胰岛素信号而促使胰岛素抵抗发生，进一步促进糖尿病发展。Iacopino 在研究牙周炎对糖尿病的作用时发现，牙周袋内有害细菌可进入血液中，引起机体的炎性反应并激活某些炎症因子，如果这种状态长期存在，免疫炎症可损伤或破坏胰岛 β 细胞，从而引起或加重糖尿病。在牙周炎中，炎性反应同样起了重要作用。牙齿表面形成的牙菌斑在牙龈组织上形成了一个微生物环境，导致调控炎症和组织损伤的主要介质分泌失衡，从而引发炎性反应，导致了牙周炎的发生。通过上述分析可以推测，炎性反应可能是 2 型糖尿病和牙周炎之间的共同发病机制。多项研究表明，IL-1β 在其中起到重要作用。我院的一项研究中，在糖尿病动物模型及糖尿病合并牙周炎患者中分别检测了 IL-1β 及其上游物质 NLRP3 炎症小体的表达，发现与单纯糖尿病或单纯牙周炎组相比，IL-1β 和 NLRP3 炎症小体 mRNA 表达在糖尿病合并牙周炎组明显升高。

牙周炎会对糖尿病患者的心理状态造成影响。我们对我院就诊的 2 型糖尿病合并慢性牙周炎患者的焦虑抑郁状况进行了调查，使用汉密尔顿焦虑抑郁量表进行评分，发现随着牙周炎程度的加重，患者焦虑、抑郁状态的患病率明显增高，在糖尿病合并重度牙周炎组，焦虑状态患病率达到 100%，抑郁状态患病率达到 87.9%。2 型糖尿病合并慢性牙周炎患者中抑郁焦虑状态的严重程度与年龄、糖尿病病程、剩余牙齿数相关。

牙周炎与糖尿病息息相关，不仅可以影响糖尿病患者血糖控制，还可以影响糖尿病患者的精神心理状态。在实际工作中，内分泌科医生及糖尿病患者对这两种疾病关系的认识是什么样的呢？我们选取我院 2010 年 12 月至 2011 年 2 月就诊的 2 型糖尿病患者 199 例，同时选取北京大学的五家临床医学院（北京大学第一医院、北京大学人民医院、北京大学第三医院、北京医院、积水潭医院）的内分泌科专科医生 54 名，通过个人访谈和调查问卷的方法评估医生和患者对糖尿病与牙周炎关系的认识。该研究发现患者对口腔保健知识认知正确率在1.5%～40.2%，而87%的医生较少关注牙周炎，医生精力有限、患者较少主诉及对牙周炎知识欠缺是其前3位的原因。因此，在以后的临床工作中，应该提高对医生和患者的宣教。

既然牙周炎会影响糖尿病患者的血糖，那么治疗牙周炎是否可以改善血糖控制呢？牙周炎的治疗包括牙周基础治疗（菌斑控制、洁治术和龈下刮治术等）、药物治疗、手术治疗（龈切术、翻瓣术、引导性牙周组织再生术）、激光治疗、正畸治疗等。2013—2016年的多项荟萃分析显示，牙周炎治疗可以改善2型糖尿病患者的血糖控制。与未治疗组相比，牙周炎治疗后患者的HbA1c可降低0.23%～1.03%。虽然大多的研究支持治疗牙周炎有助于改善糖尿病患者血糖控制，但亦有研究显示牙周炎的治疗对于改善2型糖尿病患者的血糖无明显作用。所以，仍需要更多大样本、高质量的随机对照研究对其进行验证。

糖尿病患者可以通过一些日常习惯预防牙周炎。①应定期检查口腔，一旦发现问题应积极治疗，将口腔并发症"消灭在萌芽状态"。②糖尿病患者应定期洗牙。应每半年到1年洗1次牙，以清除牙石、牙垢，不给细菌、真菌等致病菌藏匿、滋生的机会。③勤刷牙。至少早晚各刷1次，掌握正确的刷牙方法。④常漱口。患者吃完酸、甜食物后，最好用稀释的小苏打水（碳酸氢钠）或清水漱口。弱碱性水能纠正口腔内偏酸的环境，抑制细菌、真菌生长，避免龋齿、感染的发生。⑤选择合适的牙膏。有龋齿的患者宜选择含氟的牙膏；有牙周病的患者，选择说明书上标注"能缓解牙周病"的牙膏。

糖尿病增加牙周炎的风险，牙周炎影响糖尿病的血糖控制和预后。糖尿病合并牙周炎的患者牙齿脱落年龄明显提前。WHO提出了"8020"

计划，即在 80 岁时希望能够有 20 颗健康牙齿。中国 80 岁老人有 20 颗
牙齿的人数仅为 35% 左右，糖尿病合并牙周炎者其剩余牙齿数目明显
少于糖尿病不合并牙周炎者，因此，糖尿病患者要实现"8020"的梦想
压力更加巨大，普及宣传相关知识尤为重要。不管是糖尿病患者还是内
分泌科医生都应提高对牙周病及其他口腔疾病的认识和重视，预防并尽
早治疗牙周病，以使糖尿病患者获得更高的生活质量。

☆ 抑郁和焦虑弥漫在糖尿病的世界里

2016 年一名娱乐圈"小鲜肉"艺人的自杀再次让"抑郁症"这一
问题又一次走到大众面前，一时间在线上线下都引起了巨大的关注。其
实"抑郁症"并不是什么少见病，据不完全统计，目前全球约有 3.5 亿
名抑郁症患者，约占全球总人数的 5%。严重时抑郁症可导致自杀，抑
郁症也是自杀行为的最主要原因之一。全球每年因自杀而死亡的人数高
达 100 万人，也就是平均每 40 秒就有一个人自杀，其中 60% 的自杀者
此前处于抑郁状态，90% 的自杀者有心境障碍。抑郁症的终身患病率，
女性为 25%，男性为 12%，有 10% ～ 15% 的女性在产后半年内伴有抑
郁症状，怀孕期间更高。二战中英国的领导人丘吉尔也曾经是一位抑郁
症患者，他的一句话让人铭记至今："心中的抑郁就像一只黑狗，一有
机会就咬住我不放"。

抑郁症的典型表现包括：疲乏、精力减退；兴趣丧失，无愉快感；
联想困难或自觉思考能力下降；食欲减退或激增，体重有明显变化；性

欲减退；自我评价过低，自责或有内疚感；睡眠障碍，如失眠、早醒、嗜睡等；反复出现自杀意念或自杀自伤行为。

抑郁症的发生与多种激素相关。经典的"单胺假说"认为抑郁的发生与脑内 5- 羟色胺和（或）去甲肾上腺素减少有关，目前的抗抑郁药多针对该机制。另外，研究者发现应激事件可以诱发抑郁症。应激时下丘脑 – 垂体 – 肾上腺轴（HPA 轴）激活，肾上腺分泌皮质醇增加。正常情况下大脑中海马糖皮质激素受体表达水平最高，对应激反应非常敏感且易损，同时海马还发挥对 HPA 轴的负反馈作用。长期慢性应激使血及脑中皮质醇持续升高，令海马糖皮质激素受体表达与功能下调，造成海马损伤，海马不能完成正常情况下对 HPA 轴的负反馈抑制，从而使 HPA 轴的亢进得到维持，并进一步导致脑内 5- 羟色胺神经传导障碍。甲状腺功能低下可以导致抑郁，但抑郁症患者甲状腺功能不一定低下。多项研究显示，抑郁症患者的甲状腺功能基本在正常范围内，但与正常人相比，其 FT_3、FT_4 偏低，TSH 偏高，且 TSH 对 TRH 反应迟钝。女性抑郁症的患病率是男性的 2 倍，而在产后、经前期、围绝经期等特殊时期是女性情绪障碍的高发期。老年男性也是抑郁症的高发人群。这些都说明抑郁症与性激素可能相关。雌激素可以通过调节 5- 羟色胺、去甲肾上腺素等神经递质的传导参与抑郁症的起病，雌激素水平低下是抑郁症发生的危险因素，补充雌激素可以治疗产后抑郁症及围绝经期抑郁症。有观点认为，孕激素可以引起抑郁、沮丧和衰弱，怀孕时高黄体酮水平与心境障碍增多有关。低睾酮水平的男性更易患抑郁症，研究认为低睾酮可以改变中枢神经系统 5- 羟色胺功能，减少 5- 羟色胺受体密度，从而使老年人更易出现抑郁。

抑郁症经常与内科慢性疾病相伴出现。作为主要慢性病之一的糖尿病就经常伴发抑郁症或抑郁状态。国外流行病学研究显示，糖尿病患者中抑郁症的发病率是普通人群的 2～3 倍，有 20%～30% 的糖尿病患者共病抑郁症，将近 40% 的糖尿病患者伴有抑郁症状。国内研究提示约 27% 的糖尿病患者有不同程度的抑郁症状，另有资料提示老年糖尿病患者抑郁症患病率是 43.4%。抑郁症与糖尿病呈双向作用，合并抑郁症的糖尿病患者的慢性并发症增多，而糖尿病慢性并发症的数目和严重程度与抑郁症的发生风险呈正相关。中国的一项研究显示，在合并重度抑郁的糖尿病患者中，糖尿病慢性并发症的发生率高达 92.6%。另一项研究显示，糖尿病并发症数目是抑郁的独立危险因素，并发症＞4 个的患者患抑郁症的危险性是无并发症者的 1.847 倍。但糖尿病并发症增多导致抑郁还是抑郁后糖尿病并发症增多，并不明确。

血糖控制不佳、肥胖、不爱运动、饮食不健康、糖尿病病程长、糖尿病并发症多、多种降糖口服药的使用、胰岛素的使用、睡眠障碍、任何生活方式的改变等都可能出现血糖波动，均是糖尿病易合并抑郁症的危险因素。合并抑郁症的糖尿病患者对生活缺乏兴趣和激情，困倦、懒惰、久坐不愿意参加任何活动和运动，不愿意接受健康的生活方式、血糖监测和治疗、眼或足的并发症检查、HbA1c 或者胆固醇的检测，也是其糖尿病控制不佳的原因。虽然目前糖尿病和抑郁症之间的因果关系尚不明确，但这两种疾病的生理学、社会心理学因素都会对糖尿病患者的生活造成负性影响。

随着糖尿病的精神健康状况逐渐引起人们的关注，近年的糖尿病指南对糖尿病合并抑郁症进行了相关说明。2017 年 ADA 糖尿病诊疗标准强调了对抑郁症的筛查。指南认为医务人员应每年筛查所有糖尿病患者，特别是那些有自我报告抑郁症史的患者，对抑郁症状用适合的抑症筛查措施进行筛查，让筛查阳性的患者认识到进一步评估是必要的。在诊断出糖尿病并发症或有明显医学状态改变时，应考虑评估抑郁症。对于所有 65 岁及以上的老年糖尿病患者应考虑进行认知功能及抑郁症的筛查。抑郁症的治疗应该转诊到具有应用认知行为治疗、人际治疗或其他基于证据的治疗方法的有经验的心理健康医师，同时与患者的糖尿病治疗团队协作治疗。随机对照试验显示，给合并抑郁症的 2 型糖尿病患者予以认知行为治疗，可以增加患者的自我控制能力，有助于改变他们存在问题的生活方式，更有利于血糖的控制。

抗抑郁药物对血糖的影响各有不同。某些三环类抗抑郁剂和 5- 羟色胺再摄取抑制剂，如米氮平、帕罗西汀等，虽然可改善糖尿病患者的抑郁症状，但会引起体重明显增加，加重胰岛素抵抗，不利于血糖控制。对于无糖尿病者，使用抗抑郁药 2 年以上可以增加糖尿病患病风险，尤其是每日抗抑郁药剂量大或使用选择性 5- 羟色胺再摄取抑制剂或 5- 羟色胺拮抗剂的，而安非他酮可以降低体重，有利于血糖控制。

合并抑郁症的糖尿病患者除了需要专业的医疗干预，还需要更多的心理干预，这就需要其家人和朋友来协助。抑郁症不是一种选择，抑郁症就像一场心灵的感冒，可猝不及防地俘获任何人的健康。抑郁症不是单纯的"心情不好"，它是一种疾病，有着深刻的生理与生物学根源，与多巴胺、去甲肾上腺素、5- 羟色胺的分泌异常有关。抑郁症不是一种情绪，它是众多情绪感受失常的并发状态，包含沮丧、哀伤、低落、疲倦、焦虑、自责、绝望等。抑郁症不是由单一因素所致。抑郁症有很多可能的起因，包括大脑对心境的错误调节、基因易损性、生活中的压力事件、药物及药物滥用等问题。作为家人和朋友，应该为抑郁症的糖尿病患者更多关爱，有时也许仅仅给他们一个拥抱，告诉他们"我会陪

睿眼观糖

着你，一直在你身边"，就有可能改善原本可以避免的悲惨结局。

现实的讲，对于很多抑郁症患者，完全治愈很难实现，他们大多长期生活在"变好"和"治愈"之间的状态，而糖尿病患者大多是部分时间处于抑郁状态，其心理情况要明显好于抑郁症患者，心理调整相对容易些。重视糖尿病患者的负性情绪，对于改善其血糖控制，改善预后具有重要意义。

☆ 糖尿病认知功能减退：谁是恶魔？

有人认为，内分泌科住院患者的病情在住院患者中算是较轻的，但是内分泌科医生每次查房都会花费很长时间，这其中占据了大块儿时间的就是与患者的沟通，交代病情、患者教育，往往需要重复并确认很多遍。内分泌科医生的谈话技巧非常重要，当与患者进行长时间的沟通之后，内分泌科医生都会感慨："这一个疗程的'话疗'结束了"。而部分长病程糖尿病患者需要长时间反复沟通，可能与其认知功能损害有关。

认知是人脑接受外界信息，经过加工处理，转换成内在的心理活动，从而获取知识或应用知识的过程，包括记忆、语言、视空间、执行、计算和理解判断等方面。认知障碍是指上述几项认知功能中的一项或多项受损，并影响个体的日常或社会能力。影响认知功能的因素很多，包括年龄、性别、受教育程度、健康状况等。

20世纪20年代，西方学者开始关注糖尿病对认知功能的影响。Nielsen发现糖尿病患者易出现脑部广泛纤维化、神经元死亡和轴突变性，从而提出"糖尿病脑病"的概念，指出糖尿病是神经功能减退的一个重要危险因素。迄今大量流行病学资料显示，糖尿病患者发生认知功能障碍的风险增高，糖尿病不仅与血管性痴呆有关，也与阿尔茨海默病性痴呆相关。流行病学资料显示，糖尿病患者发生轻度认知功能障碍较非糖尿病患者增加 1.5 倍，发生痴呆的风险为 1.3 ～ 3.4 倍，糖尿病的血糖波动和低血糖是重要的独立危险因素，在校正性别、年龄、病程、受教育程度、胰岛素治疗、HbA1c 之后依然风险倍增。一项荟萃分析显示，与非糖尿病患者相比，糖尿病患者发生血管性痴呆的相对危险性是其 2.5 倍，发生阿尔茨海默病的相对危险是其 1.46 倍。上海一项针对 60 岁以上 2 型糖尿病患者的研究发现，2 型糖尿病患者中轻度认知功能损害的发生率为 42.99%，重度认知功能损害的发生率为 20.50%。随着检查技术的进步，一些辅助检查手段也证明了糖尿病对脑组织的影响。核磁共振成像研究发现糖尿病患者脑萎缩的患病率比对照组高。海马在记忆信息转换、认知功能方面具有决定性的作用，但海马比其他脑区更易受低血糖和缺氧的影响。质子磁共振波谱研究表明 2 型糖尿病会导致脑代谢变化。一系列研究均表明，2 型糖尿病是认知功能障碍的独立相关因素。

影响糖尿病患者认知功能的因素很多，包括年龄、受教育程度、用药情况、血糖控制水平、糖尿病并发症、糖尿病病程、糖尿病治疗方法、心理因素、遗传因素等。①血糖控制水平。研究发现血糖控制不良的老年 2 型糖尿病患者在学习、推理及复杂精神运动功能方面表现比血糖控制较好的老年 2 型糖尿病患者更差。控制高血糖可以明显改善 2 型糖尿病患者某些方面的认知功能。而严重低血糖，可能是导致糖尿病相关痴呆的重要因素之一，应尽量避免低血糖，尤其是老年患者和曾经出现过无症状性低血糖者更应该高度重视。②糖尿病并发症。研究表明，合并高血压的 2 型糖尿病患者的认知功能损害较单纯 2 型糖尿病或高血压患者更为严重。另有研究发现 2 型糖尿病患者的认知功能障碍与糖尿病微血管并发症有关。并发症的多寡、严重程度均与认知功能有关。③糖尿病病程。研究发现 2 型糖尿病患者的基线认知功能障碍和认知功能减退程度与病程呈正相关。病程 15 年以上的 2 型糖尿病患者发生认知功能障碍的危险性显著增加。④糖尿病治疗方法。未使用任何药物治疗的患者认知功能最差，胰岛素治疗较口服药治疗发生痴呆的危险性高。当然这并不意味着外源性胰岛素就与认知功能障碍有关，有可能胰岛素使用者年龄更大、病程更长、血糖控制更差、并发症更多。⑤心理因素。糖尿病患者抑郁症患病率显著增高，其发生与血糖控制不良有关，同时可增加患糖尿病并发症的危险。有研究者认为，抑郁是联系 2 型糖尿病与认知功能减退关系的重要环节，或者是 2 型糖尿病认知功能减退的独立危险因素。

糖尿病认知功能障碍的发病机制尚不清楚。许多研究者认为，糖尿病认知功能损害是多因素、多环节的致病过程。慢性高血糖和糖基化终末产物可损伤脑血管内皮功能，导致脑动脉粥样硬化，脑血流量减少，严重动脉硬化还会造成多发性、出血性或局部缺血性脑梗死，导致脑部部分中枢功能丧失。有研究者认为脑血管病变引起的多发性脑梗死和缺血性脑白质损伤是糖尿病患者发生血管性痴呆的主要原因。高胰岛素血症、胰岛素信号转导途径异常及高血糖造成的中枢神经细胞损伤也是导致认知功能下降的重要原因。在治疗中可能出现低血糖甚至是严重低血糖，因为其自身既不能合成糖原，也不能利用其他能源，大脑本身储存的葡萄糖仅能维持中枢神经系统正常活动 5 ～ 10min，长时间严重低血糖将会不可逆地损伤脑组织。低血糖的发生在很大程度上加剧了认知功能障碍。除低血糖外，波动性的血糖异常也通过氧化应激、炎症反应等

糖尿病伴发病与共病

多种途径导致血管内皮功能异常和细胞凋亡，从而影响认知功能。

如何发现患者是否有认知功能下降呢？首先应提高对认知功能障碍的认识和警觉。糖尿病患者本人或家人也应给予相应的关注，当感到记忆力、定向力、计算力、理解能力等方面迅速下降时，患者和家属应主动求诊，不应满足于"年纪大了脑子不灵光了"这种解释。医院主要通过量表评分的方式评估认知功能。目前在国际上应用和影响力较广的认知缺损筛查量表是简易智能精神状态检测量表（mini Metal state examination，MMSE），该表简单易行，在国内外广泛应用，是认知功能障碍筛查的首选量表，包括 7 个方面：时间定向力、地点定向力、即刻记忆、注意力及计算力、延迟记忆、语言、视空间，共 30 项题目，每项回答正确得 1 分，回答错误或答不知道评 0 分，量表总分范围为 0 ～ 30 分。测验成绩与文化水平密切相关，正常界值划分标准为：文盲＞ 17 分，小学＞ 20 分，初中及以上＞ 24 分。低于正常界值即考虑为认知功能障碍。蒙特利尔认知评估量表（MoCA）也常用于认知功能的评价。与 MMSE 相比，MoCA 对于单个认知域受损的轻度认知障碍和可疑痴呆的患者的筛查更敏感，涵盖的认知域更广泛、全面，但需要患者具有一定的文化水平及配合能力，并且耗时相对较长，一般需要约 10min 甚至更长。有人建议可将两者结合用于认知功能筛查。

若在医院做量表发现患者的确出现了认知功能障碍，应劝告其不必慌张或抑郁，三级医院或专科医院一般有相应的医师或医师团队，可以结合患者情况通盘考虑并制订出更适宜的治疗方案。①选择合适的血糖控制目标。高水平 HbA1c 与认知功能减退相关，应进行良好的血糖控制。2017 年，ADA 认为对已有认知功能障碍或痴呆的患者进行强化血糖控制并无益处，治疗应首先避免严重低血糖，适度宽松的血糖控制策略才是明智之举。②选择合适的降糖药物。有研究显示胰岛素可改善阿尔茨海默病患者认知和记忆能力，但未被广泛证实。胰岛素增敏剂（如吡格列酮）对阿尔茨海默病患者的认知功能也有改善。新型降糖药GLP-1 受体激动剂和 DPP-4 拮抗剂可能有神经保护的作用，在动物实验中 GLP-1 受体激动剂可以改善包括学习和记忆在内的认知功能。但目前哪种药物在降糖同时能有效保护脑功能仍不清楚。效果更加明确的方法可能是生活方式的改善。运动可以保护大脑功能，其中有氧运动可以减慢神经退行性病变进程及与年龄相关的神经突触、神经纤维网减少的速度，降低脑血管疾病的风险，从而减小认知功能减退及痴呆发生的风险。③强调糖尿病患者的自我管理的重要性。经常用脑、进行智力游戏、计算、记忆等对延缓脑功能减退具有意义。

对于合并认知功能障碍的糖尿病患者很难进行有效的血糖管理。糖尿病认知功能障碍与严重低血糖是一个相互促进的恶性循环回路，认知功能障碍导致对低血糖缺乏感知，不出现相应的临床征象。认知功能障碍又有可能使患者执行错误的治疗方案，如重复用药、重复胰岛素注射、误餐或漏餐等。因此，糖尿病合并认知功能障碍患者需要更多的来自家庭及医护人员的支持。在糖尿病血糖控制的药物选择上，尽可能选择低血糖风险小的"抗糖尿病药"，慎重应用促泌剂和胰岛素，即使是低血糖风险小的药物在联合治疗时也要密切关注合用带来的风险。对于缺乏监护及医疗照看的认知功能障碍的老年糖尿病患者，除非必要，一般不给予胰岛素强化治疗。

"上医治未病"，我们应通过控制危险因素预防认知功能障碍的发生，给糖尿病患者带来更大的获益。综合管理糖尿病，减少血糖波动、减少低血糖发生、降低 HbA1c、改善胰岛素抵抗和高胰岛素血症、延缓动脉粥样硬化的发生等，是预防认知功能下降的重要措施。糖尿病相关的认知功能障碍已成为越来越重要的临床问题，不论是早发的糖尿病患者还是老年糖尿病患者。

在糖尿病的治疗中，我们要"不忘初心"，以减少并发症和改善生活质量为目标，更加深入地了解糖尿病认知障碍相关的病理生理学机制，实施更加前移和有效的预防和干预策略。

睿眼观糖

☆ 阿尔茨海默病也是糖尿病？

痴呆综合征是由脑部疾病所致的综合征，通常为慢性或进行性，出现多种高级皮质功能的紊乱，包括记忆、思维、定向、理解、计算、学习能力、语言和判断能力。诊断基本条件是存在上述足以影响个人日常生活的记忆和思维减退，并且至少存在 6 个月。根据国际阿尔茨海默病学会（ADI）2015 年发布的数据，2015 年全球有超过 4600 万人患有痴呆，超过了西班牙全国的人口数，平均每 3 秒就会有一例新发痴呆出现，到2030 年，患痴呆的人口数预计达到 7470 万人。

痴呆综合征可有多种病因，包括神经系统变性病：阿尔茨海默病、路易体痴呆、帕金森病痴呆；血管性痴呆：脑梗死性痴呆、脑出血性痴呆、小血管性痴呆；外伤后痴呆：拳击手痴呆；感染：艾滋病相关脑病、克雅病；中毒：酒精依赖性痴呆；颅内占位病灶：肿瘤；代谢及内分泌疾病：维生素 B_{12} 缺乏、wernick 脑病、叶酸缺乏；其他，如正常颅压脑积水、精神疾病等。国外数据显示，最常见的痴呆类型为阿尔茨海默病，60% 的痴呆综合征均是由阿尔茨海默病引起。

阿尔茨海默病（Alzheimer's disease，AD）即常说的"老年痴呆"，它是一种最常见的神经系统退行性疾病，临床以进行性记忆缺失、认知损害和人格改变为特征，并逐渐进展为严重痴呆。1906 年，德国精神科医生阿尔茨海默首次发现了这种疾病。由于缺乏有效的早期诊断和治疗措施，AD 已经成为继心脑血管疾病和恶性肿瘤之后威胁人类健康的第三大杀手。据专家估计，中国 AD 患者已超过 500 万，占全世界的 1/4，而且，随着中国人口老龄化进程的加快，AD 患者数将进一步增加。

目前，AD 的发病机制并未完全明确，但在很多研究中，人们发现 AD 伴随着一系列组织病理学、分子生物化学以及细胞信号通路的异常变化，包括神经细胞死亡、神经元纤维缠结、β 淀粉样蛋白及其前体的聚集和线粒体功能受损、促凋亡基因的表达和信号通路的增加、细胞能量代谢改变及慢性氧化应激等。近年来，越来越多的研究发现，AD 与 2 型糖尿病存在着千丝万缕的联系。关于 2 型糖尿病和 AD 是否存在联系的临床调查，最早开始在荷兰的部分地区，该研究跟踪了 6370 例无痴呆者 2.5 年，其中 126 例发展为痴呆，89 例最终被确诊为 AD，患有 2 型糖尿病的受检者发生 AD 的概率比正常人高出 1 倍，在需要通过注射胰岛素控制病情的受检者中这一概率则高出了 3 倍。

2 型糖尿病中阿尔茨海默病患病率较正常人明显升高，但众所周知 2 型糖尿病主要的发病机制是胰岛素抵抗，那么胰岛素抵抗是否也促进阿尔茨海默病的发生呢？研究发现，胰岛素并不仅仅是调节血糖和能量代谢的一种重要激素，而且作为一种神经营养因子参与神经细胞存活和学习记忆形成，并且能抑制神经细胞凋亡。胰岛素还能改变神经细胞的形状，促进神经细胞多元化，并帮助不同的神经细胞之间建立连接。研

糖尿病伴发病与共病

究显示，用某种手段降低大脑内负责思维和记忆的海马区和前额叶的胰岛素水平，将直接导致认知力下降、反应迟钝。胰岛素还能够调节神经递质（如乙酰胆碱）的功能，而后者是促进记忆和学习能力的重要因子。所以若出现胰岛素信号转导障碍，必然会导致认知功能障碍。

近年来研究证实，胰岛素除了在胰腺产生、经过血脑屏障入脑以外，还可以在人的大脑组织中合成。与认知相关的结构，如海马、内嗅区、大脑皮层均能分泌胰岛素，并存在高密度的胰岛素受体。由神经细胞分泌的胰岛素可以通过自分泌或旁分泌对周围的神经细胞及自身细胞发挥刺激胰岛素信号通路的作用，从而维持神经细胞存活、对抗神经细胞凋亡、促进神经细胞突触形成。大脑中除了产生胰岛素，还能产生胰岛素样生长因子，它们对神经细胞的生长、代谢、存活、再生也发挥重要作用。2005 年，美国学者发现胰岛素和胰岛素样生长因子 –1（IGF–1）、胰岛素样生长因子 –2（IGF–2）及其受体在 AD 患者的大脑中很多区域的表达显著降低。这样的结果把 AD 与胰岛素明确联系在了一起，也第一次提出"AD 可能是 3 型糖尿病"的假说。该假说认为，阿尔茨海默病是一种与 1 型糖尿病和 2 型糖尿病具有相似特征的脑特异型胰岛素相关通路障碍，脑组织中产生胰岛素的神经元死亡，或存活的神经元对胰岛素抵抗，同时伴有脑内胰岛素水平下降，对维持神经元存活起重要作用的胰岛素样生长因子 –1（IGF–1）及其受体水平也降低，此类患者可同时存在糖尿病或外周糖代谢异常。这个假说为阿尔茨海默病患者带来了一个新的希望。众所周知，阿尔茨海默病至今没有有效的治疗措施，一旦患病后患者基本束手无策，只能等待着病魔一点点吞没自己的记忆和生活能力。而"阿尔茨海默病可能是糖尿病"这个发现为我们提供了一个潜在的新的治疗方向：改善胰岛素抵抗、提高胰岛素敏感性的糖尿病治疗药物或许可以用来延缓 AD 的进程。

有研究报告，胰岛素增敏剂罗格列酮可以增强胰岛素对突触的保护作用。对 AD 前期和 AD 早期患者进行的研究发现，服用 6 个月的罗格列酮可以使患者的记忆力和注意力水平保持稳定，而未服药的人这两方面的能力会减退。有研究报道，另一种胰岛素增敏剂吡格列酮也可以延缓 AD 的进展。2013 年报道的一项观察性研究表明，2 型糖尿病患者使用二甲双胍治疗可显著减少发生 AD 的危险性。日渐热门的降糖药 GLP-1RA 可以通过减轻 AD 动物模型脑内的氧化应激损伤保护神经细胞，近期也有 2 型糖尿病患者应用 GLP-1RA 后认知功能评分改善的报道。

虽然有些可喜的研究结果，但这个假说还存在一些疑问，如很多患糖尿病的老年人并没有同时患阿尔兹海默病，反之亦如此，这说明两者不完全是对应的关系，可能还存在一些其他的未知因素。两者间发生联系的病理生理机制也并不清楚。降糖药物能否应用于阿尔茨海默病的治疗还有待探索，不论降糖药物能否预防或治疗阿尔茨海默病的老年痴呆，我们也应关注血糖，保持相对良好的血糖水平。

☆ 与内分泌医生相关的两种疾病

内分泌疾病主要指内分泌腺或内分泌组织本身的分泌功能和（或）结构异常时发生的临床症候群，同时还包括激素来源异常、激素受体异常和由于激素或物质代谢失常引起的生理紊乱所发生的症候群。代谢疾病是在体内生物化学过程发生障碍时，代谢物质如脂肪、蛋白质、嘌吟、钙、铜等堆积或缺乏而引起的疾病。内分泌代谢疾病病因繁杂、种类繁多，是内科系统疾病中病种最多的科室之一。前段时间一篇名为"医院各科室霸气对联"的帖子曾在医生的朋友圈里热转。其中内分泌科的对联为：上联：尿里含糖，不是浪费是糖尿；下联：眼中有神，不是漂亮是甲亢；横批：就这俩病。虽然是玩笑，但是不可否认，内分泌代谢疾病专业虽然疾病种类众多，也可以说是内科专业病种最繁多、最复杂的专业之一，但就患病率而言，糖尿病和甲状腺疾病是患者数最多，也是内分泌门诊最常见的两大疾病。糖尿病是由多种因素引起的一种全身性代谢异常综合征，糖尿病患者经常存在胰岛素、胰高糖素以外的多种激素分泌功能异常，且某些激素可能作为病因参与糖尿病的发病过程，或多种激素的异常可以引起继发性糖代谢异常。在这诸多的内分泌功能异常中，甲状腺功能异常与糖代谢异常有密切关系。

甲状腺激素几乎作用于机体的所有组织，调节新陈代谢与生长发育。甲状腺激素是胎儿和新生儿脑发育的关键激素，与生长激素具有协同作用，调控幼年期生长发育。对于成年人，甲状腺激素主要调节能量和三大营养物质代谢，并通过促进机体代谢，影响器官系统功能。甲状腺激素可以增强能量代谢，提高基础代谢率，使全身绝大多数组织的基础耗氧量增加，产热量增大。生理水平的甲状腺激素对蛋白质、糖、脂肪的合成和分解代谢均有促进作用，而大量的甲状腺激素对分解代谢的促进作用更明显。甲状腺功能受下丘脑 – 腺垂体 – 甲状腺轴调节。下丘脑释放的促甲状腺激素释放激素（TRH）通过垂体门脉系统刺激腺垂体分泌促甲状腺激素（TSH），TSH 刺激甲状腺滤泡增生、甲状腺激素合成和分泌；当血液中游离的 T_3 和 T_4 达到一定水平，又会产生负反馈效应，抑制 TSH 和 TRH 的分泌，从而达到甲状腺功能的相对稳定。

有关于糖尿病和甲状腺疾病关系的研究报告显示，糖尿病患者甲状腺功能异常的患病率较高，是普通人群的 2～3 倍。不同研究显示，糖尿病患者中甲状腺疾病的患病率差异很大，这可能与糖尿病分型和患者的性别有关。1 型糖尿病及女性患者甲状腺疾病的患病率更高。一项针对印度 50 例 1 型糖尿病患者的研究显示，其中 60% 的患者伴有自身免疫性甲状腺疾病，这其中的 40% 患者又伴有甲状腺功能紊乱（24% 甲状腺功能减退，8% 亚临床甲状腺功能减退，8% 甲状腺功能亢进）。在一项社区人群的调查中，2 型糖尿病中甲状腺疾病的患病率为 10.4%～31.4%。在住院 2 型糖尿病患者中甲状腺疾病的患病率高达 58.2%。Perros 等研究发现，糖尿病患者甲状腺疾病的患病率为 13.4%，其中女性 1 型糖尿病患者甲状腺疾病的患病率最高（31.4%），男性 2 型糖尿病患者甲状腺疾病的患病率最低（6.9%）。2010 年发表的一篇荟萃分析发现在 10 920 例糖尿病患者中，甲状腺疾病的患病率为 11.0%，1 型糖尿病和 2 型糖尿病患者甲状腺疾病的患病率无明显差异，但女性糖尿病患者甲状腺疾病的患病率是男性的 2 倍。中国也有多项研究观察 2 型糖尿病患者的甲状腺功能，所报道的甲状腺功能异常患病率为 16%～26%，明显高于正常人群，且以女性多见，随年龄和糖尿病病程增加而增加。

糖尿病伴有的甲状腺疾病出现的甲状腺功能异常，包括以下状态：临床甲亢、亚临床甲亢、临床甲减、亚临床甲减，其中以甲减和亚临床甲减最为常见。有人回顾性分析 420 例住院 2 型糖尿病患者甲状腺功能相关指标，发现其甲状腺功能异常患病率为 15.71%，其中甲亢 3.57%，甲减 8.10%，低 T_3 综合征组 4.05%。甲减患者中，亚临床甲减患病率（4.52%）最高。有研究横断面调查 1194 例糖尿病患者的甲状腺功能，发现亚临床甲减占糖尿病合并甲状腺疾病的 46.46%，明显高于其他甲状腺疾病。国内北京大学人民医院纪立农教授牵头对内分泌门诊老年 2 型糖尿病合并甲状腺功能异常患病率进行调查（CROSS-DT 研究），于 2015年 4 月—2016 年 12 月在全国 24 个内分泌临床中心门诊共收集 1677 例患者，该研究旨在为制定老年糖尿病患者中合并甲状腺疾病的诊治策略提供依据。我院作为分中心之一参与了此项研究，研究显示既往甲状腺异常者占 14.6%，新诊断甲状腺功能异常者占 9.12%，总计甲状腺功能异常的患病率是 23.79%，甲状腺功能减退是主要的患病类型。同时，女性糖尿病患者甲状腺功能异常的患病率显著高于男性（67.76% *vs.*32.24%）。家族史与老年糖尿病患者甲状腺功能异常患病相关。合并甲状腺功能异常者血脂异常的发生率显著升高，骨质疏松症发生率显著增加，且冠心病的发生率有增高趋势。研究显示，中国老年 2 型糖尿病患者甲状腺功能异常发生率高，应当积极筛查，尤其是对于高危人群，而对于糖尿病合并甲状腺功能异常者积极处理有利于改善代谢异常状况，改善预后。

当糖尿病遇上甲状腺疾病，糖代谢又会受到什么影响呢？甲状腺激素可以通过多种途径调节葡萄糖代谢。甲状腺激素能加速肠黏膜吸收葡萄糖，增加外周组织利用糖以及糖原的合成与分解，提高糖代谢速率。甲状腺激素还能增强肝糖异生，增强肾上腺素、胰高血糖素、皮质醇和生长激素的升糖作用。甲状腺激素水平升高还能加重胰岛素抵抗。因此，甲状腺功能亢进症时血糖可以明显升高，甲状腺功能减退症同样会影响糖代谢。甲状腺功能减退症肝糖生成减少，肠道对葡萄糖吸收减少，但同时外周组织对葡萄糖的利用减少，葡萄糖刺激的胰岛素分泌有所增加，机体一定程度上出现或加剧胰岛素抵抗。促甲状腺激素对糖代谢亦可能发挥作用，但目前研究较少，结论也不相同。有研究显示，促甲状腺激素升高可以引起胰岛素抵抗，但亦有很多研究提示促甲状腺激素水平与胰岛素抵抗无关。

遗传和自身免疫因素有可能是糖尿病与甲状腺疾病同时发生或相继在同一个体发病的基础。1 型糖尿病和自身免疫性甲状腺病均存在免疫系统功能紊乱，两者关系密切。而 2 型糖尿病由于遗传缺陷和易感性，加之外部环境、情绪、病毒等因素的影响，也与甲状腺疾病相互联系。1 型糖尿病发生大多与胰岛 β 细胞的自身免疫损害相关，体内可以检测到针对胰岛的自身抗体水平增高。一定程度上可以说 1 型糖尿病是一个自身免疫疾病。自身免疫疾病患者存在免疫反应缺陷，易于在同一个体出现多组织或多系统损害。研究发现，15% ～ 30% 的 1 型糖尿病患者存在自身免疫性甲状腺疾病，其中主要类型是慢性淋巴细胞性甲状腺炎，伴或不伴甲状腺功能异常。一项针对 1 型糖尿病患者的研究显示，23.4% 的患者甲状腺过氧化物酶抗体呈阳性，7.8% 的患者甲状腺球蛋白抗体呈阳性。另一项研究对 1508 例 2 型糖尿病、76 例经典 1 型糖尿病、44 例成人隐匿性自身免疫糖尿病（LADA）和 256 例未分型糖尿病（NTDM）患者进行甲状腺过氧化物酶抗体（TPO-Ab）检测，发现 2 型糖尿病患者 TPO-Ab 的阳性率为 14.59%，典型 1 型糖尿病组为42.11%，NTDM 组为 31.25%，LADA 组为 63.64%。

基于糖尿病和甲状腺功能紊乱之间复杂的关系，目前已有一些指南提出，应在新诊断的糖尿病患者中进行基线甲状腺功能筛查，同时进行甲状腺相关抗体的检测，一定程度上有助于新诊断糖尿病的分型；英国甲状腺学会指出，新诊断的糖尿病患者基线时还应筛查甲状腺过氧化物酶抗体水平，且每年均应监测甲状腺功能。值得强调的是，上述指南给出的建议仅针对 1 型糖尿病患者，基于卫生经济学的考量，2 型糖尿病患者只有在怀疑存在自身免疫性甲状腺疾病的可能时才建议行甲状腺功能测定。国家卫生健康委员会委托中华医学会糖尿病学分会制定的 1 型糖尿病临床路径把甲状腺激素和相关抗体检测列为有条件时的筛查项目。有学者认为，对于 50 ～ 55 岁的高危人群，尤其是女性糖尿病患者或伴有提示性症状、自身抗体滴度增高或血脂异常时，应进行甲状腺功能监测。对于孕妇而言，无论是糖尿病还是甲状腺功能异常均会对母体及胎儿产生影响，所以常规都要筛查血糖和甲功。鉴于甲状腺功能异常对糖代谢影响巨大，甚至可以引起继发性糖代谢异常或糖尿病，因此，甲状腺功能异常的患者应当定期监测血糖，以及时发现血糖水平的异常。当两者同时存在时，治疗上要注意两者兼顾，例如当甲状腺功能亢进合并糖尿病时，患者在饮食控制方面就不宜过于严格，适当增加热量和蛋白质比例，否则无法满足此时的高代谢状态，在甲状腺功能亢进得到控制后再进行饮食的调整。同时还要注意甲状腺激素异常对血糖水平的特殊影响，以防止血糖波动剧烈。而积极应对糖尿病对甲状腺亦有裨益，近来还有研究发现，很多改善血糖的药物亦能改善甲状腺功能。

甲状腺疾病和糖尿病，两者既可以单独出现，也可以先后发病、同时存在。无论是先天遗传，还是后天免疫、代谢调控的失常均可以引起机体内分泌紊乱，为这两种疾病的滋生提供"温床"。我们应该提高对两者的认识，开展两种疾病合并存在的病理机制和临床特点的研究，采取合理的措施积极预防治疗。

☆ 这种"酸"伴随着"甜"

这里的"酸"指的是尿酸,"甜"是指葡萄糖。尿酸是人体内嘌呤代谢的终产物,主要由细胞代谢分解的核酸和其他嘌呤类化合物以及食物中的嘌呤经酶的作用分解而来。人体中尿酸 80% 来源于内源性嘌呤代谢,来源于富含嘌呤或核酸蛋白食物的仅占 20%。嘌呤代谢途径中的酶出现缺陷时,尿酸生成可增多。人体产生的尿酸约 1/3 由肠黏膜细胞分泌入肠腔,随粪便排出;另 2/3 经肾随尿排出。当肾小球滤过减少、肾小管重吸收增多、肾小管分泌减少、尿酸盐结晶沉积等情况时,尿酸排泄出现障碍。尿酸生成增多或尿酸排泄减少,均会使血尿酸升高。

尿酸是一种重要的生理性天然抗氧化剂、铁螯合剂、自由基清除剂。正常生理水平的血尿酸是血浆抗氧化作用的主要成分之一,对人体具有保护作用,可清除氧自由基和其他活性自由基,增强过氧化物歧化酶活性,阻止其降解,防止细胞过氧化,延长细胞生存,保护 DNA。较低水平的尿酸与帕金森病、阿尔茨海默病相关,而较高水平的尿酸可引起痛风,并且是心血管疾病的独立危险因素。

长久以来,提起尿酸,人们更易联想到痛风,联想到高尿酸血症对肾脏及关节的损害。近年,越来越多的证据表明高尿酸对健康的威胁远不止于此。高尿酸血症可与肥胖、胰岛素抵抗、高血糖、高血压及血脂异常等代谢疾病伴发,是代谢综合征的关联组成。

全球高尿酸血症的患病率在逐年上升。随着经济的迅猛发展及饮食结构的改变，中国高尿酸血症的患病率亦逐年升高。目前，中国还缺乏全国范围的大样本人群高尿酸血症患病率的流行病学资料，但是据不同地区的报告显示，20世纪80年代初期，北京、上海、广州等发达地区的高尿酸血症患病率男性为1.4%，女性为1.3%。来自山东沿海地区的人群报告，2004—2009年的5年间高尿酸血症的患者数急剧增加，2009年该地区高尿酸血症患病率为16.7%，尤以30岁以下人群的患病增加为主。据2013年发布的高尿酸血症和痛风治疗的中国专家共识报告引用文献显示，2010年部分经济发达城市和沿海地区的高尿酸血症患病率高达23.5%，部分地区近几年的资料显示高尿酸血症的患病率甚至大于30%。研究发现，糖尿病及糖调节受损的患病率在高尿酸血症人群中明显升高。一篇对前瞻性队列研究的荟萃分析发现，高尿酸血症可显著增加糖尿病的发病风险，尿酸水平每升高1.0mg/dl（60μmol/L），2型糖尿病的发生风险增加6%。中国上海长风研究对6511名社区居民进行横断面研究，发现高尿酸血症组的糖代谢异常患病率、血糖和HbA1c均高于正常尿酸组。对其中2077例社区居民进行前瞻性随访，发现基线高尿酸血症人群发生糖尿病的风险是正常尿酸人群的1.571倍。日本的研究发现，即使尿酸水平在目前界定的正常参考值内，但处于上4分位的个体患糖尿病的风险依然增高。高尿酸血症是预测糖尿病发生的独立危险因素。

不仅如此，尿酸与糖尿病并发症也密切相关，血尿酸水平升高可增加糖尿病并发症的进展风险。尿酸水平每升高1.6mg/dl（96μmol/L），心脑血管疾病、糖尿病肾病、视网膜病变等糖尿病大血管及微血管并发症的患病风险上升28%，死亡风险升高9%。另一项研究显示，在1型糖尿病患者中，尿酸每增加 60μmol/L，蛋白尿风险增加 80%。在 2 型糖尿病患者中，高尿酸血症使蛋白尿或肾小球滤过率下降的风险增加 2 倍。

既然高尿酸是 2 型糖尿病及其并发症发生发展的独立危险因素，那么降尿酸治疗是否有助于改善胰岛功能呢？动物研究发现给予别嘌醇降低高尿酸小鼠模型的血尿酸水平后，原先的高胰岛素血症较用药前有所好转，且胰岛素敏感性也得到相应改善。一项 Meta 纳入 7 项在高尿酸血症伴或不伴 2 型糖尿病患者中进行降尿酸治疗的随机对照研究分析，发现降尿酸治疗可以降低空腹胰岛素水平与胰岛素抵抗指数，但对空腹血糖和胰岛 β 细胞无影响。降低尿酸亦可以减少糖尿病并发症的发生，尤其是糖尿病肾病和心血管并发症。

一项随机对照试验将 176 例 2 型糖尿病合并无症状高尿酸血症的患者分为两组，一组予别嘌醇降尿酸治疗，一组不予降尿酸治疗，随访 3 年。该研究发现 3 年后，别嘌醇治疗组血尿酸降低，尿微量白蛋白排泄量和血肌酐降低，肾小球滤过率升高，糖尿病肾病和高血压的发病率亦呈降低趋势。同时该研究还发现控制血尿酸后可以降低患者的颈动脉内中膜厚度，减缓动脉粥样硬化的发生。另一项意大利的大样本研究，证实高尿酸水平是 2 型糖尿病患者肾功能下降的一个独立的强烈预测因子，高尿酸水平可使慢性肾脏病进展的危险性增加约 2 倍。降低血尿酸水平有助于延缓 2 型糖尿病患者肾功能不全的发展。

高尿酸血症和 2 型糖尿病及并发症密切相关，降低血尿酸水平有可能改善胰岛素抵抗和减少并发症发生，但国内外深层次的机制相关的研究开展较少，亟须开展相关研究，积累相关数据，尤其是国人的相关数据，指导糖尿病合并高尿酸血症患者的临床实践，临床上我们应关注对这两种疾病的筛查，及时进行干预。

☆ 糖尿病肾病的诊断是否靠谱

中国有多种疾病的患病率接近或超过 10%，如高血压、糖尿病、血脂异常、高尿酸血症、慢性阻塞性肺病、甲状腺疾病、睡眠紊乱、脂肪肝等，构成了数以亿计的多种慢性疾病的群体。慢性肾脏病也是一个"大户"。2012 年北京大学张路霞等在 Lancet 报道中国普通人群慢性肾脏病（CKD）患病率已达 10.8%，全国 CKD 患者达 1.19 亿。慢性高血糖可以通过形成晚期糖基化终末产物，活化蛋白激酶 C，加速醛糖还原酶通路等途径造成肾脏损伤。目前糖尿病已经成为导致终末期肾病的最主要原因之一，占 20%～43.8%。但由于缺乏统一的糖尿病肾病诊断标准，因此临床上经常造成误诊。肾活检研究发现，有很大一部分被诊断为糖尿病肾病的患者，经证实并非糖尿病肾病。

2014 年美国糖尿病学会（ADA）与美国肾脏病基金会（NKF）达成共识，以糖尿病肾脏疾病（DKD）取代糖尿病肾病（DN）的名称。DKD 指糖尿病引起的慢性肾病，主要包括肾小球滤过率（GFR）低于 60ml/（min·1.73m^2）或尿白蛋白/肌酐比值（ACR）高于 30mg/g 持续超过 3 个月。

糖尿病肾病的诊断分为病理诊断和临床诊断。肾脏病理是诊断糖尿病肾病的"金标准"。糖尿病主要引起肾小球病变，表现为肾小球系膜增生、基底膜增厚和 K-W（Kimmelstiel-Wilson）结节等，是病理诊断的主要依据。糖尿病可引起肾小管间质、肾微血管病变，如肾间质纤维

睿眼观糖

150

化、肾小管萎缩、出球动脉透明变性或肾微血管硬化等，但这些改变亦可由其他病因引起，在诊断时仅作为辅助指标。

糖尿病肾病临床诊断和分期主要基于 1 型糖尿病肾病的发生发展过程，对 2 型糖尿病患者，由于常常不能确定发病时间，缺乏长期随访资料，目前参考 1 型糖尿病肾病的分期法。尿白蛋白排泄率是糖尿病肾病诊断和分期的重要参考指标。

为什么糖尿病肾病时尿白蛋白会增高呢？肾小球毛细血管内的血浆经过滤过膜进入肾小囊，滤过膜由毛细血管内皮细胞、基膜和肾小囊脏层足细胞的足突构成。其中毛细血管内皮细胞上有许多直径为 70～90nm 的小孔，称为窗孔，窗孔结构只允许小分子溶质及小分子量蛋白自由通过，构成了分子屏障。除此之外，内皮细胞表面富含带负电荷的糖蛋白，构成电荷屏障，阻碍带负电荷的蛋白质通过。正常情况下，由于分子屏障和电荷屏障的存在，中分子量带负电荷的白蛋白不能被肾小球滤过。当肾小球毛细血管壁屏障损伤、足细胞的细胞骨架结构和它们的裂隙膜或基底膜损伤，血浆中大量蛋白滤过并超过肾小管重吸收能力时，即出现肾小球性蛋白尿。

糖尿病肾病时即为这种情况。一些小分子蛋白可以通过肾小球滤过膜，正常情况下，它们会在近端肾小管被重吸收，但当肾小管受损或功能紊乱时，重吸收出现障碍，导致小分子蛋白质从尿中排出，出现肾小管性蛋白尿。高血压肾病时即为肾小管性蛋白尿。

微量白蛋白尿是糖尿病肾病早期的临床表现，也是目前诊断糖尿病肾病的主要依据。其评价指标为尿白蛋白排泄率（UAER）或尿白蛋白肌酐比值（ACR）。个体间 UAER 的差异系数接近 40%，与之相比 ACR 更加稳定且检测方法方便，只需要检测单次随机晨尿即可，故

糖尿病伴发病与共病

推荐使用 ACR。影响尿白蛋白排泄的因素较多，缺乏特异性，相对不太"靠谱"，需要在 3 ~ 6 个月内复查，3 次结果中至少 2 次超过临界值，并且排除影响因素才可做出诊断。其影响因素包括 24 小时内剧烈运动、感染、发热、充血性心力衰竭、血糖显著升高或血糖波动大、怀孕、血压显著升高或剧烈波动、尿路感染、前列腺炎或前列腺梗阻等，应充分关注，以免"误判"。

尿白蛋白对诊断 2 型糖尿病肾病的特异性不足，对预测病情的转归也存在局限。长期观察结果发现，微量白蛋白尿的患者在 10 年中仅有30% ~ 45% 转变为大量白蛋白尿，有 30% 转变为尿白蛋白阴性，该现象在 2 型糖尿病患者中更为显著。因此，尿白蛋白作为诊断依据时需进行长期随访、多次检测，结果重复时方可做出判定，且需排除其他可引起白蛋白尿的病因。

糖尿病视网膜病变也是由于糖尿病微血管病变引起，大多数糖尿病肾病患者同时伴发糖尿病视网膜病变，因此糖尿病视网膜病变被 NKF/KDOQI 指南作为 2 型糖尿病患者糖尿病肾病的诊断依据之一。2007 年NKF 指南荟萃大量研究后指出，在大量白蛋白尿者中，糖尿病视网膜病变对糖尿病性肾小球肾病的阳性预测值为 67% ~ 100%，阴性预测值为 20% ~ 84%，灵敏度为 26% ~ 85%，特异度为 13% ~ 100%；在微量白蛋白尿者中，阳性预测值为 45% 左右，但阴性预测值接近100%，灵敏度为 100%，特异度为 46% ~ 62%。Meta 分析结果表明，糖尿病视网膜病变预测 2 型糖尿病肾病的灵敏度为 0.65（95%CI：0.62 ~ 0.68），特异度为 0.75（95%CI：0.73 ~ 0.78），阳性预测值为 0.72（95%CI：0.68 ~ 0.75），阴性预测值为 0.69（95%CI：0.67 ~ 0.72），提示糖尿病视网膜病变是 2 型糖尿病肾病诊断和筛查的有用指标。

美国肾脏病与透析患者生存质量指导指南（KDOQI）推荐，当出现以下任何一条应考虑是由糖尿病引起的肾脏损伤：①大量白蛋白尿；②糖尿病视网膜病变伴有微量白蛋白尿；③在 10 年以上的糖尿病病程的 1 型糖尿病患者中出现微量白蛋白尿。出现以下情况之一则应考虑其他原因引起的慢性肾脏病：①无糖尿病视网膜病变；② GFR 较低或迅速下降；③蛋白尿急剧增多或有肾病综合征；④尿沉渣活动表现；⑤其他系统性疾病的症状或体征；⑥ ACEI 或 ARB 类药物开始治疗后 2～3 个月内 GFR 下降超过 30%。

肾功能改变是糖尿病肾病的重要表现，反映肾功能的主要指标是 GFR，根据 GFR 和其他肾脏损伤证据可进行慢性肾病（CKD）的分期。横断面调查结果显示，部分糖尿病患者无尿白蛋白排泄异常，但已经存在 GFR 下降，提示尿白蛋白阴性者也可能存在肾病，GFR 可作为糖尿病肾病的诊断依据之一。

GFR 的评估方法分为外源性标志物的肾清除率测定法和内源性标志物估算法。后者更经济实用，更适合于临床应用。估算 GFR 最常用的指标是血清肌酐，基于血清肌酐的肾小球滤过率的常用计算公式有 Cockcroft-Gault 公式和肾脏饮食修正公式（MDRD），2009 年又提出了 CKD-EPI 公式，该公式能更准确地估算 2 型糖尿病患者的 GFR。2014 年中国共识推荐使用 2006 年中国预估肾小球滤过率协作组制定的适用于中国人的改良 MDRD 公式，用来计算 GFR，此即是 eGFR，e:estimate，评估、测量、估算、评价。

血肌酐在计算 GFR 中灵敏度不足，易受个体肌肉量、蛋白质摄入、体内代谢水平、溶血等因素干扰。近年来，胱抑素 C（CysC）被认为在预测 2 型糖尿病肾病进展为终末期肾病的作用上比血肌酐更好。

CysC 是由有核细胞以恒速产生的，可自由滤过，被肾小管上皮细胞重吸收和细胞内降解，但不会被肾小管上皮细胞分泌，可更准确地反映肾功能，但其检测的准确性尚未得到保障。一些学者提出了基于 CysC 的 eGFR 计算公式和 CKD 分期，联合使用血清肌酐与 CysC 公式比单独使用基于其中一项指标的公式更好。由于尿白蛋白和 GFR 对糖尿病肾病的重要性，对这两项的检测是目前糖尿病肾病的筛检项目，一旦确诊糖尿病，应每年都进行筛检：①所有 2 型糖尿病患者应从确诊时和 1 型糖尿病患者病程超过 5 年时每年检查 1 次以评估 UAE/AER。②所有成人糖尿病患者，不管 UAE/AER 如何，每年应至少检查 1 次血清肌酐，并用血清肌酐估计 GFR。如果有 CKD，需进行分期。

微量白蛋白曾被认为是糖尿病肾病进展的预测因子，但是很多微量白蛋白尿的患者会转归到正常范围。所以，临床需要开发更多敏感而特异的预测因子。近来科学家发现一些因子对糖尿病肾病的诊断有价值，如转化生长因子 β1（TGF-β1）、免疫球蛋白 G（IgG）、转铁蛋白（TRF）、细胞外基质（ECM）、肾损伤分子 1（Kim-1）、肿瘤坏死因子受体（TNFR）及中性粒细胞明胶酶相关脂质运载蛋白（NGAL）。另有一种新的检测方法，利用糖尿病肾病的患者血清蛋白质指纹图谱的比较中筛选到 22 个上调、24 个下调的蛋白质或多肽，并建立诊断决策树模型，盲法验证模型的敏感性 90.9%，特异性 89.3%。这种方法比微量白蛋白尿能更早地发现糖尿病肾病，可能作为糖尿病肾病早期诊断的工具，但其可靠性、特异性、敏感性仍需更多研究证实，目前尚未作为诊断依据。

除了来源于血和尿的生物标志物，肾活检或许也是预测糖尿病肾病转归的有效方法。肾脏病理协会建立了一种新的糖尿病肾病的病理分级系统，更加细化了病理特征。南京大学刘志红院士团队使用这种病理分级系统评估组织的损伤程度及对肾脏结局的影响，该研究发现肾小球损害、肾间质纤维化和肾小管萎缩的严重程度独立于临床特征，而与肾脏结局显著相关。血管指标不能区分血管损伤的严重程度，不能用来预测肾脏结局，结果提示该病理分级系统对糖尿病肾病患者的肾脏结局具有预测价值，但肾活检是一种有创的检查方式，临床中操作仍有不便。

糖尿病肾病诊断仍处于探索中，尿白蛋白排泄率仅仅是"聊胜于无"的一个"不靠谱"的指标。依据目前的共识，我们不能只关注尿白蛋白，还应关注 GFR 情况，以防漏诊尿蛋白阴性的糖尿病肾病。必要时建议患者行肾脏穿刺活检，获得明确的病理诊断，甚至应当鼓励有肾脏损害的糖尿病患者进行肾穿刺活检，以提高糖尿病肾病的正确诊断率。

☆ 糖尿病眼部损害：远超出你关注的视网膜病变

随着糖尿病患病率的增加，糖尿病眼部并发症的患者数及糖尿病致盲人数也在逐年增加。糖尿病眼部病变需要临床医生更多的关注。糖尿病视网膜病变是熟知的糖尿病眼部并发症，但仅仅关注视网膜是远远不够的，糖尿病还会引起很多其他眼部病变，如白内障、青光眼、角膜病变、黄斑水肿变性、视神经损害等，这些往往容易被我们所忽视。

● 糖尿病性白内障

糖尿病性白内障已成为糖尿病并发症中仅次于视网膜病变的眼病。据统计，糖尿病患者中发生糖尿病性白内障的概率为 63%，且患病率随糖尿病病程延长而显著增加。

白内障有 3 种类型：代谢性或雪片性白内障、老年性白内障和继发性白内障。①代谢性白内障主要见于年轻的血糖控制不良的糖尿病患者，由于呈绒毛状表现故称雪片。该病进展很快，少数患者数天就出现晶体完全浑浊。②老年性白内障是糖尿病患者最常见的白内障，与非糖尿病患者相比，糖尿病白内障患者的核硬化和皮质、囊下混浊出现早。③继发性白内障与其他眼部疾病（如虹膜睫状体炎、脉络膜视网膜炎、高度近视或视网膜剥脱）有关，这种白内障的发生率在糖尿病患者群与非糖尿病患者群无显著差异。

Beaver Dam 研究中心对 3684 例、年龄在 43 岁左右的患者进行白内障术后随访，发现皮质性和后囊性白内障的患病率与糖尿病病情程度呈正相关。此外，HbA1c 水平的升高与核性和皮质性白内障的患病率有关。超声乳化手术是治疗白内障的常用方法，但糖尿病患者的手术风险较非糖尿病患者高，且术后视力恢复效果差。对糖尿病患者来说，白内障手术可能加速糖尿病的视网膜病变，诱发或导致虹膜及黄斑病变，如虹膜粘连或黄斑囊性水肿。在糖尿病性视网膜病变伴有血 - 房水屏障受损的患者中，白内障手术将增加术后炎症反应和黄斑水肿的风险。因为糖尿病会增加白内障手术的风险，糖尿病患者的手术指征要比非糖尿病患者更严格，在条件允许情况下，手术前必须行激光治疗黄斑或黄斑附近的渗出性微血管瘤，或行全视网膜光凝以减少术后并发症的风险。

目前存在 3 种学说解释糖尿病合并白内障的发病机理。第一种为渗透压学说，该学说认为在高血糖情况下，葡萄糖进入晶状体内，激活多元醇代谢通路中的醛糖还原酶，使葡萄糖生成山梨醇增多，并在晶体中堆积、聚集，且因其亲水性强不能排出到晶体外，形成高渗状态，引起晶体中水分含量升高，纤维水肿、断裂，电解质紊乱，细胞结构破坏，引起晶状体浑浊。第二种学说认为高糖情况下，晶状体蛋白更容易发生糖基化，导致糖基化终末产物生成增多，引起蛋白质胶连，最终形成高分子聚合物，蛋白质变性，白内障形成。第三种学说认为高糖状态下氧自由基生成增多，使细胞膜的磷脂骨架不饱和脂肪酸氧化，蛋白质氧化、胶连，导致白内障形成。

● 糖尿病相关的青光眼

青光眼是眼内压间断或持续升高的一种眼病，持续的高眼压可以给眼球各部分组织和视功能带来损害，如不及时治疗，视野可以全部丧失甚至失明。糖尿病患者易患两种类型青光眼：原发性青光眼和新生血管性青光眼。很多大型流行病学研究显示，糖尿病与原发性开角型青光眼存在正相关。糖尿病患者中青光眼患病率为 12.6%，比非糖尿病患者要高出 3 倍。新生血管性青光眼与糖尿病的关系更密切，增殖性视网膜病变常是其重要原因。增殖期视网膜病变时，视网膜缺血缺氧，血管生成物质或血管生长刺激因子表达增加，刺激虹膜或前房角产生新生血管，继而房角关闭，房水回流受阻，从而眼压升高。

此外，糖尿病患者小梁网发生硬化，导致房水引流障碍；血糖升高，晶状体膨胀，晶体 – 虹膜隔前移，容易发生瞳孔阻滞；大量新生血管存在，液体渗漏明显增加；睫状体毛细血管渗透压增高，房水产生增多，这些都可以导致青光眼的发生。新生血管性青光眼需要进行积极治疗，通过药物降低眼内压，紧接着行手术治疗。如果在早期行全视网膜光凝治疗，新生血管可以发生退化。

● 糖尿病相关的角膜病变和干眼症

糖尿病本身可引起角膜病变，有研究表明，47% ～ 64% 的糖尿病患者可能会出现原发性角膜病变。正常角膜是无血管、富含神经末梢的

糖尿病伴发病与共病

透明组织，由感觉神经、交感神经和副交感神经支配，丰富的神经分布不仅增强了角膜的感觉功能，还有营养和代谢作用。1981年，Schultz首次提出糖尿病性角膜病变的概念，主要临床特征包括角膜触觉阈值显著升高，敏感性降低，且降低程度与糖尿病病程显著相关。在糖尿病病程较长的患者中，可见角膜神经的病变和三叉神经感觉异常。

我们对糖尿病患者和健康志愿者通过共焦显微镜进行监测，通过此技术可以直接观察到角膜上皮下神经纤维数量、分支和走行情况。研究发现糖尿病患者角膜上皮下神经纤维数量减少，角膜神经纤维密度（CNFD）、角膜神经分支密度（CNBD）、角膜神经纤维长度（CNFL）较健康对照组均显著降低（$P < 0.001$），在有糖尿病周围神经病变组、视网膜病变组、糖尿病肾病组相对于没有并发症组进一步降低。另可见到角膜神经形态异常，神经纤维稀疏、分支减少、走行扭曲，并可见水肿增粗的神经纤维末梢。

我们经过一年的随访观察发现改善血糖控制后角膜神经病变的恢复。研究结论为角膜神经病变可早期诊断糖尿病神经病变，在未发生糖尿病视网膜病变或糖尿病肾病的患者即可检出角膜神经病变，改善代谢状况可使其部分恢复。角膜上皮持续性缺损、炎症细胞浸润增多，角膜基质溶解，最终形成难以愈合的角膜溃疡。根据目前的研究发现，糖尿病性角膜病变主要与高糖环境下细胞代谢异常、生长因子反应异常、上皮基底膜成分改变、糖基化产物沉积、角膜神经末梢损害、氧化应激、过度炎症反应等过程相关。

● **糖尿病相关的干眼症**

糖尿病的代谢异常可以引起角膜神经营养障碍，并会影响泪膜，引起泪膜功能不稳定，泪液分泌下降，导致干眼症。糖尿病患者的干眼症

睿眼观糖

发生率明显高于非糖尿病患者群，其原因除角膜神经及泪腺病变外，支配结膜、眼附属器的神经（三叉神经）受损也是原因之一。需要注意的是，糖尿病患者一旦发生眼表病变，由于角膜感知能力降低，其眼干涩感、灼烧感、刺痛感等症状没有常人敏感，易于延误治疗。

● **糖尿病相关眼部感染**

糖尿病导致角膜上皮功能障碍，引起角膜上皮细胞再连接、黏附、移行功能异常，以及与基底膜的锚定出现问题，加之糖尿病患者细胞免疫与体液免疫异常，细菌、真菌、病毒等更容易侵入眼表组织，容易发生感染和感染不易局限。

● **糖尿病相关黄斑变性**

年龄相关性黄斑变性（age-related macular degeneration，AMD）已成为中国老年人视力下降和失明的重要原因之一。AMD 为黄斑区结构的衰老性改变，主要表现为视网膜色素上皮细胞对视细胞外节盘膜吞噬消化能力下降，结果使未被完全消化的盘膜残余小体潴留于基底部细胞原浆中，并向细胞外排出，沉积于 Bruch 膜，形成玻璃膜疣。由于黄斑部结构与功能上的特殊性，此种改变更为明显。玻璃膜疣可以引起黄斑变性，或引起 Bruch 膜断裂，脉络膜毛细血管通过破裂的 Bruch 膜进入视网膜色素上皮下及视网膜神经上皮下，形成脉络膜新生血管，这些新生血管十分脆弱，容易出现渗漏和出血，进而导致黄斑水肿隆起、黄斑破坏、中心视力的丧失。AMD 主要分为干性和湿性。干性 AMD 以进行性色素上皮萎缩为特点。湿性 AMD 的特点是色素上皮层下有活跃的新生血管，从而引起一系列渗出、出血、瘢痕改变。

近来研究发现，糖尿病可能是 AMD 的危险因素。一项研究对包括糖尿病在内的心血管疾病危险因素与 AMD 的患病率进行了相关性研究，发现 4288 例老年女性中，糖尿病与 AMD 尤其是进展期 AMD 的患病率具有相关性。2009 年欧洲眼科研究组纳入了 5040 例老年人，其中糖尿病患病率为 13.1%，进一步分析发现糖尿病与新生血管性 AMD 显著相关，但与地图样萎缩 AMD 无关。对有 14 年以上糖尿病病史的老年患者和无糖尿病及高血压病的老年人群进行调查发现，有糖尿病病史的患者 AMD 发病率明显升高。

糖尿病与 AMD 相关的可能机制包括：①糖尿病的糖代谢紊乱可引起视网膜和脉络膜微循环紊乱。②糖尿病时机体氧化应激增强，氧化应激可引起视网膜的光化学损伤，促进视网膜细胞释放血管生成因子，加速 AMD 进展。美国一项研究给老年人补充维生素 C、维生素 E、胡萝卜素及锌等抗氧化剂，随访 6.3 年，发现干预组 AMD 的发病率及进展程度较安慰剂组显著降低。③持续高血糖会产生大量糖基化终产物，进而刺激眼部巨噬细胞、视网膜色素上皮细胞等分泌血管内皮生长因子、细胞间黏附因子及肿瘤坏死因子等促血管生成因子，促进视网膜和脉络膜血管生成，从而促进 AMD 发生发展。

● 糖尿病视神经与视网膜神经纤维层的病变

视神经属于神经中枢的组成部分，其敏感性与脑组织较为相似，对缺血、缺氧、代谢紊乱特别敏感。糖尿病患者更易出现视神经病变。糖尿病导致的视神经病变从轻到重，可以分为 5 类：糖尿病性视乳头病变、糖尿病性急性视神经炎性改变、糖尿病性缺血性视神经病变、糖尿病性视盘新生血管形成、糖尿病性视神经萎缩。目前报道的糖尿病患者视神经病变发病率差异很大。国外一项对 3235 例糖尿病患者的回顾性研究发现糖尿病合并视盘水肿 45 例，占 1.4%，其中视乳头病变 16 例，占 0.49%，缺血性视神经病变 19 例，占 0.59%。国内有报道糖尿病患者合并视神经病变的发病率高达 48.3%。这可能与各地对糖尿病视神经病变的认识不同，采用不同的诊断标准和分类方法有关。

糖尿病视神经病变轻微的患者可无特殊症状，严重者可出现视力下降甚至失明。病变程度不同眼底检查所见不同，可见到视盘水肿、充血、出血、渗出、新生血管形成、视盘苍白等。荧光造影也是重要的检查手段。糖尿病视神经病变与高糖毒性、微血管屏障破坏所致的循环障碍、血管通透性增加、神经因子减少和缺氧有关。由于发病机制相似，糖尿病视神经病变与糖尿病视网膜病变发病率呈正相关。

近来研究显示，在糖尿病视网膜病变也有神经成分的改变，即视网膜神经纤维层（retinal nerve fiber layer，RNFL）变薄。RNFL 是视网膜内由神经节细胞轴突组成的神经组织，RNFL 的改变可反映视神经是否存在损伤。糖尿病的周围神经病变和视神经病变可能存在相同的病理改变，RNFL 厚度可能与糖尿病周围神经病变相关。

光学相干断层成像（optical coherence tomography，OCT）是利用近红外光进行眼前后段断层扫描，能分辨出视网膜的细微结构，可对 RNFL 厚度进行定量测量并获得绝对值，精确且重复性好，已广泛应用于眼科对不同眼病患者和正常人视神经功能的评价。我们团队利用 OCT 仪测定糖尿病患者 RNFL 厚度，探讨其与糖尿病周围神经病变的关系，考虑到糖尿病视网膜病变对 RNFL 可能的影响，在研究中所有入组患者均已排除重度非增殖性糖尿病视网膜病变和增殖性糖尿病视网膜病变。通过视盘象限的选择尽可能排除病程的影响，从糖尿病无周围神经病变组（NDPN 组）、亚临床糖尿病周围神经病变组（SDPN 组）到糖尿病周围神经病变组（DDPN 组），RNFL 厚度依次减少，提示 RNFL 厚度变化与糖尿病周围神经病变的相关性，且与糖尿病周围神经病变的严重程度呈正相关。国外也有研究显示，严重糖尿病周围神经病变并伴有足溃疡的患者 RNFL 显著变薄。我们还观察了 2 型糖尿病患者眼脉络膜厚度与微量白蛋白尿之间的关系，通过光学相干断层扫描（OCT）测量数据计算黄斑中心凹下脉络膜厚度（SFCT）。结果发现微量白蛋白尿组 SFCT 显著小于尿蛋白正常组 [（249±91）μ_m *vs.* （289±89）μ_m，F=9.117，P= 0.003]。Logistics 回归分析显示，SFCT 和 HbA1c 对是否出现微量白蛋白尿影响最大（P 值分别为 0.007 和 0.001）。我们研究的结论显示，2 型糖尿病患者脉络膜厚度与微量白蛋白尿之间存在显著负相关性，也就是说微量白蛋白尿增加的糖尿病患者其脉络膜变薄，提示脉络膜厚度测定可以作为 2 型糖尿病患者早期肾脏病变的辅助检查方法之一，也在一定程度上说明了糖尿病眼部并发症与肾脏并发症的密切联系。

糖尿病相关眼病的治疗先要控制血糖，同时控制血压、血脂。眼科手术也是有效的治疗方法，但在手术前需综合评估患者情况，以提高手术疗效，降低术后并发症风险。此外，一些营养神经及改善微循环的口服药也对糖尿病相关眼病的改善有效。糖尿病引起的眼部损害非常广泛，不仅仅关注视网膜病变，还要关注其他与糖尿病相关的眼部病变。

☆ 每个糖尿病患者是否都有神经病变

糖尿病神经病变是糖尿病的一大类并发症，包括中枢神经病变、周围神经病变和自主神经病变。随糖尿病病程的延长，糖尿病神经病变的发病率呈明显上升趋势，可达 60%～90%，甚至更高。

糖尿病神经病变发生的机制目前还不是非常明确，可能为包括长期高血糖在内的多种异常影响神经微血管而导致神经供血减少与血液黏度增加，引起体内代谢紊乱、微循环障碍，造成神经缺血、缺氧。

糖尿病神经病变的临床表现由不同功能的神经受损造成，受损的神经不同，临床表现不同，损害可累及感觉神经、运动神经和自主神经等。感觉症状为麻木、痛觉过敏、感觉减退等，以肢体疼痛居多，晚间为重；运动症状可表现为肢体无力、动作不灵活、步态不稳等；自主神经症状包括出汗过多或过少、流口水、头晕、心慌、呕吐、腹泻、尿失禁、性功能障碍等。目前研究最多的糖尿病神经病变是远端对称性多神经病变（DSPN）和糖尿病自主神经病变，尤其是心脏自主神经病变。

远端对称性多神经病变最为常见，占所有糖尿病神经病变的75%。研究显示，DSPN多发生于长病程的1型糖尿病患者。新确诊的2型糖尿病患者患有DSPN，在2006年对初诊（1年内）2型糖尿病进行微血管并发症检测，发现30%以上的初诊患者已经患有糖尿病周围神经病变（用肌电图神经传导速度诊断）。有研究在10年以上病程的糖尿病其神经病变在50%以上。

糖尿病神经病变的诊断没有"金标准"，是一个排他性诊断。国内指南指出：对于糖尿病诊断明确的患者，在排除了其他原因导致的神经病变之后（除外脊柱病变、酒精性神经损害、药物性神经损害、其他原因导致的神经－肌肉损害等等），典型神经病变临床表现＋任何一项异常体格检查（包括震动觉、温度觉、触觉、踝反射、痛觉共5项）可诊断；如果没有神经病变临床表现，则需两项体格检查异常方能诊断。

特别需要注意的是：①糖尿病周围神经病变的诊断是排他性诊断，因为非糖尿病引起的神经病变也可以存在于糖尿病患者，这些病变可以有特殊的治疗方法。②在指南中，并没有提及必需肌电图检查，这就提示，对于有明显的糖尿病周围神经病变临床特征时，肌电图检查不是一个必要的检查手段。但在临床症状不典型，如运动神经病变比感觉神经病变更严重、快速发作或表现不对称时可以选择肌电图作为诊断的辅助手段。大纤维受损可以引起麻木、麻刺感和感觉缺失，感觉缺失是糖尿病足溃疡的危险因素之一。临床上可以应用大纤维和小纤维神经功能检查加以明确。在体格检查中，反映大纤维的检查是 10g 尼龙单丝检查和踝反射，反映小纤维的检查是针刺觉和温度觉。大纤维神经病变的诊断的"金标准"是肌电图，小纤维神经病变的诊断的"金标准"为皮肤活检。但皮肤活检是有创检查，在临床上应用比较受限，更多作为科研应用。角膜共焦显微镜检查目前被认为是可近似于活检的一种无创的诊断方法，在前面的章节中提到了我们的相关研究数据，确实可以早期诊断糖尿病神经病变及更早期地观察到治疗后的变化。此外，激光多普勒显像 flare 也是无创检测小纤维神经病变的方法，但这一技术在国内应用较少，需要在中国人群中进行观察研究。

● 痛性神经病变

痛性神经病变给糖尿病患者带来很大的痛苦，有研究显示 25% 的糖尿病神经病变患者首次就诊原因是神经痛。此属于后天获得性周围神经病变导致的神经痛。糖尿病易于出现崁压性神经损害，从而导致痛性神经病变。典型表现是烧灼痛、针刺痛或枪击样痛，伴有感觉异常，夜间加重为其特点，疼痛为自发性疼痛和非自发性（诱发性）疼痛，伴有感觉过敏，接触皮肤使疼痛加剧，如穿袜子、穿鞋子，都可使患者感到异常剧痛，还有可能出现感觉倒错、感觉过度、感觉异常。

痛性神经病变严重影响日常生活，造成残疾、易于出现焦虑抑郁等精神症状，降低生活质量。其治疗首先应改进生活方式，由于酒精和维生素缺乏均可引起神经痛，所以戒酒和补充维生素为基本治疗。在药物治疗方面要遵循个体化原则，但是否奏效因人而异，大多只能部分缓解疼痛。控制血糖是基本治疗策略，2017 年 ADA 糖尿病神经病变立场声明建议首选普瑞巴林和度洛西汀改善糖尿病神经性疼痛；加巴喷丁也可作为起始治疗药物，但要考虑社会经济情况、并发症和可能的药物相互作用；虽然尚未得到 FDA 的批准，但三环类抗抑郁剂也能有效治疗痛性糖尿病神经病，但需注意其严重不良反应；鉴于具有高度成瘾风险及其他并发症，不推荐在此情况下使用阿片类药物。

● 糖尿病心血管自主神经病变

心脏自主神经病变（cardiovascular autonomic neuropathy，CAN）是需要引起高度关注的一类糖尿病神经病变，随年龄和糖尿病病程增加，CAN 的发病率可达到 65%。心脏自主神经病变是心血管死亡、心律失常和无痛性心肌缺血的独立危险因素，还能预测糖尿病肾病的进展，因此，定期筛查 CAN 有重要的临床意义。合并 CAN 的糖尿病患者可以表现为持续性窦性心动过速和对运动的不耐受，部分患者伴有体位性低血压，晚期可出现无痛性心肌梗死。诊断为 2 型糖尿病后或诊断为 1 型糖尿病 5 年后，尤其是在血糖控制不佳，有心血管危险因素、糖尿病神经病变和糖尿病微血管并发症病史的 CAN 高风险人群中应进行CAN 的筛查。曾出现过无症状性低血糖的患者也应筛查 CAN。

对于 CAN 的诊断主要依赖于临床症状和心脏功能评价，如心血管自主神经反射试验（CARTs）、心率变异性、动态血压监测等。泌汗神经为自主神经，sudoscan 技术可通过检测泌汗神经功能辅助诊断心脏自主神经病变，但其准确性和敏感性还需通过更多的临床试验进行验证。

CAN 的治疗同样基于控制血糖和生活方式干预。血管紧张素转化酶抑制剂（ACEI）改善 CAN 患者心率变异性的研究结果并不一致，如喹那普利治疗 3 个月可明显改善副交感神经活性，而群多普利拉治疗 12 个月并无类似获益。另外，心脏选择性的或脂溶性的 β 受体阻断剂可调节自主神经功能，如雷米普利治疗 1 型糖尿病合并白蛋白尿的患者加用美托洛尔后，自主神经功能显著改善。还有研究报告 α－硫辛酸、甲钴胺能改善自主神经功能。

● 体位性低血压

糖尿病的另一个与神经病变相关的损害是体位性低血压，又称为直立性低血压（Orthostatic hypotension，OH），是一种常见的心血管功能紊乱。直立性低血压的诊断是指患者卧位或蹲位突然起立时血压明显下降，收缩压下降超过 20mmHg，舒张压下降超过 10mmHg。OH 的患病率和年龄有关，年龄 < 50 岁的人群发生率约为 5%，70 岁以上的人群发生率约为 30%。长病程的糖尿病患者，尤其有神经病变的糖尿病患者，有神经退行性病变的老年人易于出现，是自主神经功能紊乱的主要表现，尤其见于直立时心血管系统调节异常。反映了交感神经系统结构和功能的退化，或者交感传出反射弧的异常，是心血管疾病病死率和全因病死率增加的原因。斯洛伐克研究者开展的一项回顾性研究，将 2003 年 1 月至 2012 年 7 月的 187 例门诊糖尿病患者（60 例 1 型糖尿病患者，127 例 2 型糖尿病患者），根据是否存在 OH 及糖尿病类型进行分组，研究发现，1 型糖尿病患者 OH 与心肌梗死的患病率呈正相关（OR=10.67），2 型糖尿病患者 OH 与卒中的患病率呈正相关（OR=3.33）。

不论是 1 型和 2 型糖尿病患者，OH 都与外周动脉疾病的患病率具有较强的相关性（OR 分别为 14.18 和 3.26）。同时，合并直立性低血压的糖尿病患者除具有严重的周围神经病变外，糖尿病肾病、糖尿病视网膜病变的患病率更高。体位性低血压的部分原因是交感神经原释放去甲肾上腺素受损所致，当其他治疗措施无效时，可以使用拟交感神经类药物。米多君是周围选择性的、直接的 α_1 肾上腺能受体激动剂，已被FDA 批准用于治疗直立性低血压。

● 糖尿病性胃轻瘫

糖尿病胃轻瘫（Diabetic Gastroparesis，DGP）是糖尿病常见的慢性并发症之一，临床特点是在排除机械性梗阻的条件下出现胃排空显著减慢。其诊断要点有三：①胃轻瘫的临床症状；②排除幽门部位的器质性病变导致的出口梗阻；③相关检查显示胃排空延迟。常用的声波法、放射性核素的方法等，后者相对较为准确。国外数据显示为30%～50%的糖尿病患者存在胃排空延迟，国内对住院 2 型糖尿病患者的研究其发生率为 29.6%～65%，对于长病程的患者，尤其是合并其他神经病变的患者其发生率更高。发生机制不是很明确，主要认为和自主神经病变、胃肠激素分泌异常、微血管病变、胃肠平滑肌病变、幽门螺杆菌感染有关，精神因素和某些药物有可能成为诱因或加剧症状。

饮食管理是预防和减轻胃轻瘫的基础治疗。三种主要的食物成分（碳水化合物、蛋白质、脂肪）中以碳水化合物排空最快，蛋白质次之，脂肪最慢。因此，低脂肪的饮食可加快胃排空，但是如果仅仅以碳水化合物为主，则餐后血糖容易迅速升高，下一餐餐前也容易低血糖。所以，胃轻瘫患者以进食适度减少脂肪量的混合餐为宜，油脂类的摄入每天应少于 40g，同时也应适度减少纤维素比例。戒酒，因为酒精具有延迟胃排空的作用。

在药物选择上，尽量不用口服药，不用胃肠道反应大的降糖药，对

糖尿病伴发病与共病

GLP-1 受体激动剂或类似物慎用或禁用。多巴胺受体拮抗剂、选择性 5- 羟色胺受体激动剂和大环内酯类胃动素受体激动剂酌情选择，可增强胃动力，有可能改善症状，但要注意其不良反应。美国 FDA 于 2000 年批准胃电起搏用于治疗胃轻瘫，原理是给予外源性电刺激调控胃的肌电活动，以加速胃排空。

对于有症状的糖尿病神经病变，可以选择多种对症治疗方法，如痛性神经病变时可以对症止痛；选用物理治疗方法改善症状；对于体位性低血压可以选择血管收缩药物；对于胃轻瘫可以促进胃肠动力。但目前仍缺乏针对病因治疗的药物，且对于已经发生的 DSPN 难以逆转，需要进一步的临床和基础研究，开发出有效的针对病因的治疗药物。

另一方面，要增加对糖尿病神经病变的关注，预防其发生。我们团队联合北京十三家三级甲等医院的门诊患者进行神经病变筛查，发现长期二甲双胍应用者神经病变发生风险增加，与国外部分研究结果一致。所以，对于长期使用二甲双胍者补充维生素 B_{12} 并进行神经病变筛查也是重要的预防策略之一。

预防糖尿病神经病变的关键在于控制血糖和生活方式干预。对于 1 型糖尿病患者，有效控制血糖可以使 DSPN 的相对风险下降 78%，而对于 2 型糖尿病患者仅下降 5% ～ 9%。对于 2 型糖尿病，尽早控制多种危险因素更为重要，这些危险因素包括血糖、血压、血脂、戒烟等。此外，低血糖和体重增加可以减弱血糖控制在降低糖尿病神经病变风险方面的作用，故控制体重和避免低血糖发生也尤为重要。有关生活方式的研究主要集中于单纯运动干预或联合饮食和运动治疗。生活方式干预可改善糖尿病前期患者的心脏自主神经和周围神经功能，运动能够促进 2 型糖尿病患者的神经再生。

Part 6 糖尿病到底是什么病

胰岛素的发现：巧合还是传奇？

吸烟与戒烟：糖尿病相关指标的变化令人眼花缭乱

汽车尾气、雾霾、空气污染天到糖尿病

品茗能减重和降低血糖？

饮料与糖尿病

降糖治疗可以让你看起来更年轻

地震与糖尿病

糖尿病眼部损害：远超出你关注的视网膜病变

夜班轮班工作相关糖代谢异常

新型降糖药为什么那么贵？

胰岛素制剂的发轫－郁勃－繁盛

四季变幻与糖化血红蛋白

内分泌领域的又一个神药

抑郁和焦虑弥漫在糖尿病的世界里

至少三千多年的慢慢长夜

年龄是否应该成为糖尿病诊断标准的一个考虑因素？

打针不用针？胰岛素给药方式的改进

无意插柳出磺脲

糖尿病第六并发症：重要但未被认识

辟谷治疗糖尿病：不吃主食、少吃主食、间断禁食

你开的药他们服用了吗？

☆ 糖尿病是一种免疫疾病？

随着免疫学研究的深入，人们发现很多疾病的发生发展都与免疫系统功能紊乱相关。我们很早就知道，1型糖尿病的发生与自身免疫相关，1型糖尿病患者的胰岛相关自身抗体是阳性的。近些年的研究进一步发现，2型糖尿病的发生发展中，免疫功能障碍也占有一席之地。不妨大胆地猜测一下，糖尿病的本质或许是一种免疫疾病。

1型糖尿病中的自身免疫亚型，属于器官特异性自身免疫性疾病，在遗传易感因素的基础上与环境因素（如病毒感染、饮食成分及化学毒素等）相互作用，致使免疫调节失衡，胰岛 β 细胞的免疫耐受性丧失而遭受免疫攻击，发生自身免疫性糖尿病。发病过程中细胞免疫与体液免疫均有参与，前者的作用更为显著。

引起1型糖尿病的主要免疫失调包括 Th1/Th2 细胞亚群的失衡和自然杀伤 T 细胞数量和功能的缺陷。辅助性 T 淋巴细胞在 1 型糖尿病的发病中起中心性作用。辅助性 T 细胞根据其所分泌的细胞因子可以分为 Th1 细胞及 Th2 细胞，前者分泌白介素 -2、干扰素、肿瘤坏死因子等，主要介导细胞免疫，而 Th2 细胞分泌白介素 -4、白介素 -10 等，主要介导体液免疫。这两种细胞通过其所分泌的细胞因子相互制约处于动态平衡状态。β 细胞自身抗原被巨噬细胞或其他抗原递呈细胞处理后，与主要组织相容性复合体 II（MHC-II）类分子一起递呈到抗原提呈细胞表面，引起自身免疫信号的释放，从而激活 Th1 细胞，抑制 Th2

细胞及其细胞因子释放，使 Th 细胞以 Th1 细胞表型占优势，激活细胞毒性巨噬细胞、细胞毒性细胞和自然杀伤细胞，导致胰岛 β 细胞破坏。自然杀伤 T 细胞（NKT）在诱导和维持外周免疫耐受方面起到了至关重要的作用。在 1 型糖尿病动物模型 NOD 鼠已经发现其存在 NKT 细胞功能不足，NKT 细胞在数量及功能上均存在缺陷，而将野生型的 NKT 细胞转移给糖尿病前期的实验鼠时，则可以阻止其发病。CD25+T 细胞是 NKT 细胞中的一种，其表面标志为 CD4$^+$CD25$^+$，具有逃避自身免疫的免疫调节功能，可以调节 CD8+T 细胞的活化，在免疫介导的糖尿病患者此类细胞减少。一项研究发现，NOD 鼠的抗原提呈细胞不能有效地激活具有调节功能的 CD4$^+$CD25$^+$ 的 NKT 细胞，这可能是鼠发生 1 型糖尿病的原因。

胰岛自身抗体是诊断 1 型糖尿病的有效工具。除了常见的胰岛素自身抗体（IAA）、谷氨酸脱羧酶抗体（GADA）和蛋白酪氨酸磷酸酶抗体（IA–2A），锌转运体 8（ZnT8A）也是一项可以用于临床诊断的胰岛细胞内分子抗体。有一些患者临床症状极似 1 型糖尿病，但是胰岛自身抗体检测阴性，可能是由于处于抗体消逝阶段或存在尚未认知的抗体，可以通过胰岛抗原特异性 T 细胞检测寻找免疫反应证据来帮助诊断，但该方法并未应用于临床。

2 型糖尿病的发生发展中也有免疫反应的身影。越来越多的研究提出，2 型糖尿病是一种天然免疫受损——低度炎症性疾病。天然免疫系统是机体快速一线防御系统。当面临微生物感染、理化的损伤等外界刺激时，天然免疫激活，产生多种细胞因子，引起局部炎症反应和全身的急性期反应，以阻止组织损伤的发展，隔离和破坏感染源，激活修复过程，从而维持稳态。胰岛素抵抗、遗传、肥胖、少动和衰老可能都是

2 型糖尿病患者体内天然免疫激活的原因。天然免疫激活可引起 2 型糖尿病的一些特征性改变，包括细胞因子诱导的胰岛素抵抗和胰岛素分泌受损、毛细血管通透性增加、微量蛋白尿、脂代谢紊乱、高血压、中心性肥胖和高凝状态等。多种细胞因子参与 2 型糖尿病的发生发展过程，如 TNF-α、IL-1β 和 IL-6 等。TNF-α 可激活 c-Jun 氨基端激酶，抑制胰岛素信号转导，从而引起胰岛素抵抗。IL-1β 通过 Fas/FasL、NF-κB 等信号转导途径诱导 β 细胞凋亡。获得性免疫在 2 型糖尿病发生中也发挥作用。新近研究显示，CD8+T 细胞在高脂诱导的肥胖鼠脂肪组织中的聚集先于巨噬细胞，在其内脏脂肪组织中 Treg 细胞减少而 Th1 细胞增多。内脏脂肪组织中 CD4+T 细胞通过特殊抗原刺激方式调节高脂饮食诱发的代谢异常，且 B 淋巴细胞可能参与了对 T 细胞的趋化调节。肥胖脂肪组织中 Treg 细胞减少，可增加脂肪组织炎症反应及胰岛素抵抗，Treg 细胞可促进促炎巨噬细胞（M1）向抗炎巨噬细胞（M2）转化，后者分泌 IL-10 可改善胰岛素抵抗。总之，T 细胞在肥胖低度炎症中起重要作用。肥胖者内脏脂肪组织中 Th1 细胞增加、Th2 细胞减少、Treg 细胞减少与脂肪组织炎症反应及胰岛素抵抗关联，可能与 2 型糖尿病的发生相关。

自从发现 1 型糖尿病和 2 型糖尿病的发生机制都与免疫功能有着或多或少的联系，研究者们就开始考虑是否可以通过免疫手段来治疗糖尿病，通过免疫干预阻止免疫性胰岛 β 细胞破坏，或促进胰岛再生修复。雷公藤总甙是一种常见免疫抑制剂，小剂量雷公藤总甙可治疗成人隐匿性自身免疫糖尿病（LADA），保护残存胰岛功能。过氧化物酶体增殖物激活受体 -γ（PPAR-γ）激动剂能抑制 NF-KB 等炎症相关基因转录而发挥抗炎症作用，维生素 D 也具有免疫调节作用，将其用于 LADA，发现均有胰岛功能保护作用，但仍需要更大样本的临床试验，并深入研究其作用机制。自身免疫糖尿病患者和 NOD 鼠均存在 Treg 细胞数量及功能缺陷，难以维持自身免疫耐受，从而启动及促使 T 细胞选择性破坏胰岛 β 细胞。Treg 细胞可直接调节 Th2 细胞免疫反应，间接调节 Th1 细胞介导的自身免疫，在糖尿病 NOD 小鼠体内发挥抑制功能，从而预防或治疗自身免疫糖尿病。因此，补充 Treg 细胞已成为 1 型糖尿病的一种免疫干预策略。胰岛自身抗原疫苗也是目前国内外预防和治疗自身免疫性 1 型糖尿病研究的热点。对于 2 型糖尿病的免疫治疗主要针对炎症因子，但这些治疗方法均还处于探索阶段。

免疫功能失调在糖尿病的发生发展中发挥重要作用，未来我们应更深入地探索糖尿病发生发展的免疫学机制，以寻找效果明确的免疫治疗方法，或许这将是糖尿病治疗的新道路。

☆ 糖尿病是一种血管疾病？

血管病变是糖尿病的主要并发症。糖尿病血管并发症主要包括大血管病变和微血管病变。糖尿病大血管病变主要包括心、脑、肾等大中血管病变和外周动脉病变，微血管病变包括肾脏病变和糖尿病视网膜病变。除了这些，糖尿病神经病变、糖尿病足等并发症究其本质也是血管病变。或者可以说，糖尿病的所有并发症都是不同类型的血管病变。

胰岛素抵抗与血管内皮功能异常密切相关。血管内皮的功能异常是血管病变的始动因素，糖尿病首先造成血管内皮受损，再进一步导致大血管动脉粥样硬化和微血管病变。血管的内表面附着了一层内皮细胞，这些内皮细胞构成的血管内皮是一个十分活跃的内分泌器官，分泌多种生物活性物质，如一氧化氮、前列环素、血管紧张素、纤溶酶原激活物抑制物 –1 等，这些分子在调节血管通透性、保持血管张力、血流通畅及调节血管平滑肌细胞生长等过程中发挥重要功能。内皮功能异常可能部分参与了胰岛素抵抗，在糖尿病的发生发展中有所贡献，而糖尿病可以通过多种机制导致血管内皮损伤。

患糖尿病时，患者体内胰岛素绝对缺乏或者相对缺乏会导致高血糖，而高血糖能够抑制血管内皮细胞 DNA 合成，从而影响内皮细胞功能。胰岛素不足造成葡萄糖利用障碍，脂肪分解增加产生大量游离脂肪酸和酮体，这些物质对内皮细胞也有损伤作用。糖尿病时机体氧化应激和炎症反应增强，氧自由基和炎症因子均可对内皮细胞造成损伤。糖尿病还经常合并其他代谢紊乱，如高脂血症、高血压等，这些因素均会损伤内皮细胞。内皮组织破损后，血管内皮下的促凝物质——胶原蛋白暴露出来，激活血小板并使其在损伤部位聚集，在内皮损伤处黏附的血小板、内皮细胞及吞噬细胞释放生长因子，使平滑肌细胞侵入内膜，增生并合成胶原纤维，最后形成纤维斑块。不仅仅是血小板，血脂中的低密度脂蛋白也可以活跃细胞膜表面的清道夫受体，从而使单核、巨噬细胞、平滑肌细胞吞噬大量胆固醇，形成泡沫细胞和动脉壁脂条纹，继而使纤维蛋白沉积、血小板聚集、平滑肌细胞向内膜迁移和增生，细胞外基质增加，产生动脉粥样硬化。

微血管病变是糖尿病特征性的病理损害，该病变以毛细血管基底膜增厚和微血栓形成特点。其发病机制较为复杂，包括高糖相关的葡萄糖毒性产物增加、细胞信号转导通路障碍等多种机制。多元醇通路由一系列酶系统构成，最主要的是醛糖还原酶，高糖状态下，醛糖还原酶活性增强，多元醇通路激活，致使细胞内山梨醇、果糖堆积，导致细胞内高渗，引起细胞渗透性水肿、破裂、功能障碍以及细胞膜损害，通透性增加；同时，细胞内肌醇、谷胱甘肽浓度下降，还原烟酰胺腺嘌呤二核苷酸与烟酰胺腺嘌呤二核苷酸的比值增大，钠 – 钾 – 三磷腺苷酶活性下降，组织、细胞缺氧，内皮细胞受损，从而导致糖尿病微血管病变发生。长期高血糖使进入己糖胺代谢的葡萄糖量大大增加，导致细胞内葡萄糖胺水平增高，这不仅加重 2 型糖尿病患者肝脏、肌肉及脂肪等外周组织的胰岛素抵抗，还可剂量依赖式抑制胰岛 β 细胞磷脂酶 C 的活性，降低磷酸肌醇水解，减少三磷酸肌醇和二酰甘油的合成，抑制三磷酸肌醇 /Ca^{2+} 和二酰甘油信号传导系统，抑制胰岛素分泌，使高血糖及相关血管病变发生。高糖状态下，组织细胞糖酵解中间产物三磷酸甘油醛增多，后者经酰化合成二酰甘油，进而激活蛋白激酶 C；另外，多元醇通路活跃、氧化应激增加及糖尿病时游离脂肪酸增加等均可激活蛋白激酶 C。蛋白激酶 C 的激活导致细胞内信号通路的改变和血管功能的障碍，从而促使糖尿病微血管病变的发生和发展。

在临床中，我们可以通过糖尿病并发症的定期筛查尽早发现糖尿病血管并发症。对低危者一般不推荐常规进行冠心病的筛查。对于有非典型心脏症状（如不能解释的呼吸困难和胸部不适）、血管疾病相关的症状和体征，如颈动脉杂音、短暂性脑缺血发作、卒中、跛行或外周动脉疾病；或心电图异常的糖尿病患者，推荐筛查冠心病。对于糖尿病肾病，推荐病程≥ 5 年的 1 型糖尿病患者、所有 2 型糖尿病患者及所有伴有高血压的患者，至少每年定量评估尿白蛋白（如随机尿的尿白蛋白 /肌酐比值）和估算肾小球滤过率（eGFR）。对于糖尿病视网膜病变，推荐成人 1 型糖尿病患者在糖尿病发病后的 5 年内或 2 型糖尿病患者确诊后，应该接受散瞳后综合性眼检查。如果存在任何水平的糖尿病视网膜病变，以后应每年检查 1 次。除了常规的检查手段，很多研究者都在致力于探索可提示糖尿病血管病变的生物标志物，炎症因子、血管黏附分子、脂肪因子等都是研究者关注的热点，但遗憾的是目前仍没有可以替代常规检查的生物标志物。

对于糖尿病血管并发症的治疗，首先应强调基础治疗和综合治疗，Steno-2 研究结果及近期的随访结果很好地回答了这个问题。在生活方式干预到位（如戒烟、限酒、控制体重、适度睡眠、心态平和等）的情况下，在严格降糖的基础上，实施积极的降压、调脂、抗血小板的治疗。糖尿病患者降血压的首选药物是血管紧张素转换酶抑制剂（ACEI）或血管紧张素Ⅱ受体拮抗剂（ARB）。

目前认为，长期应用 ARB 治疗具有抗动脉粥样硬化的作用，美国糖尿病协会（ADA）在糖尿病指南中指出"一切糖尿病合并高血压的降压治疗中均应包括 ACEI 或 ARB 的应用"。糖尿病患者应该与冠心病患者一样接受严格的调脂治疗，他汀类降脂药物是降低低密度脂蛋白胆固醇的首选药物，而且应根据危险因素进行目标分层，同时强调如果没有治疗禁忌，则治必达标。ADA 同时推荐，对糖尿病合并有大血管并发症者积极使用阿司匹林，作为冠心病二级预防；对于低危的患者不推荐应用阿司匹林，因其风险大于获益。不推荐阿司匹林用于一级预防。由于胰岛素抵抗是糖尿病和冠心病的共同致病因素，因此，选择降低胰岛素抵抗的降糖药物可起到更好的临床效果。

糖尿病本身就是血管疾病，也是脑血管疾病、外周血管疾病、微血管病变的高危因素，定期监测并发症，积极控制血糖、血压、血脂，才能更大程度地改善糖尿病患者的生存质量。

睿眼观糖

☆ 糖尿病是一种炎症疾病？

目前，越来越多的证据显示炎症反应在糖尿病的发生发展中发挥着重要的作用，或许糖尿病是一种炎症性疾病。

研究发现，2 型糖尿病患者体内的炎症因子，如 C 反应蛋白（CRP）、结合珠蛋白、纤维蛋白原、纤溶酶原激活抑制剂、血清淀粉样蛋白、唾液酸、细胞因子与趋化因子等，均显著升高。单核苷酸多态性分析发现，白细胞介素 -1（IL-1）基因与糖代谢及 2 型糖尿病发病密切相关。人体内存在内源性的 IL-1 受体拮抗剂（IL-1RA），肥胖患者的 IL-1RA 升高，行减重手术后，其 IL-1RA 水平大幅降低，IL-1RA 与机体的胰岛素抵抗水平显著相关。此外，IL-6 与 CRP 升高亦能预测 2 型糖尿病发病的风险。流行病学研究显示，CRP 还是预测 2 型糖尿病相关心血管疾病的重要血清标志物。1 型糖尿病患者血浆白细胞介素 IL-6 及 CRP 水平明显增加与血糖高低有关，研究证实 Toll 样受体介导的炎症参与 1 型糖尿病生理过程。

除了血中可以检测到的炎症因子，病理学证据也支持糖尿病是一种炎症性疾病。肥胖导致巨噬细胞数目增加，并处于激活状态。大部分炎症因子由脂肪组织内的巨噬细胞产生，肥胖时巨噬细胞产生炎症因子明显增加。脂肪组织内的巨噬细胞数目与肥胖程度显著相关。2 型糖尿病患者体内可以检测到组织炎症，且伴有细胞因子与趋化因子水平的升高。动物模型与人体研究发现，2 型糖尿病均伴有胰岛的炎症细胞浸润。2 型糖尿病患者的胰岛组织切片显示纤维化与淀粉样沉积。胰岛的巨噬细胞浸润和 β 细胞自身免疫性破坏是 1 型糖尿病慢性炎症过程的重要特征。

一些临床研究显示，应用小分子抗炎药物或炎症通路特异性阻断剂可以改善糖代谢。迄今为止，前景最好的治疗选择主要有两种，包括应用 IL-1 拮抗剂或特异性抗体阻断 IL-1 通路，以及应用水杨酸衍生物来抑制 NF-κB 通路。两种途径均能显著降低血糖、改善 β 细胞分泌功能，同时降低系统性炎症。一项来自丹麦的临床试验显示，34 例 2 型糖尿病患者应用 IL-1 拮抗剂治疗 13 周后，HbA1c 下降了 0.46%，C 肽分泌明显增加，血清胰岛素原 / 胰岛素比值降低，IL-6 与 CRP 水平大幅降低。值得关注的是，IL-1 拮抗剂撤药后，β 细胞功能的改善仍可维持长达 39 周。除 IL-1 拮抗剂之外，数项关于 IL-1β 特异性抗体治疗 2 型糖尿病的临床试验亦在进行之中。IL-1β 抗体制剂的半衰期较长，注射后疗效可持续 3 个月以上，因此更为便捷，依从性较好。单次注射 IL-1β 抗体 3 个月后，2 型糖尿病患者的 HbA1c 水平持续降低，且 β 细胞功能明显改善。上述疗效源于对 IL-1β 诱导的炎症反应的阻断。阿司匹林是一种水杨酸衍生物，能共价性结合环氧合酶 COX1 与 COX2，经限速步骤阻滞前列腺素的合成，从而发挥抗炎效应。有学者用大剂量阿司匹林（7g/d）治疗 2 型糖尿病患者两周，发现空腹血糖降低 25%，总胆固醇与 CRP 降低约 15%，三酰甘油降低约 50%，胰岛素清除率降低 30%，而治疗前后体质量无明显改变。应用大剂量阿司匹林治疗合并 2 型糖尿病的类风湿性关节炎后，患者的空腹血糖明显改善。但也有学者认为，阿司匹林调节代谢的浓度远大于抗炎浓度，故阿司匹林并不是通过抗炎机制调节糖代谢，其作用可能与大剂量阿司匹林的胃肠道反应和能量负平衡有关。另外，大剂量阿司匹林可增加消化性溃疡、出血和肾功能不全的风险。

越来越多的资料已经证实炎症在 2 型糖尿病中所起的作用。但是，本领域仍有许多尚待解决的问题。如在 2 型糖尿病的致病过程中，炎症究竟起多大作用？目前抗炎药物改善糖代谢的临床研究较少，抗炎药物的有效性是否明确？其持久性如何？长期的、终身的抗感染治疗，还是短期干预更能使 2 型糖尿病患者获益？抗感染治疗能否直击疾病的致病环节？如果是的话，是否应尽早启动抗感染治疗，以预防疾病进展？相信将来的临床研究和基础研究，会给我们一个更清晰的答案。

☆ 糖尿病是一种外科疾病？

虽然常规认识中，糖尿病是一种内科疾病，但一直以来，它都与外科医生有着极深的渊源，在糖尿病的治疗中，外科医生做出了不容忽视的贡献。首先，必须要提到胰岛素的发现者——班廷。班廷本人是一名外科医生，在不懈的实验与探索后成功地提取了胰岛素，为糖尿病的治疗开启了崭新的篇章。当代的外科医生追随前辈的脚步，从来没有放弃过对糖尿病外科治疗的探索。近些年，代谢手术等外科手段也引起人们的重视。

"代谢手术"最早不叫"代谢手术"，而称为"减重手术"，顾名思义，该手术方法最早用于治疗肥胖症。1980 年，Pories 等行胃旁路手术治疗肥胖症时发现，合并 2 型糖尿病的患者术后血糖迅速恢复正常，甚至部分患者可不再服用降糖药物。2004 年，Ferchak 等通过系统性回顾研究发现，合并 2 型糖尿病的肥胖患者在接受胃旁路术后 9 年，有 71% 的患者不需要药物降糖并能保持血糖正常。胃旁路术延缓了糖耐量受损患者发展为糖尿病，并且使糖尿病患者的并发症发生率和病死率明显降低。基于代谢外科手术对于 2 型糖尿病的诸多益处，2009 年美国糖尿病学会在 2 型糖尿病治疗指南中正式将此类手术列为肥胖症合并 2 型糖尿病的治疗措施之一，2011 年国际糖尿病联盟正式推荐代谢外科手术可作为肥胖症合并 2 型糖尿病的治疗方法。

2016 年 5 月 24 日，美国糖尿病学会官方杂志 Diabetes Care 在线发表了全球首部由多个国际糖尿病组织参与制订的关于代谢手术治疗 2 型糖尿病的联合声明。该声明基于严格的循证医学证据，充分肯定了代谢手术对糖尿病治疗的意义，同时指出：手术治疗应成为体质指数（BMI）$\geq 35kg/m^2$ 的糖尿病患者的标准治疗选择之一，尤其对于存在其他严重心血管代谢危险因素的患者。2017 年 ADA 糖尿病诊疗标准推荐对于 BMI $> 40kg/m^2$（亚裔美国人 BMI $> 37.5kg/m^2$）的成人 2 型糖尿病患者（无论血糖水平和降糖药物如何）及 BMI $35.0 \sim 39.9kg/m^2$（亚裔美国人 BMI $32.5 \sim 37.4kg/m^2$）尽管通过生活方式和药物治疗血糖仍然控制不佳者，建议代谢手术。代谢手术对于糖尿病的治疗价值越来越得到重视。

中国的代谢手术最早可追溯到 1982 年，杨忠奎在《中华外科杂志》上发表了 Payne 改良法治疗肥胖病 1 例。中国台湾地区李威杰于 1998 年进行了亚洲第一例腹腔镜代谢手术。郑成竹于 2003 年完成的腹腔镜可调节胃束带术（LAGB）是内地第一例代谢手术，亦是内地开始涉足减重手术的一个起点。2004 年，王存川完成了中国第一例腹腔镜 Roux-en-Y 胃旁路术（LRYGB）。2006 年，刘金钢完成了中国第一例腹腔镜袖状胃切除术（LSG）。之后，中国代谢外科专家自行或与糖尿病及内分泌领域专家合作先后制定并发布了《中国肥胖病外科治疗指南（2007）》《中国糖尿病外科治疗专家指导意见（2010）》《手术治疗糖尿病专家共识》《中国肥胖和 2 型糖尿病外科治疗指南（2014）》等，这些指南为中国代谢外科手术的发展提供了重要依据。

外科代谢减重目前趋于标准化的手术方式有 4 种，包括腹腔镜可调节式胃绑带术（LAGB）、腹腔镜袖状胃切除术（LSG）、Y 型胃旁路术（RYGB）及胆胰分流并十二指肠转位术（BPD-DS）。近两年来，LAGB 由于术后效果不确切，且人工绑带相关并发症多见，在 2014版《中国肥胖和 2 型糖尿病治疗指南》中明确表明不予以推荐，而将RYGB 作为减重代谢外科首选术式。LSG 不仅仅是单纯限制胃容积的手术方式，同时可改变部分胃肠激素水平，并可保持胃肠道的原有连接关系，除了可作为重度肥胖患者第一阶段减重手术选择以外，越来越流行作为独立手术治疗肥胖症及肥胖相关疾病，如 2 型糖尿病、女性多囊卵巢综合征等。BPD-DS 尽管对肥胖和 2 型糖尿病的治疗效果在 4 种手术方式中最优，但由于手术难度大，对生理与营养状况影响较大，在指南中建议谨慎采用。

《中国肥胖和 2 型糖尿病外科治疗指南（2014）》推荐的代谢手术适应证考虑到了糖尿病病程、胰岛功能、年龄和 BMI。推荐结合BMI，在 2 型糖尿病病程 ≤ 15 年，且胰岛仍存有一定的胰岛素分泌功能，空腹血清 C 肽 ≥ 正常值下限的 1/2，年龄 16 ～ 65 岁的患者中考虑是否手术。对于男性腰围 ≥ 90cm、女性腰围 ≥ 85cm 时，可酌情提高手术推荐等级。针对 BMI > 32.5kg/m^2 的人，无论是否患有糖尿病，均推荐积极手术。BMI27.5 ～ 32.5kg/m^2 的 2 型糖尿病患者，经改变生活方式和药物治疗难以控制血糖，且至少合并2项额外的代谢综合征组分或存在并发症，可以考虑手术。其中代谢综合征包括：糖代谢异常及胰岛素抵抗、三酰甘油血症、低高密度脂蛋白胆固醇、高血压；并发症包括阻塞性睡眠呼吸暂停综合征（OSAHS）、非酒精性脂肪性肝炎、内分泌功能异常、高尿酸血症、男性性功能异常、多囊卵巢综合征、变形性关节炎、肾功能异常等。对于BMI在 25.0～27.5kg/m² 的 2 型糖尿病患者，经改变生活方式和药物治疗难以控制血糖，且至少合并2项额外的代谢综合征组分或存在并发症，手术治疗有一定疗效，但缺乏长期疗效的证据支持，故应慎重开展手术。

《中国 2 型糖尿病防治指南 (2017 版)》又进一步修改了 2 型糖尿病的代谢手术适应证。该指南指出 BMI ≥ 32.5kg/m²，有或无并发症的 2 型糖尿病患者可选择代谢手术治疗。27.5 ≤ BMI < 32.5kg/m² 且有 2 型糖尿病，尤其存在其他心血管风险因素时，慎选代谢手术。25 ≤ BMI < 27.5kg/m²，合并 2 型糖尿病，并有向心性肥胖，且至少有高三酰甘油、低 HDL-C 水平、高血压中的两项，暂不推荐代谢手术。从 2017 年 CDS 指南可以看出，CDS 对于代谢手术的选择更为慎重，主要依据仍为 BMI 水平，同时考虑了心血管风险及其他代谢异常，并且指南较前更加强调了代谢手术的术前筛选评估和术后营养管理。

减重手术不仅适用于成人糖尿病的治疗，同样适用于青少年。成人减肥手术中的好处在青少年中一样有效，具有同样的安全性和有效实现预期的体重控制、代谢改善和良好的生活质量。但对待青年人这部分人群应更加谨慎，还需要长期数据来建立一个标准适应证和禁忌证。

代谢手术改善机体代谢的机制还不明确，目前有很多假说。手术改变消化道容积从而限制能量摄入是代谢手术最主要的减轻体重、改善血糖的机制。但临床中发现，接受手术的部分患者在体重显著减轻前就已经出现了空腹血糖水平的显著降低以及胰岛素抵抗的改善。这说明，除了限制能量摄入的机制外，还有其他机制参与术后代谢改变的过程。近来研究报道代谢手术后肠道激素、微生物和胆汁酸的改变与持久的体重减轻和 2 型糖尿病的临床缓解有着重要关系。

关于胃肠道激素的改变，人们提出了两种假说，即前肠假说和后肠假说。前肠假说认为代谢手术旷置了内分泌活跃的前肠（十二指肠和近段空肠），使食物避开对前肠的刺激，减少"胰岛素抵抗因子"的释放，这些因子主要包括生长激素释放肽（ghrelin）、葡萄糖依赖性促胰岛素激素（GIP）等。后肠假说指代谢手术后胃肠道被重组，未消化或部分消化的食物提早进入后肠（末端回肠及结肠），刺激后肠分泌更多的 GLP-1 和多肽 YY（PYY），有助于高血糖状态的改善。胆汁酸可以改善糖代谢，促进能量消耗，代谢手术后循环中胆汁酸水平上升，可能与血糖降低有关。

近年来研究发现肠道菌群与肥胖和 2 型糖尿病的发生密切相关。代谢手术后消化道环境发生变化，胆汁和食物转流、胃酸下降、消化道内 pH 变化及机体饮食的量和种类，都会影响肠道菌群的种属和丰度。

一些研究显示，RYGB 术后有肠道菌群组成的变化，多表现为菌群多态性上升，厚壁菌门减少，变形菌门增多，且菌群的变化与术后代谢的改善和炎症反应的缓解相关。虽然目前代谢手术改善糖代谢的机制还不明确，需要更多更深入的研究进行探明，但其对糖代谢的作用毋庸置疑。

代谢手术技术成熟、效果明确，给 2 型糖尿病患者增加了一项新的选择，但"每枚硬币都有两面"，代谢手术也有其不足之处。首先，代谢手术适应范围有限，低 BMI 及胰岛功能不良的 2 型糖尿病患者仍是代谢手术面临的巨大挑战。其次，代谢手术改变了消化道的生理结构，会引起一些术后并发症，如消化道出血、溃疡、胃食管反流、吻合口瘘、消化吸收不良、胆囊炎、胆结石等，术后长期卧床会增加肥胖患者下肢深静脉血栓形成以及肺栓塞风险。

部分内科医生忽略了代谢手术的治疗作用，抱怨外科医生过于"热衷于"代谢手术。实际上内分泌领域多种疾病的诊断及治疗都是外科医生的首创或外科医生提供了巨大贡献，今天我们也期待内外科密切合作，让代谢手术给糖尿病等代谢疾病患者带来益处。但是必须注意的是，这毕竟是用一种异常去对抗另一种异常的有创治疗方案，选择适合的患者，通过治疗使患者获得代谢收益才是重点。

未来需要更多的针对代谢手术机制的研究，更深入地探讨代谢手术后胰岛细胞功能的转归、胃肠激素与胃肠微环境对代谢的调节等。将代谢手术与其他新兴技术（如胰岛细胞移植）结合也可能成为突破该"技术瓶颈"的途径之一。代谢手术的未来机遇与挑战并存，期待外科医生们给糖尿病领域带来更多的惊喜。

睿眼观糖

Part 7 孕妈妈的甜蜜问题

胰岛素的发现：巧合还是传奇？

吸烟与戒烟：糖尿病相关指标的变化令人眼花缭乱

汽车尾气、雾霾、空气污染天到糖尿病

品茗能减重和降低血糖？

无

大国怎

年龄是

夜班轮班工作相关糖代谢异常

糖尿病眼部损害：远超出你关注的视网膜病变

新型降糖药为什么那么贵？

内分泌领域的又一个神药

年龄是否应该成为糖尿病诊断标准的一个考虑因素？

至少三千多年的慢慢长夜

打针不用针？胰岛素给药方式的改进

辟谷治疗糖尿病：不吃主食、少吃主食、间断禁食 你开的药他们服用了吗？

无意插柳出磺脲

糖尿病第六并发症：重要但未被认识

抑郁和焦虑弥漫在糖尿病的世界里

胰岛素制剂的发轫－郁勃－繁盛

四季变幻与糖化血红蛋白

降糖治疗可以让你看起来更年轻

地震与糖尿病

饮料与糖尿病

☆ 妊娠期高血糖的心理问题

　　心理应激是个体通过认知、评价而察觉到应激原的威胁时引起心理、生理机能改变的过程。不论在妊娠前的代谢状况如何，妊娠对女性来说是一个心理应激过程。妊娠时女性不仅要经历各种生理上的系列变化，还要承受社会、经济、家庭和自身角色的转变，会较普遍地出现不同程度的心理问题。妊娠期的高血糖状态对患者的心理生理影响也有别于普通妊娠女性。怀孕期间多种复杂的社会因素导致了孕妇情绪的改变，包括家庭状态、经济状况、夫妻关系，在家中或家族中的地位、工作环境、知识结构、宗教信仰、怀孕与分娩次数、对即将到来生命的渴望程度等，无时无刻不在发挥着影响，但这种改变的生物学基础是很多神经递质在介导心理应激产生的生理与病理反应中起的作用。

　　与心理应激相关的神经递质有：去甲肾上腺素、多巴胺、5- 羟色胺、谷氨酸、天冬氨酸、氨基丁酸等。神经递质水平上调或下降都可能导致抑郁、焦虑的发生。同时，妊娠期女性体内的激素水平会发生剧烈波动，特别是雌激素、孕激素、催乳素等会随着孕期进展而不断变化。妊娠后体内雌激素、孕激素水平逐渐升高，至孕晚期达高峰，产后数天降至正常。催乳素水平妊娠后也上升，至 34 ～ 35 周达高峰并维持至分娩，分娩后迅速下降。高孕激素水平与孕妇情绪失调明显相关，孕妇焦虑评分与催乳素水平呈负相关。妊娠期大脑海马区雌激素受体表达下降可能是妊娠期抑郁发病率增加的原因之一。妊娠期心理应激的表现与激

睿眼现糖

素变化明显相关，如焦虑、强迫状态与雌激素、皮质醇变化有关，抑郁、躯体化也与雌激素变化有关。

初次妊娠由于缺乏经验，孕妇容易产生紧张、恐惧心理。有调查显示，孕妇心理障碍容易发生在不成熟型人格特点的女性中，过于认真、相对保守、性格固执、与人相处的不融洽、情绪稳定性差等性格在妊娠期容易发生焦虑、抑郁等心理障碍。如果既往患糖尿病已经有了心理问题在妊娠后心理障碍会加剧，表现得更为严重，甚至成为亟待解决的问题。不论是否患糖尿病，外向、情绪稳定、控制力强、自信心强、乐观的妊娠女性心理稳定性高，在孕期会有一个相对良好的心理健康状态。

对于糖尿病合并妊娠的患者，之前的血糖控制和对糖尿病的认知、血糖控制状况、医疗支持和家庭支持等对患者决定是否怀孕及妊娠的心理变化均产生影响，而女性在孕期不良的心理会通过相关的内分泌、免疫等机制来影响全身各系统、器官的功能，直接影响孕产妇的心身健康，进而影响胎儿的健康。

孕期是女性心理最脆弱的时期，尤其是初次妊娠更容易出现相关的心理改变，包括焦虑、抑郁、躯体化、强迫、恐惧、敌对等，其中焦虑和抑郁是妊娠期最常见的心理反应。所有女性在妊娠期间都经历调整阶段，妊娠期患糖尿病使得各种问题被放大。而对于在妊娠后行糖尿病筛查才查出的糖尿病（即妊娠期糖尿病，GDM），除上述普通女性在妊娠期出现的心理问题外，突然而至的 GDM 令她们非常困惑和恐惧。不论是已诊断的和妊娠以后诊断的糖代谢异常，心理问题对她们来说表现更加强烈，她们对胎儿发育发展的需求和关注会日益增长，不论是否情愿，她要去管理糖尿病，因为糖尿病会影响备孕及妊娠全过程，未能达标的血糖会对孕妇和胎儿产生不良的影响。

妊娠的情绪与糖尿病之间的相互影响会让患者感到压力。每位女性都会根据自己掌握的医学知识、对糖尿病的认知、生活方式和家庭文化模式对糖尿病做出不同的反应。对于之前已经明确糖尿病诊断者，做妈妈的渴望和血糖的异常有可能带来的问题使得她们倍感压力，大多数女性即使存在妊娠的强烈意愿，但对于自身的糖尿病也有明显抵触的情绪，使她们每天都可能处于矛盾心态之中。

对于普通女性来说，孕期焦虑、抑郁等不良心理状态直接影响孕妇的躯体功能及社会功能，间接影响宫内环境，对胎儿造成危害。孕期心理问题使孕妇处于一种不良的精神心理健康状态，增加了各种产科并发症，自发性流产、早产、产程延长、产后出血、人工助产、剖宫产发生率上升。妊娠期间（如孕妇长期处于焦虑、紧张、抑郁状态时），会产生较强的应激反应，影响宫内发育环境，导致胎儿早产、宫内窘迫、胎儿生长受限、低体重儿、新生儿窒息、胎儿畸形等一系列不良后果。妊娠期间的心理问题还会对孕妇及胎儿的表观遗传学改变产生影响，如新生儿发育异常、以后代谢异常相关疾病的风险增加等。

对于已经诊断糖尿病患者出现妊娠，大多数的糖尿病患者在得知自己怀孕后会有一定的焦虑，与糖尿病有关的焦虑被强化，程度因其对糖尿病对生育的影响认识不同而各异。由于相关的研究有限，因此，有关糖尿病女性妊娠时心理改善的经验有限。作为女性而言，能够做一个妈妈的骄傲，把能够生儿育女看作是一种证明自己价值、女性气质的方式。有做妈妈的想法后医生会告诉她们糖尿病合并妊娠需要为怀孕做很多准备，备孕期间血糖的波动使她感觉到整个过程的艰辛。

如果患者由于糖尿病而不想妊娠，虽然是自己的选择，但与此相关的负面情绪也会变得剧烈。如果是自身潜意识里不那么希望妊娠的女性

睿眼观糖

可能会迅速接受建议，以同意医生的流产方案。但流产本身也会给自己带来痛苦和愤怒，因为会觉得自己做出的努力是徒劳的。

当医生告知糖尿病患者妊娠所带来的风险，部分患者非常担心妊娠是否增加急慢性并发症的风险，以及患者自身能否生存足够长久以抚养和陪伴孩子共同成长。在没有胰岛素及口服降糖药的时代人们不能有效控糖时医生是不建议糖尿病患者怀孕的，而今虽然我们有能力把血糖控制在预期的范围，但几乎所有糖尿病患者从决定是否怀孕开始就一直忐忑不安。

医学知识的普及使计划怀孕的糖尿病患者认识到，妊娠前维持正常的血糖水平会降低新生儿出生异常的风险，这是一个令糖尿病患者在一定程度上安心的信息，很多患者或患者家属在妊娠前咨询时从医生或教育护士那里得到了明确的信息，这给予了糖尿病患者及家属计划妊娠的鼓励。当然妊娠的患者也被告知，如果不遵守医嘱，血糖水平波动会影响母体和胎儿。1 型糖尿病应一直坚持原有的尽可能接近生理模式的胰岛素注射，计划妊娠或妊娠后继续严格甚至是更严格的胰岛素治疗和血糖监控。原有的 2 型糖尿病患者在妊娠前可能仅仅使用生活方式干预和口服降糖药就能控制血糖，不使用胰岛素控制血糖，但是在妊娠期需要注射胰岛素控制血糖的患者会担心在分娩之后是否还需要使用胰岛素维持，应用胰岛素是否终身依赖及是否成瘾的问题。

改善妊娠女性心理障碍非常重要，对所有计划妊娠的女性都应当进行健康教育，包括心理咨询、营养计划等，对糖尿病患者备孕时就应该进行有针对性的教育，对于妊娠糖尿病更要加强宣教，因为很多人之前对糖尿病是一无所知。有研究证明，针对性的健康教育能改善孕期血糖控制，改善妊娠女性心理状态，有利于明显改善母婴结局。

☆ 妊娠期糖代谢异常带来的多重危害

妊娠是一种特殊的生理状态。胎盘和胎儿可以分泌某些激素，其中一些激素可以干扰母体的内分泌系统，引起母体内分泌紊乱或加重原有的内分泌疾病。母体内分泌疾病也可影响胎儿的生长发育，严重时可导致胎死宫内。其中妊娠期间最常见的内分泌疾病之一就是糖尿病。

妊娠期间的糖代谢异常包括 3 种情况：①妊娠前已有糖尿病的患者妊娠，称为孕前糖尿病，或糖尿病合并妊娠。②没有任何症状，孕前未测量过血糖或检测血糖正常，在妊娠糖尿病筛查前机会性筛查发现的糖代谢异常，可称为妊娠早期高血糖或妊娠早期新发现的糖尿病。③妊娠 24 ～ 28 周行 OGTT 糖筛首次发生的糖尿病，称为妊娠期糖尿病。

妊娠期间孕妇可能出现糖尿病或原有糖尿病加重，主要由于妊娠会影响机体的糖代谢。胎盘可以合成胎盘生乳素（hPL），由胎盘合体滋养细胞合成，为不含糖分子的单链多肽激素。自妊娠 5 周时即能从孕妇血中测出，随妊娠进展，胎盘生乳素水平逐渐升高，于孕 39 ～ 40 周时达到高峰，产后迅速下降。其他包括有雌激素、孕激素及肿瘤坏死因子、瘦素等细胞因子，这些激素或细胞因子均具有拮抗胰岛素的功能，使孕妇组织对胰岛素敏感性下降，造成胰岛素分泌相对不足和作用缺陷。

妊娠期间的糖代谢异常可引起多种不良妊娠结局，对孕妇和胎儿都会造成不良影响，其严重性取决于血糖升高出现的时间、血糖控制状况、糖尿病严重程度以及有无并发症。糖代谢异常使孕早期自然流产发生率增加，这种现象多见于孕前糖尿病。孕前及妊娠早期高血糖，导致胎儿畸形，严重者胎儿发育停止，最终发生流产。糖尿病妊娠者易并发妊娠期高血压，其发生率是正常妇女的 3～5 倍，尤其见于糖尿病病程长并伴发微血管病变者。糖尿病并发肾病变时，妊娠期高血压疾病发生率可高达 50%。糖尿病患者抵抗力下降，易合并感染，加上妊娠妇女子宫压迫膀胱，更易出现泌尿生殖系统感染。妊娠糖尿病的孕妇容易羊水过多、巨大胎儿，因此，难产、产道损伤、手术产的概率升高，因产程延长易出现产后出血。因为长期存在高血糖影响胎盘功能，尤其糖尿病伴有血管病变者，容易出现胎儿生长受限。此外，妊娠糖尿病患者的子女容易出现新生儿疾病，如新生儿呼吸窘迫综合征、新生儿低血糖、新生儿红细胞增多症、新生儿高胆红素血症、低钙血症、低镁血症等。

有作者从 Embase 和 Medline 数据库中检索选取一些相关的队列研究，对象包含在妊娠期患糖尿病后发展为 2 型糖尿病的女性，随访时间为 1960 年 1 月 1 日至 2009 年 1 月 31 日。在搜索到的 205 个相关报道中，选择了其中 20 项研究，共包括 675 455 例女性和 10 859 例新发 2 型糖尿病事件。对每一项使用随机效应模型的研究，计算并汇总未经校正的相对风险（RR）及 95%CI。根据 2 型糖尿病病例数、种族、随访时间、妊娠时年龄、体重指数和诊断标准进行亚组分析。与孕期血糖正常的女性相比，曾患妊娠糖尿病的女性发展为 2 型糖尿病的风险明显增高（RR=7.43，95%CI：4.79～11.51）。有研究显示，妊娠期糖尿病患者虽然大多在分娩后一定时期血糖可能恢复正常，但如果不能进行有效干预，其中 50% 或以上将在未来 10～20 年内最终成为 2 型糖尿病患者，而且越来越多的证据表明，其子代发生肥胖和糖尿病的风险更高。妊娠合并糖尿病危害多多，我们应该尽力做到早发现、早诊断、早治疗。

☆ 妊娠期血糖异常的诊断标准及变迁

妊娠期高血糖状态对孕妇和胎儿都有很大危害，那么，我们如何诊断和识别妊娠期高血糖状态呢？目前很多指南均对妊娠期高血糖状态进行了说明，让我们共同来梳理一下其中的要点。

● **妊娠期高血糖状态的分类和诊断标准**

各个指南对妊娠期高血糖状态的分类和诊断标准各不相同，详见表2。

2017年，中华医学会糖尿病学分会（CDS）指南将妊娠高血糖分为3类：①糖尿病合并妊娠，即在原有糖尿病基础上妊娠；②妊娠期间显性糖尿病（也就是妊娠期间的糖尿病，DIP），妊娠期间按普通糖尿病标准诊断的糖尿病；③妊娠期糖尿病，妊娠期间按GDM标准诊断的糖尿病。虽然各个指南对妊娠糖尿病的分类各有不同，但其目的是一样，即根据分类不同进行不同的对待。糖尿病合并妊娠和妊娠期间显性糖尿病者，在妊娠前或妊娠早期就发现血糖升高，血糖水平较GDM高，几乎需要胰岛素治疗，对于孕前即有糖尿病者，产后血糖异常继续存在。

DIP产后需要再次OGTT检查。对于GDM则不同，这些患者80%～90%可以通过饮食和运动而达到血糖控制目标，使用胰岛素量少于DIP。GDM者产后血糖多为糖耐量异常，是2型糖尿病的高危人群。

表 2　各指南对妊娠期高血糖状态的分类和诊断标准

指南	分类	诊断标准
IADPSG 指南（2010 年）	显性糖尿病和 GMD	1. 显性糖尿病：（1）第一次孕检：① FPG ≥ 7.0mmol/L(126mg/dl)；② HbAIc ≥ 6.5%；③ 随机血糖 ≥ 11.1mmol/L 伴高血糖症状，满足①、②任何一条即可诊断，满足③时需进一步检查①或②验证。（2）妊娠 24 ～ 28 周 FPG ≥ 7.0mmol/L 2.GDM：妊娠 24 ～ 28 周血糖值满足下述任意一条或多条：① 5.1mmol/L ≤ FPG < 7.0mmol/L；② 75g OGTT 1 小时血糖 ≥ 10.0mmol/L；③ OGTT 3 小时血糖 ≥ 8.5mmol/L
WHO 指南（2013 年）	同 FIGO 指南	同 FIGO 指南
中国指南（2014 年）	孕前糖尿病和 GDM	1. 孕前糖尿病：（1）妊娠前已确诊为糖尿病。（2）首次产前检查血糖达到 4 项任何一项：① FPG ≥ 7.0mmol/L；② 75g OGTT 1 小时血糖 ≥ 11.1mmol/L；③伴有典型的高血糖症状或高血糖危象，同时随机血糖 ≥ 11.1mmol/L；④ HbAIc ≥ 6.5% 2.GDM：妊娠 24 ～ 28 周以上及 28 周后血糖值满足下述任意一条或多条：① FPG ≥ 5.1mmol/L；② 75g OGTT 1 小时血糖 ≥ 10.0mmol/L；③ 2 小时血糖 ≥ 8.5mmol/L
FIGO 指南（2015 年）	DIP 和 GDM	1. DIP：（1）孕前已诊断的糖尿病；（2）孕期任何时候血糖满足下述任意一条或多条：① FPG ≥ 7.0mmol/L(126mg/dl)；② 75g OGTT 2 h 血糖 ≥ 11.1mmol/L(200mg/dl)；③随机血糖 ≥ 11.1mmol/L 伴高血糖症状 2. GDM 孕期任何时候血糖满足下述任意一条或多条：① FPG：5.1 ～ 6.9mmol/L(92 ～ 125mg/dl)；② 72g OGTT 1 小时血糖：≥ 10.0mmol/L(180mg/dl)；③ 2 h 血糖：8.5 ～ 11.0mmol/L(153 ～ 199mg/dl)
ADA 指南（2016 年）	显性糖尿病和 GDM	1. 显性糖尿病：诊断同中国指南孕前糖尿病 2.GDM：妊娠 24 ～ 28 周，两种筛查方法：①一步法：直接进行 75g OGTT，诊断标准同中国指南；②两步法：先进行 50g GCT 检查，若服糖后 1 小时 ≥ 7.8mmol/L，继续进行 100g OGTT（可用 Carpenter/Coustan 标准和 NDDG 标准）

注：FIGO：国际妇产科联盟；DIP：糖尿病合并妊娠；GDM：妊娠期糖尿病；FPG：空腹血糖；OGTT：口服葡萄糖耐量试验；IADPSG：国际妊娠与糖尿病研究组织；WHO：世界卫生组织；ADA：美国糖尿病学会；GCT：葡萄糖负荷试验；NDDG：国家糖尿病数据组。

● 妊娠糖尿病孕周诊断要求各指南略有不同

妊娠糖尿病诊断时对于孕周的要求各指南略有不同，中华产科学会、ADA、美国妇产学会的指南均要求在孕 24～28 周时实施 75g OGTT。而 CDS、IADPSG、FIGO、WHO 均不限定孕周，只要血糖达标即可诊断。不过各国指南均强调，未被诊断糖尿病的孕妇，必须在孕 24～28 周接受 OGTT。中国指南依据国情，对具有 GDM 高危因素的孕妇或者医疗资源缺乏地区，建议妊娠 24～28 周首先查 FPG。FPG ≥ 5.1mmol/L 可以直接诊断 GDM，无须再行 OGTT。FPG < 4.4mmol/L，发生 GDM 的可能性极小，可以暂时不行 OGTT。FPG ≥ 4.4mmol/L 且 < 5.1mmol/L 时，应尽早行 OGTT。GDM 的高危因素包括肥胖尤其是重度肥胖、一级亲属患 2 型糖尿病、GDM 史或巨大儿分娩史、多囊卵巢综合征、妊娠早期空腹尿糖反复阳性等。

● 孕早期妊娠糖尿病诊断

需要注意的是孕早期妊娠糖尿病诊断。2014 年中华产科妊娠糖尿病指南指出孕期血糖随孕周增加而下降，孕早期的空腹血糖不能作为 GDM 的诊断依据。2017 年 CDS 也指出，孕早期（孕 12 周之前）单纯空腹血糖大于 5.1 不能诊断为 GDM，但这又与指南中不强调孕周，只看血糖水平进行诊断不完全相符。需要相关领域专家对此进一步进行解释和说明。目前国际上存在多种妊娠期高血糖的诊疗标准，原因可能为：部分指南缺乏强有力的临床证据；部分指南制定带有偏见，过多考虑经济因素或指南推行时的方便性。

高血糖与不良妊娠结局（Hyperglycemia and Adverse Pregnancy Outcomes，HAPO）研究提示：不良妊娠结局的风险与高血糖的相关性是持续的，没有明确的拐点。因此，任何关于 GDM 的诊疗标准均需要在特定的社会、经济和医疗背景下平衡风险和收益后才能提出。

另外，细心的读者可能会发现，GDM 的诊断切点较普通成年人的诊断切点偏低。这是为什么呢？妊娠时母体适应性改变，对葡萄糖利用增加、肾血流量及肾小球滤过率增加、胰岛素清除葡萄糖能力增加、母体葡萄糖不断转运到胎儿体内都可使孕妇血糖较非孕时偏低。

为了确定 GDM 诊断标准，美国国立卫生研究院支持进行了一项全球多中心高血糖与不良妊娠结局（HAPO）的前瞻性研究，该研究对 23 316 例孕妇进行了孕 24 ～ 28 周血糖与妊娠结局的调查，证实即使血糖轻度升高，未达以往的异常水平，其影响也是存在的，且血糖对妊娠结局的不良影响随血糖升高连续增加。该结果发表后，2010 年国际糖尿病与妊娠研究组提出以母婴不良妊娠结局增加 1.75 倍的血糖值作为新的 GDM 诊断标准，并沿用至今。

不管是内分泌大夫还是妇产科大夫，均应提高对妊娠期高血糖状态的认识，做到早发现、早诊断、早干预，给准妈妈和宝宝一个健康的人生。

☆ 特殊时期的特殊治疗方法

我们都知道，在妊娠期用药要格外谨慎，能不用药尽可能不用。在前面的章节里已经指出了妊娠期糖代谢异常的危害，对于妊娠期间的糖代谢异常，治疗肯定是必需的。那么在妊娠这个特殊时期，我们应如何控制血糖呢？

妊娠合并糖尿病的患者血糖控制目标与非妊娠糖尿病患者不同。中国 2014 年妊娠糖尿病诊治指南推荐：GDM 患者妊娠期血糖应控制在餐前及餐后 2 小时血糖值分别≤ 5.3mmol/L、6.7mmol/L，特殊情况下可测餐后 1 小时血糖≤ 7.8 mmol/L，夜间血糖不低于 3.3mmol/L，妊娠期 HbA1c 宜＜ 5.5%。

糖尿病合并妊娠（PGDM）患者妊娠期血糖控制应达到下述目标：妊娠早期血糖控制勿过于严格，以防低血糖发生；妊娠期餐前、夜间血糖及 FPG 宜控制在 3.3 ～ 5.6mmol/L，餐后峰值血糖 5.6 ～ 7.1mmol/L，HbA1c ＜ 6.0%。妊娠合并糖尿病的治疗原则与非妊娠糖尿病相同，依然是营养、运动、药物、监测、教育五架马车并驾齐驱，但细节处略有不同。

● 营养疗法

对于孕妇的医学营养治疗目的在于使糖尿病孕妇的血糖控制在正常范围，同时保证孕妇和胎儿的合理营养摄入，减少母儿并发症的发生。孕妇的每日总能量摄入应根据不同妊娠前体重和妊娠期体重增长速度而定，应避免能量限制过度，妊娠早期保证不低于 1500kCal/d，妊娠晚期不低于 1800kCal/d。推荐碳水化合物占总能量的 50% ～ 60%，蛋白质占总能量的 15% ～ 20%，脂肪占总能量的 25% ～ 30%，优先选择单不饱和脂肪酸，每日摄入膳食纤维 25 ～ 30g，有计划地增加维生素和矿物质的摄入。

孕妇容易饥饿，可以采取少量多餐、定时定量进餐的进餐方式，早、中、晚三餐的能量应控制在每日摄入总能量的 10% ～ 15%、30%、30%，每次加餐的能量可以占 5% ～ 10%。

睿眼观糖

● 运动疗法

运动疗法可以降低妊娠期的胰岛素抵抗，也是基础治疗方法之一。孕妇可在每餐后 30 ~ 45min 进行低至中等强度的有氧运动，如步行，可穿插必要的间歇，频率每周 3 ~ 4 次即可。

对于 1 型糖尿病合并妊娠、心脏病、视网膜病变、多胎妊娠、宫颈机能不全、先兆早产或流产、胎儿生长受限、前置胎盘、妊娠期高血压疾病等情况，不宜进行运动，尤其不宜较大剂量运动。

● 药物疗法

妊娠合并糖尿病可选择的治疗药物有限，目前明确推荐的仅为胰岛素。糖尿病孕妇经饮食治疗 3 ~ 5d 后，测定三餐前 30min 及三餐后 2 小时血糖、夜间血糖，化验尿检测尿酮体。

如果空腹或餐前血糖≥5.3mmol/L，或餐后 2 小时血糖≥6.7mmol/L，或调整饮食后出现饥饿性酮症，增加热量摄入后血糖又超过妊娠期标准者，应及时加用胰岛素治疗。

最符合生理要求的胰岛素治疗方案为：基础胰岛素联合餐前超短效或短效胰岛素。在胰岛素的使用过程中需要注意妊娠不同时期对胰岛素的需求不同：妊娠中晚期对胰岛素需求增加，妊娠 32 ~ 36 周胰岛素需要量达高峰，妊娠 36 周后稍下降，应根据个体血糖监测结果，及时进行调整。

国外曾有研究认为，口服降糖药物二甲双胍和格列苯脲在 GDM 孕妇中应用安全有效，但中国尚缺乏相关研究。研究发现二甲双胍可以通过胎盘屏障并可出现在乳汁内，故一般不推荐孕妇使用二甲双胍，在哺乳期妇女也应慎用，必须使用本品时，应停止哺乳。

2017 年 CDS 指南对于二甲双胍在孕期的使用有了新建议，指出孕

孕
妈
妈
的
甜
蜜
问
题

期特殊情况下可保留二甲双胍，孕后在知情同意和使用胰岛素的基础上可联用二甲双胍，但不推荐单独使用二甲双胍。目前这2种口服降糖药均未纳入中国妊娠期治疗糖尿病的注册适应证。

● **指标监测**

妊娠合并糖尿病的患者需监测多项指标，包括孕妇和胎儿的监测。新诊断的高血糖孕妇、血糖控制不良者及妊娠期应用胰岛素治疗者，应每日监测血糖7次，包括三餐前30min、三餐后2小时和夜间血糖；血糖控制稳定者，也应进行适度的餐前和餐后血糖检测；不需要胰岛素治疗的GDM孕妇，在随诊时建议每周至少监测1次全天血糖，包括末梢空腹血糖及三餐后2小时末梢血糖共4次。

应用胰岛素治疗的糖尿病孕妇，应每2个月查一次HbA1c。同时应注意监测羊水过多、糖尿病酮症酸中毒、感染等并发症的发生，对于糖尿病微血管病变合并妊娠者应在妊娠早、中、晚期3个阶段分别进行肾功能、眼底检查和血脂的检测。对于胎儿需要关注胎儿的生长速度和宫内发育情况，若因血糖控制不满意需要提前结束妊娠，需要注意促进胎肺成熟。

● **分娩时机和方式**

对于合并糖尿病的孕妇还有一个问题需要考虑，那就是分娩的时机和方式。对于无须胰岛素治疗而血糖控制达标的GDM孕妇，如无母儿并发症，在严密监测下可待预产期，到预产期仍未临产者，可引产终止妊娠。

对于PGDM及胰岛素治疗的GDM孕妇，如血糖控制良好且无母儿并发症，在严密监测下，妊娠39周后可终止妊娠；血糖控制不满意或出现母儿并发症，应及时收入院观察，根据病情决定终止妊娠时机。

睿眼观糖

糖尿病合并微血管病变或既往有不良产史者,需严密监护,应个体化决定终止妊娠时机。糖尿病本身不是剖宫产指征,孕妇可根据自身情况和意愿选择经阴道分娩。

择期剖宫产的手术指征为糖尿病伴严重微血管病变或其他产科指征。妊娠期血糖控制不好、胎儿偏大或既往有死胎、死产史者,应适当放宽剖宫产指征。

随着糖尿病发病率的增加,妊娠期合并糖尿病也越来越常见。通过及时的筛查、合理的治疗,即使合并糖尿病,孕妈妈们也能产下一个健康的宝宝。

● 国际相关指南对妊娠糖尿病用药的建议

2007 年第五届 GDM 国际工作会议:二甲双胍和格列苯脲孕期应用的有效性和近期安全性得到了验证,但仍需要对子代进行长期的随访。

2008 年 NICE 妊娠合并糖尿病指南:若获益大于危害,孕前或孕期可使用二甲双胍,但不推荐孕期使用其他口服降糖药。

2014 年中国妊娠合并糖尿病诊治指南:若获益大于危害,可在知情同意的基础上,对 GDM 患者慎用二甲双胍和格列苯脲,孕前使用二甲双胍的 2 型糖尿病合并妊娠患者,可继续使用二甲双胍。

2015 年 NICE 妊娠合并糖尿病指南:GDM 患者饮食运动控制不满意时,可使用二甲双胍,必要时可加用胰岛素,若患者拒绝使用胰岛素和二甲双胍,可使用格列苯脲。

2015 年 FIGO 妊娠期糖尿病指南:胰岛素、二甲双胍和格列苯脲用于中晚孕期的 GDM 患者均安全有效,二甲双胍和胰岛素优于格列苯脲,二甲双胍(包括需补充使用胰岛素时)略优于胰岛素。

关于二甲双胍使用建议：二甲双胍孕期使用不增加异常结局，如胎儿先天发育异常、新生儿低血糖等；二甲双胍（包括需加用胰岛素时）较胰岛素稍有优势。指南建议：GDM 患者中晚孕期使用二甲双胍及胰岛素均安全且有效，可作为一线治疗方案；在口服降糖药中，二甲双胍是较好的选择；对于口服降糖药不足以实现血糖控制的妊娠期糖尿病患者，应首选胰岛素治疗。

● 妊娠期血糖异常需要综合管理

在 2017 年 CDS 年会上，北京大学第一医院杨慧霞教授谈了自己的观点：妊娠期血糖异常需要综合管理。

对于妊娠 20 周前诊断出糖尿病（漏诊糖尿病患者），妊娠 30 周前需要药物控制血糖，空腹血糖 > 6.1mmol/L、餐后 1 小时血糖 > 7.8mmol/L，以及孕期增重 > 12kg 者需要直接选用胰岛素。

对于肥胖患者、孕前 BMI 高、GDM 病史、孕前 HbA1c 水平高，OGTT 空腹血糖、餐后 1 小时血糖水平高，以及开始药物治疗前一周患者平均血糖水平高者，应该在口服药基础上积极加用胰岛素。

糖尿病患者应通过调整胰岛素或二甲双胍用量将血糖及 HbA1c 水平控制于正常水平后妊娠。

若 2 型糖尿病患者在口服二甲双胍时妊娠，则不应在孕 8 ～ 12 周内停用二甲双胍。

胚胎形成时，若暴露于高血糖环境可增加其畸形风险及子代糖尿病、代谢综合征、肥胖的发生率，这种因血糖控制不满意带来的不良影响远大于二甲双胍对胚胎的影响，临床医生应该把握好二者之间的平衡。

若孕妇存在严重的胰岛素抵抗，单用胰岛素不足以控制血糖水平，可同时使用二甲双胍增加人体对胰岛素的敏感性，同时减少胰岛素的用量。

若孕妇拒绝使用胰岛素，二甲双胍的使用可改善胰岛素抵抗状态，是孕期的理想用药，可使用二甲双胍。

因二甲双胍随着孕周增长肾脏清除率增高，二甲双胍的吸收也随着食物吸收速度及胃肠道停留时间改变，在孕期使用的剂量随着孕周增长可上调20%。

二甲双胍在产时脐带血的浓度波动于5～1263ng/ml，哺乳期使用二甲双胍时，婴儿每日从母乳中摄取二甲双胍0.13～0.28mg，因剂量较低认为无药理学作用，且二甲双胍并不会刺激胎儿胰腺分泌胰岛素，使其安全性得到保证。

☆ 未雨绸缪：孕前产后知多少

"凡事预则立，不预则废"。此句出自《礼记·中庸》，它告诉我们一个道理，无论做什么事情，事前有充分准备就可能成功，没有充分准备就可能失败。这个道理同样适用于妊娠期糖尿病。那么孕前和产后我们又需要注意些什么呢？ 2014年，中国妊娠合并糖尿病诊治指南建议所有计划妊娠的糖尿病、糖耐量受损或空腹血糖受损的妇女，进行妊娠前咨询。有GDM史者再次妊娠时发生GDM的可能性为30%～50%，因此，产后1年以上计划妊娠者，最好在计划妊娠前行OGTT，或至少在妊娠早期行OGTT。如血糖正常，也仍需在妊娠24～28周再次行OGTT。

糖尿病患者应了解妊娠可能对病情的影响，除高血糖外，早孕反应（如晨起恶心）引起的摄食异常也可能增加低血糖的发生风险。

糖尿病患者需在计划妊娠前评价是否存在并发症，如糖尿病视网膜病变（diabetic retinopathy，DR）、糖尿病肾病（diabetic nephropathy，DN）、神经病变和心血管疾病。DR在妊娠期可能会迅速加重，故糖尿病患者计划妊娠或明确妊娠时应进行一次眼底检查，有增殖性DR等适应证时，可采取激光治疗减少DR病变加重的危险。妊娠期应密切随访眼底变化，直至产后1年。对于较严重的肾功能不全患者（血清肌酐>265μmol/L），或肌酐清除率<50ml/（min·1.73m^2）时，妊娠可能对其肾功能造成永久性损害。

因此，不建议这部分患者妊娠。DN肾功能（BUN、Cr、eGFR等指标）正常者，如果妊娠期血糖控制理想，对肾功能影响较小。如潜在的心血管疾病未被发现和处理，妊娠可增加患者的死亡风险，故应在妊娠前仔细检查心血管疾病证据并予以处理，计划妊娠的糖尿病妇女的心功能应达到能够耐受运动试验的水平。糖尿病神经相关病变包括胃轻瘫、尿潴留及体位性低血压等，会进一步增加妊娠期间糖尿病管理的难度，应在计划妊娠前及时处理。

糖尿病患者在妊娠前需要调整糖尿病及其并发症的相关用药。应用二甲双胍的2型糖尿病患者，需考虑药物的可能益处或不良反应。如果妊娠前应用血管紧张素转换酶抑制剂（angiotensin converting enzyme inhibitor，ACEI）治疗DN，一旦发现妊娠，应立即停用，而他汀类的药物也属于妊娠期和哺乳的禁忌。

血糖控制不理想的糖尿病孕妇妊娠早期流产及胎儿畸形发生风险明显增加，妊娠前后理想的血糖控制可显著降低上述风险。计划妊娠的

睿眼观糖

糖尿病患者应尽量控制血糖，使 HbA1c < 6.5%，使用胰岛素者 HbA1c 可 < 7%。

分娩后，糖尿病合并妊娠的患者需要坚持随访。GDM 孕妇及其子代均是糖尿病患病的高危人群，GDM 患者产后患 2 型糖尿病的相对危险度是 7.43，推荐所有 GDM 妇女在产后 6 ～ 12 周进行随访。产后随访时应向产妇讲解产后随访的意义，指导其改变生活方式、合理饮食及适当运动，鼓励母乳喂养。

随访时建议进行身高、体重、体重指数、腰围及臀围的测定，了解产后血糖的恢复情况，建议所有 GDM 妇女产后行 OGTT，有条件者建议检测血脂及胰岛素水平，至少每 3 年进行 1 次随访。糖尿病患者的子孙也是患糖尿病的高危人群，建议进行随访及健康生活方式的指导，可进行身长、体重、头围、腹围的测定，必要时检测血压及血糖。糖尿病是一种可控可治的疾病，加强重视，做好孕前产后的咨询和随访，给孕妈妈和宝宝一个健康的人生。

☆ 肥胖与妊娠及妊娠不良结局

随着经济的发展、人们生活水平的提高，肥胖已成为全球性流行疾病，生育年龄是女性体重增长乃至发展为肥胖的重要阶段。来自美国的数据显示，与其他年龄段相比，35 ～ 44 岁的美国女性肥胖比例增长最快，妊娠前肥胖的发生率以每年 > 0.5% 的速度递增。数据显示，从 2003 年的 17.6% 增长至 2009 年的 24.3%，而同期妊娠前 BMI 正常的妇女所占比例从 54.5% 下降至 51.5%。在 25 ～ 45 岁的美国妇女中，生育一次者较未生育者超重的风险增加 60% ～ 110%。中国 2003—2009 年居民健康和营养调查显示，女性 BMI 平均增加 $0.8kg/m^2$，超重发生率从 10.7% 上升至 14.4%，肥胖发生率从 5.0% 上升至 10.1%。妊娠母体超重和肥胖是产科最常见的风险因素。与未孕女性一样，妊娠肥胖可引起代谢综合征，包括妊娠糖尿病、妊娠高血压及其他代谢紊乱，同时与自然流产、巨大儿及其他围生期病理情况密切相关。

肥胖是胰岛素抵抗及妊娠糖尿病重要的危险因素。研究表明，糖耐量正常的女性在怀孕期间胰岛素敏感性可降低 50% ～ 60%，而超重或肥胖孕妇的胰岛素敏感性又显著低于平均体重和糖耐量正常者。

孕前 BMI 与孕期体重增长与妊娠糖尿病发病率呈正相关。肥胖妊娠妇女血脂代谢紊乱，动脉粥样硬化的风险增加，当动脉粥样硬化累及胎盘时，可增加妊娠期高血压疾病的发生率。

研究显示，Ⅰ度肥胖组发生妊娠期疾病（包括高血压、HELLP 综合征）的比值比（OR）是 1.56，而Ⅱ度肥胖组则为 2.34。非肥胖妇女发生妊娠期高血压性疾病的比例是Ⅰ度肥胖妇女的 1/7，是Ⅱ度肥胖妇女的 1/10。与正常和低体重者相比，肥胖女性怀孕期间患先兆子痫的风险增加 10% ～ 15%。

肥胖会增加妊娠不良结局的风险。首先，肥胖人群自然流产的风险增加。4932 例的回顾性病例对照研究显示，与非肥胖者相比，肥胖妊娠妇女自然流产的比值比是 1.2（95%CI：1.01 ～ 1.46），肥胖人群中习惯性流产风险增加，比值比是 3.5（95%CI：1.03 ～ 12.01）。其次，肥胖妊娠妇女产时并发症增多。妊娠妇女肥胖导致盆腔脂肪堆积，可利用空间缩小，且腹壁脂肪厚、腹壁肌肉和膈肌力量差、收缩乏力，增加头盆不称的机会；分娩过程中，盆腔脂肪堆积可致胎头下降延缓或阻滞、产程延长，胎儿损伤甚至死产、新生儿死亡的发生率增加，软产道损伤、宫缩乏力、产后出血、试产失败改行剖宫产的可能增加。肥胖合并妊娠糖尿病的产妇术后伤口感染的可能也会增加。肥胖妇女血栓形成疾病的发生率也增加，而血栓性疾病是发达国家孕产妇死亡的首要原因。

妊娠妇女肥胖对子代也会产生一些不良影响。妊娠糖尿病及肥胖妇女产下的婴儿体重较正常体重或正常糖耐量者高，且主要是脂肪成分增加。肥胖妇女即便孕期体重增长较低、糖耐量正常，产下巨大儿的概率也更大。在妊娠期糖尿病的产妇，与新生儿体重有最强相关性的是怀孕前母体胰岛素敏感性。在肥胖女性，与新生儿肥胖有最强相关性的是母体怀孕前体重指数。出生脂肪增加是儿童肥胖症及代谢障碍的风险因素。另外，肥胖妊娠妇女中，胎儿畸形率更高，研究显示，与体重正常者相比，肥胖妊娠妇女后代神经管畸形患病率增加 2 倍。

肥胖影响母体产后体重。13% ～ 20% 的女性产后体重比孕前增加5kg 以上。怀孕前体重及怀孕中体重增长均影响产后体重恢复，后者又直接影响母体产后 10 年的体重状况。孕前体重对孕期及分娩后体重均有很大影响。孕前超重妇女在孕期及孕后都表现出幅度更大的体重增加，孕前体重越大，产后体重恢复越慢。

1988 年，NMIHS 调查产后 10 ～ 18 个月产妇体重恢复情况，发现孕前超重者相比较低体重和平均体重者更容易出现产后体重恢复滞缓。Gunderson 等发现，妊娠前体重对产后 6 周内体重恢复影响不大，但产后 6 周至 2 年，高 BMI 组体重增加超过 2kg 者较平均 BMI 组多 3 ～ 5倍，组间体重差异达到 4kg。产后早期体重下降与胎盘、羊水、母体血量或其他身体组分丢失有关，因此这个阶段的体重变化与怀孕前 BMI

关系不大；产后长期（6 周至 2 年）的体重变化涉及脂肪量的改变，因此与妊娠前体重相关，而肥胖妇女产后倾向于增加体重而不是减少体重。13%～20% 的女性在生产 1 年后体重仍高于妊娠前 5kg 以上，与之相关的最重要因素为孕前超重或肥胖，以及妊娠期间体重过度增长；6%～14% 的女性在生产 1 年后可能成为超重。1980—1990 年一项多人种调查研究发现，孕前体重正常者，在孕后 1.5 年有 6.4% 发展为超重体型。

与其他人种相比，亚洲妇女超重的风险较低。但即便如此，超过 40% 亚洲人体重指数从 $19.8kg/m^2$ 以下增加到 $19.8～26.0kg/m^2$。另有研究发现，初产妇更容易发生与生育相关的体重增长。两项研究结果表明，生育 1 次者较未生育者平均体重增长 2～3kg；白人种女性中，每生育 1 次体重增加 1.7kg，第一次生育导致的体重增长是最大的，且与孕前体重相关。孕前 BMI ≥ $25kg/m^2$ 的初产妇，其平均体重增长达 3～6kg，而 BMI ＜ $25kg/m^2$ 为 1kg。

为了避免孕期体重增长过多或不足对胎儿及母体带来的负面影响，IOM（Institute of Medicine）于 1990 及 2009 年先后为低体重、正常体重、超重及肥胖孕妇颁布了孕期体重增长推荐指南。Gunderson 等报道孕期体重增长超过推荐值，则产后成为超重的风险是孕前平均体重者的 3 倍。孕期的体重增长与孕前体重密切相关，同时又直接影响产后体重发展。孕前超重或肥胖妇女在孕期的体重增长超过其他体重指数组的 2～6 倍，且产后体重增长的恢复更滞后。引起产后超重风险增加的因素还有：月经初潮年龄＜12 岁、初潮至第 1 次生产＜8 年、第一次生产在 24～30 岁、产后 6 个月间每日睡眠＜5 小时。其他影响产后体重的因素还有吸烟、人种、学历、运动等。

肥胖影响孕期及产后的脂肪分布。对 557 名健康女性调查发现，在妊娠期间，脂肪优先存积于大腿和腹部，且肩胛下部脂肪增加相对较多；产后 6 个月，大腿、三角肌脂肪增加相对较多；与经产妇相比，初产妇肩胛下、大腿脂肪增加相对更多。另一项研究观察到，68% 的孕期增长的脂肪沉积在躯干，并且在产后 1 年，存留下来的过多脂肪倾向于集中在身体中心。

另一项研究观察了 122 名绝经前妇女从孕前到产后的内脏和整体脂肪变化。在 1995—1996 年及 1999—2000 年，用 CT 和双能 X 线吸收测量仪测量脂肪组织，经多元线性回归对年龄、种族进行校正。研究表明，与未生育者相比，生育者总皮下脂肪、内脏脂肪组织分别增加了40% 和 14%，这说明妊娠促使脂肪组织优先积聚在内脏。对 47 名经产妇调查发现，肥胖妇女在孕后 6 个月多发展为中心性肥胖。

肥胖对于母体及其胎儿都是重要的风险因素。对于其自身，怀孕期间胰岛素敏感性降低及其他的代谢紊乱对其产后代谢功能有深远影响。同时，子代发生肥胖、胰岛素敏感性降低及其他代谢障碍的风险也增加。因此，孕前控制体重，孕期控制体重增长，产后干预生活方式如饮食、运动等将使母体及子代均受益，其中受益最大的可能是孕前超重 /肥胖或孕期体重增长过度的初产妇。

干预的措施包括：建议超重初产妇在怀孕前数月开始减肥以及在怀孕期间严格控制体重增长在推荐值范围内；无论是孕期体重过度增加的平均体重者，还是孕期体重轻度增加的超重 / 肥胖者，均有必要在产后进行减肥；对于可能出现产后体重滞留、肥胖或脂肪中心性分布的女性，需评估并预防中年肥胖以及相关的慢性疾病等。

☆ 二胎和多次妊娠与糖尿病的风险

妊娠期间特殊的内分泌和代谢变化是妊娠期糖尿病发生的重要因素，如果和高龄叠加在一起可能会使风险进一步加剧。妊娠期间是否会出现糖代谢的异常，主要和孕妇的怀孕年龄、怀孕次数、生产次数、生活习惯、既往病史、用药、家族遗传等因素的影响有关。其中妊娠时年龄增大、怀孕的次数多或流产次数多、胎次多是最重要的影响因素。其他固有的危险因素，包括肥胖、妊娠期间体重增长过快、第一次分娩后体重未能下降、第一次妊娠时妊娠糖尿病病史、孕期不良情绪等都是常见的危险因素。

● 受政策影响二胎比例明显增加，且现阶段多为高龄二胎孕妇

1971 年，国务院把控制人口增长的指标首次纳入国民经济发展规划，开始推行计划生育政策。1982 年，计划生育作为基本国策并写入宪法，自此中国开始全面实施"计划生育"。作为国家的一项基本国策，当时提倡计划生育、晚婚晚育、优生优育。

独生子女政策在一定时期内对于减少中国本已经非常庞大人口基数快速增长起到了积极的作用，但是在一定程度上导致了工作年龄段人口的比例下降，劳动力短缺，老年人群的比例增加，需要照看和赡养的人口比例增多，社会负担加重，一定程度上妨碍了社会经济的快速发展。

2015 年，中国开始有条件放开"二胎"生育，随后全国人民代表大会常务委员会通过人口与计划生育法修正案，自 2016 年 1 月 1 日起

睿眼现糖

全面开放"二胎"。

随着"二胎"政策全面开放，越来越多家庭有"二胎"计划，但受过去"晚婚晚育"政策影响，现阶段有"二胎"意愿女性往往年龄较大，增加了妊娠的难度，也增加了分娩风险。其中部分妇女在妊娠前或在头胎妊娠期间出现有糖代谢异常、高血压病等，这都导致再次妊娠时危险系数增大。

"二胎"政策实施之前，中国剖宫产率居高不下，这就导致多数有"二胎"计划妊娠妇女面临瘢痕子宫再次怀孕问题，这也增加了子宫破裂等相关并发症发生率，部分有"二胎"计划的妇女年龄偏大，使得婴儿出生缺陷的发生风险增加。

● 高龄"二胎"孕产妇糖尿病及代谢疾病明显增加

女性最佳生育年龄一般为 25 ～ 29 岁，超过 35 岁的妊娠女性属于高龄妊娠，其被认为是高龄产妇。随着妊娠年龄的增长，越是高龄孕产妇其妊娠期并发症及合并症发生率越高，高龄孕妇自身疾病的风险增加，并直接导致新生儿出现早产、畸形等各种异常发生。

国内有学者对有"二胎"计划的妇女甲状腺功能亢进症、糖尿病、高血压病发生的相关因素进行分析，结果显示年龄增加、体重指数过大、多次流产史为其共同危险因素。30 岁以上女性筛查出糖尿病、高血压、甲亢等疾病发生率明显高于 22 ～ 29 岁女性，表明年龄增大为上述疾病发生的重要危险因素。30 ～ 40 岁备孕人群糖尿病发生率增高 2 ～ 4.44 倍，这可能与增龄带来的机体生理变化、同时普遍存在的工作压力大等多种因素相关。

英国的一项研究也显示，高龄孕产妇患孕期多种并发症、合并症及新生儿的早产率相对于普通孕产妇均显著增加数倍。随着高龄孕妇年齡的增长，肥胖的发生风险增加、身体脂肪的比例，尤其是腹内脂肪的比例明显增加，胰岛素抵抗会进行性加重，其卵巢功能随着年龄的增加而进行性减退，同时卵细胞长期处于周围异常代谢状态的环境中（高胰岛素水平、慢性炎性状态、血脂异常或其他代谢异常），卵子质量下降，一旦受孕其受精卵质量也呈明显的下降趋势，导致高龄孕妇自然流产率的升高。同时，由于高龄孕妇体内基因易发生异常或变异等特点，导致新生儿早产、体重异常、染色体畸形甚至是死亡等不良情况发生概率为 35 岁以下育龄妇女的 2 倍左右。因此，实施高龄孕妇妊娠期规范管理，有助于预防高龄孕妇孕期并发症及合并症、降低新生儿的不良发生率。

多次流产史也使得"二胎"代谢异常增加。一般妇女妊娠期间机体雌激素水平上升。升高的雌激素对胰岛 β 细胞有一定损害，还会导致胰岛素抵抗加重。因此，多次流产（不论是自然流产还是人工流产）会增加糖尿病的发生风险。此外糖尿病、高血压发生还可能与头胎出现妊娠糖尿病、妊娠高血压等妊娠并发症有关。

高龄妊娠是妊娠期糖尿病的主要危险因素，有研究显示 40 岁以上的"二胎"妈妈发生妊娠期糖尿病的危险是 20～30 岁孕妇的 8.2 倍。相对于年轻的孕产妇，"二胎"尤其是高龄"二胎"的妈妈们不能忽视高龄、高产次和不良生育史带来的潜在风险。如果既往有妊娠糖尿病或糖尿病家族史，更应该注意其代谢疾病的风险，制订合理的计划，防患于未然。

Part 8

性激素、性与血糖

胰岛素的发现：巧合还是传奇？　品茗能减重和降低血糖？

吸烟与戒烟：糖尿病相关指标的变化令人眼花缭乱

汽车尾气、雾霾、空气污染天到糖尿病　饮料与糖尿病

糖尿病相关指标的变化令人眼花缭乱

大国怎　无

年龄是

夜班轮班工作相关糖代谢异常　胰岛素制剂的发轫－郁勃－繁盛

糖尿病眼部损害：远超出你关注的视网膜病变

新型降糖药为什么那么贵？　四季变幻与糖化血红蛋白

内分泌领域的又一个神药

抑郁和焦虑弥漫在糖尿病的世界里

至少三千多年的慢慢长夜

年龄是否应该成为糖尿病诊断标准的一个考虑因素？

打针不用针？　胰岛素给药方式的改进

无意插柳出磺脲　糖尿病第六并发症：重要但未被认识

辟谷治疗糖尿病：不吃主食、少吃主食、间断禁食　你开的药他们服用了吗？

地震与糖尿病

降糖治疗可以让你看起来更年轻

☆ 女性更年期增加糖尿病的风险吗?

妇女更年期是指由生育期向老年期转变的过渡时期,为月经完全停止前数月至绝经后若干年的一段时间,一般在 45 ～ 55 岁。更年期的标志性事件是绝经。绝经是个回顾性的定义,若 12 个月无自发月经来潮则认为绝经。绝经可为自然绝经,或因为行卵巢或子宫切除等妇科手术而导致的绝经。更年期女性的性激素分泌发生明显改变,是女性生理上的重要转折时期,也是继妊娠期之后又一个容易遭遇糖尿病的"多事之秋"。

研究显示,更年期及更年期后女性患糖尿病概率增加。日本的一项流行病学研究分析了来自 6308 名绝经前女性和 4570 名绝经后女性的数据,发现与绝经前女性相比,自然绝经后女性患糖尿病的 $OR=1.4$,诊断为糖尿病前期的 $OR=1.33$,绝经状态与血糖升高明显相关。

意大利一项多中心研究发现,与绝经前女性相比,绝经后女性发生糖尿病的 $OR=1.38$。韩国的一项横断面研究也得到相似的结果,绝经与高血糖发生显著相关,且独立于年龄和 BMI。香港中文大学的一项前瞻性研究显示,更年期后的妇女患糖尿病或糖尿病前期的概率增高,且随年龄增长发病风险也增加,每隔 3 年糖尿病或前期糖尿病患者人数各增 10%。

但有一些研究得出不同的结论,有研究发现校正年龄后,绝经与糖尿病发生无关。研究得出不一致的结论可能由于在观察更年期或者绝经是否与糖尿病相关时，很难排除衰老或体质指数增加的影响，毕竟糖尿病的发生具有明显的增龄效应。

更年期及更年期后女性更易发生糖尿病有多种原因。①更年期及更年期后女性性激素的变化，这也是更年期及更年期后女性易患糖尿病的内在原因。正常卵巢分泌的雌激素和孕激素除刺激女性生殖器官和第二性征发育外，在代谢方面也发挥着重要作用。雌激素可以降低血脂、刺激骨质生成，并减轻胰岛素抵抗，孕激素可以增加胰岛素的分泌，从而影响糖、脂肪和蛋白质代谢。②更年期妇女由于卵巢功能的衰退，雌激素水平降低，雄激素水平相对升高，促性腺激素比例失调，直接引起或加重胰岛素抵抗。雌激素降低，体脂肪重新分布，女性容易出现以腰围增粗为特征的中心性肥胖、内脏脂肪增加，间接增加胰岛素抵抗。③性激素的显著变化会导致自主神经功能紊乱，引起睡眠障碍、抑郁等，这些负面情绪引起一系列应激激素的分泌增加，而这些应激激素都是升糖激素，即所谓的"反调激素"，进一步影响了人体糖代谢的调节能力。

因此，在更年期及更年期后，女性更容易出现血糖升高，患糖尿病的女性进入更年期后血糖会更加难以控制。除此之外，女性到了围绝经期时往往事业有成、家庭经济状况改善、生活富裕、食物丰富、子女也都长大成人、家务负担减轻、运动量减少，人也开始发胖，这些都是更年期女性容易发生糖尿病的外部原因。

更年期糖尿病病情往往相当隐匿，常无典型的"三多一少"症状，而糖尿病引起的疲倦、乏力、反复感冒、心烦易怒、全身不适等症状，又容易与更年期症状相混淆，让人放松警惕。此外，糖尿病患者在更年期期间，由于雌激素的减少，出现动脉粥样硬化和心脑血管事件的概率也大大增加。因为雌激素下降、阴道黏膜抵抗力下降，容易出现阴道炎、泌尿系感染等，因此，除了加强血糖控制外，也不能忽视常规的妇科检查。

如何建议女性糖尿病患者正视这一生理阶段并平稳度过更年期呢？毫无疑问，生活方式干预仍是第一位的。①应当以平常心来面对更年期的出现，了解发生更年期症状的原因，消除紧张情绪，力求做到开朗、豁达、乐观、劳逸结合，避免过度紧张劳累。②加强饮食调理，多食豆制品、新鲜蔬菜，少食高糖高脂高盐的食品，注意摄入食物的热卡量，尤其要限制脂肪的摄入量。③避免久坐，应根据自身兴趣爱好和身体情况，加强体育锻炼，进行有氧运动、抗阻运动或间歇性高强度运动，避免发生肥胖，不论是缓慢持续的体重增加还是迅速的体重增减。④更年期妇女不论有无糖尿病病史或糖尿病家族史，都应该定期监测血糖，如果有糖尿病的多种危险因素存在要监测血糖，尤其是餐后血糖，必要时行口服葡萄糖耐量试验（OGTT），一旦发现问题应及时就医。

对于更年期综合征症状明显的女性，在无禁忌证的情况下可在妇科医生或内分泌科医生指导下给予性激素补充治疗。荟萃分析显示，性激素补充治疗不仅能改善潮热、乏力等更年期综合征症状，还可以降低空腹血糖水平，降低糖尿病发生的风险，但是对餐后血糖影响的数据有限。性激素补充有上述降糖效果，可能由于外源性雌激素的补充改善胰岛素抵抗，改善腹型肥胖。

更年期时女性糖尿病患病率增加，已患糖尿病的女性血糖波动加大，也更加难以控制。不论更年期女性，还是临床医生，都应该关注更年期期间女性的血糖变化，以期早发现、早治疗糖代谢异常，让女性平稳健康地度过更年期。

☆ 男性性激素变化与糖尿病

经常在电视上看见针对女性更年期综合征的各种"药物"广告，但是如果你认为更年期综合征只是女性特有的烦恼，那你就"out"了。步入中老年的男性同样也会被更年期综合征所困扰。

● 男性更年期综合征

男性更年期综合征是指男性在更年期因内分泌代谢功能失调而出现的一组症候群，其症状往往不如女性更年期综合征明显。男性更年期综合征主要是由于睾丸功能退化、雄激素分泌减少和（或）靶组织对雄激素敏感性降低所引起的。睾丸的退化萎缩是缓慢渐进的，雄激素分泌减少也是渐进式的，男性精子的生成在更年期也不会完全消失，故男性更年期较女性晚，多于 55 岁之后开始，甚至有人或迟至 65 岁。

● 男性更年期的临床表现

男性更年期的症状远不如女性明显，据统计 30% ～ 40% 的中老年男性可能会出现不同程度的更年期症状和体征。男性更年期的临床表现主要有：精神症状（情绪低落或精神紧张、精力不集中、记忆力减退、急躁易怒、多疑猜忌或感情淡漠、悲观失望等），自主神经功能紊乱（心悸、心前区不适、血压波动、头晕耳鸣、潮热多汗、失眠、少寐多梦、易惊醒等），性功能障碍（性欲减退、性活动减少，勃起功能障碍、性欲下降、快感性减弱或缺如、射精无力和精液量减少等），体态变化（皮肤松弛、肌肉减少、脂肪增多、体重增加等）。

● 男性更年期的雄激素水平下降

睾酮是男性体内分泌量最多、生理作用最重要的雄性激素。它由睾丸间质细胞合成和分泌，受下丘脑－垂体－睾丸性腺轴调控，并可反作用于垂体和下丘脑形成抑制性短反馈和长反馈。睾酮在人体内以游离睾酮和结合睾酮两种形式存在，后者包括与性激素结合球蛋白结合的睾酮和与白蛋白结合的睾酮。与白蛋白结合的睾酮和游离睾酮在人体内发挥生物学作用，称为生物活性睾酮。睾酮在胚胎期性分化、青春期男性性器的发育、精子发生与成熟、男性第二性征与性功能的维持等方面发挥重要作用，此外，睾酮对糖代谢的影响也不容忽视。

有学者随机调查 2865 例 40～70 岁男性低睾酮水平与 2 型糖尿病间的关系，发现低睾酮水平是胰岛素抵抗和 2 型糖尿病的独立危险因素。对 702 例芬兰中老年男性进行观察发现，低睾酮水平可以独立地预示代谢综合征和糖尿病的发生，在排除肥胖干扰后，游离睾酮和生物活性睾酮水平低下的男性易患糖尿病，特别指出的是有些男性过度熬夜、限制性睡眠或部分睡眠剥夺也导致睾酮水平显著下降，进而与代谢疾病相关。有人横断面观察 434 名中老年男性，发现睾酮水平低于 8nmol/L 的男性更易发生 2 型糖尿病。在比较前列腺癌患者雄激素剥夺治疗和非雄激素剥夺治疗的研究中发现，雄激素剥夺治疗患者血清睾酮水平明显降低，易产生胰岛素抵抗并明显增加高血糖的风险，两者间具有直接相关性。在一项安慰剂对照的双盲研究中发现，2 型糖尿病患者应用睾酮治疗可以改善胰岛素抵抗和空腹血糖升高。这些研究结论提示，低睾酮水平是糖代谢异常的危险因素。男性少肌性肥胖与睾酮水平相关。少肌性肥胖表现为体重及体质指数正常或增高，脂肪（尤其内脏脂肪）增加，骨骼肌量减少，腰围增加。更年期的低睾酮水平会减少肌肉含量，降低运动耐力，增加少肌性肥胖的发生，出现或加剧胰岛素抵抗，从而增加糖尿病风险。

如果个体的睾酮水平出现拐点，睾酮会迅速下降，男性糖尿病患者的更年期症状也会更加明显。研究比较 296 名男性糖尿病患者和 267 名无糖尿病男性的更年期症状，用量表打分的方法评估其睡眠、抑郁、勃起功能和下尿道症状，并分析这些症状与糖尿病并发症的关系。该研究结果提示，男性糖尿病患者的更年期症状发生率更高，并且这些更年期症状与糖尿病并发症相关，如糖尿病视网膜病变更重的患者抑郁评分更高，伴有糖尿病神经病变的患者睡眠质量更差。另一项研究比较 196 名糖尿病前期的中老年男性和 184 名健康男性的更年期症状，发现糖尿病前期的男性较健康男性的更年期综合征发病率更高，更年期症状更重，尤其是心理症状。男性更年期综合征是一个关系到中老年男性身体和心理健康的双重问题，积极且个性化的综合治疗，可以缓解中老年男性更年期带来的各种烦恼，改善健康状况和生活质量也有非常积极的意义。

● **男性更年期的注意事项**

男性在更年期时应养成良好的生活习惯，合理膳食，加强体育锻炼，保持积极的心态。对于年轻的低睾酮男性，使用激素替代可以有效改善低睾酮引起的症状，如肌肉量减少、骨质疏松、贫血、性功能障碍等。对于中老年男性，是否可以使用性激素替代来改善其更年期症状，目前还没有确切结论。一些研究发现性激素替代可以一定程度地增加更年期男性的肌肉量、减少脂肪含量、改善运动能力，并可以一定程度增加椎体的骨密度，但是很少研究关注激素补充对更年期男性的精神症状和代谢异常的影响。除了有效性不明确外，性激素补充可能增加老年男性患前列腺癌及心血管疾病的风险。

☆ 谁来关注糖尿病患者的"性福"

圣人言：食色，性也。吃饭和性事属于人的本性，也就是说性是一种天赋人权。从某种程度上来说，性是人类与生俱来的基本权利，性权利是公民人身权的组成部分，也是婚姻关系的本质要求，夫妻间的性生活既是彼此间互相享有的权利，又是互相之间的义务。但糖尿病有可能使这一自然而然的问题复杂化。

糖尿病患者的性生活质量是一个不容忽视的问题，近来已有越来越多的内分泌科医师给予关注。需要强调的是，中国是个非常爱面子的国度，大多数糖尿病患者，甚至非糖尿病患者对于自身的性问题往往是选择避而不谈的"鸵鸟政策"。在他们看来，天气可谈、血糖可谈，但性不可谈。10 年前北京大学医学部几位在我院实习的学生参加学校的科研创新"挑战杯"，准备对门诊糖尿病患者的性功能问题的研究，几位同学请我和一位泌尿外科医生指导他们进行研究设计，但是这些同学忙了数周得到的有效问卷不足 10 份。最后我建议他们研究内分泌科医师和患者对糖尿病与牙周病的认知，虽然题目新颖，设计合理，学生们最后获得了一等奖，但最初拟定的对门诊糖尿病患者的性功能研究题目由于多数患者不予配合"流产"，说明对于糖尿病患者来说让他们正确认识性问题本身就是一个巨大挑战。

● 男性糖尿病患者的性功能障碍

随着糖尿病病程的延长和病情的进展，在众多的糖尿病并发症中，

睿眼观糖

糖尿病相关的性问题日渐凸显，其中男性性功能低下和勃起功能障碍（Erectile dysfunction，ED）具有很高的发生率，并与心血管病变、前列腺癌等疾病密切相关。

男性性功能障碍主要表现为勃起功能障碍，实际上早在200多年前就有学者关注到男性糖尿病患者容易出现勃起功能障碍。其主要是指阴茎勃起硬度不足以进入阴道或不能维持其硬度至性交满意。糖尿病患者出现ED的时间比一般人群要早10～15年。

既往数据显示，糖尿病患者性功能异常的发生率为40%～60%，年轻的患者（30～35岁）发生率约25%，50岁以上的比例更高，60岁以上的可以达75%以上。糖尿病男性性功能低下的临床表征为雄激素缺乏，晨间总睾酮含量降低，睾丸萎缩及重量下降，曲细精管直径减小，空泡的曲细精管增多，精子数量减少等，当然最直接的征象是勃起障碍和性交困难。

● 睾丸病变是糖尿病男性性功能低下的重要原因

糖尿病男性性功能低下，睾丸病变是其重要原因之一，其相关因素包括血管内皮细胞（含阴茎海绵体）病变、神经及内分泌功能性改变等。糖尿病患者持续性高血糖或波动性高血糖引起的细胞代谢异常、长期糖脂代谢异常使机体处于糖脂毒性状态、嘌呤代谢异常及其他因素导致内皮素系统紊乱与氧化应激异常，体内高活性分子如活性氧自由基（reactive oxygen species，ROS）和活性氮自由基（reactive nitrogen species，RNS）产生过多，氧化物的生成量超出体内对氧化物的清除能力，氧化系统和抗氧化系统失衡，导致组织损伤。内皮素和活性氧自由基之间存在相互介导的密切联系，过度激活的ET-ROS通路可参与介导睾丸病变损伤。睾丸合成睾酮的能力下降，血浆睾酮水平降低，但是糖尿病患者减弱了相应的负反馈效应，下丘脑－垂体－睾丸轴的调控障碍，导致 LH、FSH 水平增高幅度有限，这与糖尿病致下丘脑损伤有一定关系。糖尿病是 ED 的最常见病因之一。

● 神经病变是糖尿病男性性功能低下的重要原因

神经病变导致的神经型勃起功能障碍是最常见的原因。神经病变导致神经传导功能受损，位于盆海绵体神经和围绕在血窦和螺旋动脉周围的平滑肌之间的神经肌肉结点处的神经递质释放受到损害，就会导致勃起功能障碍的发生。糖尿病、腰椎椎间盘病变、酗酒、外周神经炎等都不能把适当的信息传递到阴茎海绵体的平滑肌，因此，也就不能产生导致阴茎勃起所需要的血液充盈和血液短期潴留。糖尿病患者高发的外周神经病变及广泛神经病变、糖尿病相关肌病，使腿部、生殖器等性敏感区域感觉减退，糖尿病患者的大腿近端肌肉可出现萎缩性改变，性活动耐力下降，糖尿病的动脉粥样硬化性改变和小动脉及微循环障碍使得其与神经病变叠加，可出现或加重勃起功能障碍，糖尿病患者性功能障碍高发且比正常人提前多年。但是这种病变是渐进性的，一般开始时是阴茎硬度降低，随后是进行性恶化，除非有心因性因素导致 ED 突然发生。

● 逆向射精是糖尿病男性性功能低下的重要原因

教科书经常提到的"逆向射精"在糖尿病患者中实际发生率约为 1%。逆向射精是因为糖尿病体内支配膀胱颈关闭的交感神经纤维受到损伤，由于膀胱及尿道括约肌失灵，精液在射精阶段逆行流入膀胱，患者虽然有一定的快感却没有精液射出，实质是射精的瞬间本应关闭的膀胱颈部括约肌开放，而本应开启的尿道外括约肌却关闭了。需要注意的是，这类患者往往伴有其他自主神经病变的一些证据存在，如糖尿病性胃轻瘫、糖尿病性肠病、糖尿病性膀胱、发汗异常、直立性低血压等。

睿眼观糖

● 女性糖尿病患者的性功能障碍

有关糖尿病与女性性功能障碍国外有少量研究，而国内鲜有关注。女性糖尿病患者的性功能障碍分类标准为：性唤起障碍、性欲障碍、性高潮障碍、性交疼痛。糖尿病患者的性功能下降与抑郁明显相关，女性尤其如此。高血糖、低血糖、血糖波动等带来的不适生活体验及并发症发生使女性糖尿病患者普遍有抑郁的倾向。

研究显示，女性情绪低落导致的抑郁、冷漠往往导致性欲降低、性唤起障碍。美国的一项研究表明，虽然女性糖尿病性功能异常的发生率远高于常人，但这一现象与糖尿病本身和并发症可能并不相关或相关性小，主要是心理问题导致，而抑郁或抑郁状态应排在首位，与男性比较这一现象更加明显。

糖尿病给女性带来了一系列问题也在影响着性活动的全过程。高血糖增加了阴道炎和尿路感染的概率，细菌和真菌感染可导致性交疼痛，损害和妨碍性唤起和性高潮的能力，由此导致的女性阴道干燥也会让患者本身以及配偶感觉不适。

神经系统异常导致感觉功能下降，对触觉反应减退，性唤起阈值升高。长病程或代谢紊乱控制不佳并发血管和神经病变均可导致阴道及周围组织充血不足，阴道润滑度下降，阴道平滑肌和小动脉收缩功能异常。长期血糖控制紊乱还有可能引起体内雌激素减少，维持女性生殖器官结构和功能的激素不足，阴道敏感性下降。凡此均可造成性活动失败或性活动质量下降。

糖尿病患者的 ED 完全是心理因素所致，与糖尿病并无明确相关。男性患者心因性的原因相对于女性少见，但男性患者也有必要考虑心因性性功能障碍，手淫、口交时能正常勃起和射精的男性患者基本可排除器质性病变。女性糖尿病患者更多是担心性活动对血糖的影响，经历创伤、情绪抑郁、焦虑、婚姻不和、工作不顺利或经济压力巨大的女性易于出现性唤起障碍、性欲障碍、性高潮障碍、性交疼痛等诸多不适。不论男性还是女性糖尿病患者，在其性功能异常的处理时都有必要排除心理因素，毕竟糖尿病患者合并心理障碍者众多，所以心理治疗值得一试，而且部分患者确有奇效。

● 糖尿病性功能异常的综合治疗

糖尿病性功能异常的治疗是一项系统工程，要了解糖尿病病程、病情、血糖控制情况、用药情况（是否有影响性功能的药物）、代谢紊乱控制情况、是否有微血管病变和大血管病变、心理状态等。要开展针对性功能障碍复杂病因的专项检测，包括多普勒阴茎动脉血流分析仪、性激素水平、前列腺检查、勃起测定、阴茎血流量，以期有助于查明性功能障碍的病因。邀请精神科医师及性心理专家与患者进行深层心理沟通，针对性采取相应的心理障碍治疗，增加患者性功能康复的信心。

男性性功能障碍的一线治疗方案，包括磷酸二酯酶5抑制剂、西地那非、他达拉非，但是对于那些严重勃起功能障碍的患者来说，这些药物也足以将他们的性功能提高到正常水平，因此还需要研发出更好的药物来应对这种情况。

男性性功能障碍的二线治疗方案，包括安装真空勃起装置，向阴茎内注入血管活性物质以及阴茎植入物。对于存在性功能障碍的女性来说，绝经前使用氟班色林（2015年在美国获批使用）可能有助于提高性欲，但具体的作用机制尚不清楚，而且这种药物存在低血压和晕厥的不良反应。

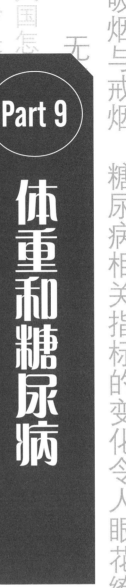

Part 9 体重和糖尿病

胰岛素的发现：巧合还是传奇？

吸烟与戒烟：糖尿病相关指标的变化令人眼花缭乱

汽车尾气、雾霾、空气污染天到糖尿病

品茗能减重和降低血糖？

无

大国怎

年龄是

夜班轮班工作相关糖代谢异常

内分泌领域的又一个神药

糖尿病眼部损害：远超出你关注的视网膜病变

新型降糖药为什么那么贵？

胰岛素制剂的发轫－郁勃－繁盛

饮料与糖尿病

降糖治疗可以让你

看起来更年轻

地震与糖尿病

四季变幻与糖化血红蛋白

抑郁和焦虑弥漫在糖尿病的世界里

至少三千多年的慢慢长夜

年龄是否应该成为糖尿病诊断标准的一个考虑因素？

打针不用针？ 无意插柳出磺脲

胰岛素给药方式的改进

糖尿病第六并发症：重要但未被认识

辟谷治疗糖尿病：不吃主食、少吃主食、间断禁食

你开的药他们服用了吗？

☆ 肥胖与胰岛素抵抗：是鸡生蛋还是蛋生鸡

肥胖是指体内脂肪总含量或局部脂肪含量过多，其程度已经达到危害健康或缩短寿命的一种病理状态。肥胖是一种慢性疾病，可引起一系列健康问题。全世界约 5% 的死亡是由肥胖引起的，每年由肥胖引起的经济损失近 2 万亿，相当于全球 GDP 的 2.8%，与全球由于吸烟或者暴力犯罪、战争、恐怖事件造成的损失一样大。

一般认为，肥胖是由于摄入了过多的热卡所致。排除由于严重内分泌疾病导致的继发性肥胖，实际上很多的胖人确实是始于对食物的过度"热爱"，持续地给予超过自己身体热量需要的进食，导致脂肪的日积月累。当然，肥胖的机制非常复杂，至今尚未阐明。人种、家族遗传背景、瘦素水平、胰岛素敏感性、棕色脂肪比例、代谢率高低、进食食物类型、运动量、运动持续时间、运动方式，甚至海拔、纬度等都在发挥着重要作用。2 型糖尿病、血脂异常、高尿酸血症、脂肪肝等疾病的患者大部分都是胖人。超重和肥胖总是与 2 型糖尿病共同出现到底是偶然还是背后有一定的规律呢？

目前研究已经证实，肥胖可以引起胰岛素抵抗，是 2 型糖尿病发生的独立危险因素。2013 年的一篇荟萃分析纳入 8 个研究，共 101 864 例研究对象，发现超重、肥胖均能增加 2 型糖尿病的发病风险，且女性肥胖人群比男性发病风险高，东方肥胖人群比西方肥胖人群发生 2 型糖尿病风险高。那么，肥胖是如何引起胰岛素抵抗的呢？

肥胖与胰岛素抵抗之间的关系相当复杂，肥胖导致胰岛素抵抗，而胰岛素抵抗带来的是体重的增长，它们之间到底是"鸡生蛋"抑或"蛋生鸡"实在难以明判。似乎肥胖诱导胰岛素抵抗的支持点更多。

● **胰岛素抵抗产生的主要机制**

①胰岛素基因变异，导致胰岛素结构异常，成为异型胰岛素，虽可与胰岛素受体结合，但其生物活性极弱，或因胰岛素原不能完全转化为胰岛素，致使胰岛素不能激活胰岛素受体，进而导致胰岛素外周作用降低，诱发胰岛素抵抗。②胰岛素靶器官的胰岛素受体缺陷和胰岛素受体后缺陷。③血液中存在拮抗胰岛素生理作用的物质，如生长激素、糖皮质激素、儿茶酚胺、胰高血糖素、胰岛素抗体、胰岛素受体抗体等。

● **肥胖引起的胰岛素抵抗的多种机制**

（1）脂肪细胞增多、增大及分布异常

肥胖时体内脂肪细胞数量增加，血浆中游离脂肪酸水平持续升高，游离脂肪酸升高可引起胰岛素抵抗。一项临床研究通过持续 3 天的脂肪输注令健康志愿者血中游离脂肪酸迅速升高，通过高血糖钳夹试验测定胰岛素分泌状态，发现高血脂会促进健康志愿者发生胰岛素抵抗。除此之外，肥胖时脂肪细胞体积也增大。体外实验表明，脂肪细胞体积越大，对胰岛素反应越迟钝。当脂肪细胞随体重下降体积缩小以后，其对胰岛素的敏感性会有所改善。另外，脂肪分布部位也会影响胰岛素敏感性。研究显示内脏脂肪组织无论在形态还是功能上都不同于皮下脂肪组织。动物实验和肥胖患者研究中均发现，通过网膜切除术减少内脏脂肪组织可以明显改善糖代谢和胰岛素抵抗，但是通过吸脂术减少皮下脂肪却不能改善肥胖引起的代谢异常。肥胖时，过多的脂质储存于肝脏、骨骼肌、胰岛 β 细胞，从而引起胰岛素抵抗。

（2）细胞因子与慢性炎症反应

越来越多的证据显示，脂肪组织中慢性低水平的炎症反应也影响胰岛素敏感性。脂肪组织可看作是一个内分泌器官，分泌多种细胞因子和脂肪因子，例如，肿瘤坏死因子 α、瘦素、视黄醇结合蛋白 4 和脂联素等，这些炎症因子在引起全身炎症状态、诱导胰岛素抵抗中发挥重要作用。

肥胖时，血液中游离脂肪酸、肿瘤坏死因子 α、白细胞介素 –6、核因子 –κB、瘦素、抵抗素等细胞因子水平升高，保护性因子如脂联素水平降低，影响胰岛素信号转导通路的功能，从而影响葡萄糖转运体（GLUT4）向细胞膜的转移，降低细胞对葡萄糖的转运能力，导致胰岛素刺激的葡萄糖的摄取能力显著下降，从而导致胰岛素抵抗。

过氧化物酶体增殖体激活物受体 γ（PPAR–γ）也是肥胖致胰岛素抵抗的机制之一。PPAR–γ 激活可增加细胞膜上胰岛素受体数量，减少游离脂肪酸和肿瘤坏死因子 α，增加胰岛素敏感性。

（3）氧化应激

肥胖患者氧化应激水平增高，氧化应激可增加脂肪细胞基础状态的葡萄糖转运，抑制胰岛素刺激下的葡萄糖转运，导致胰岛素抵抗。另外，氧化应激可影响 GLUT4 的表达和转位，影响葡萄糖摄取，同时也影响脂联素等细胞因子的分泌。

（4）升糖激素的升高

肥胖患者体内的皮质醇和雌激素水平相对较高。这些升糖激素会拮抗胰岛素作用，引起胰岛素抵抗。

综上，肥胖可以通过多种途径引起胰岛素抵抗。减轻体重，遏制肥胖，对于保持糖脂代谢的稳态，避免滑向糖尿病是非常重要的。

☆ 为什么"吃货"这么多

1956 年，Theron Randoplph 提出了食物成瘾的概念，食物成瘾症指无法理性控制某种食物的食用量和食用时间，同时产生耐受、戒断、渴求等行为特征。

食物成瘾症症状类似其他物质如药物或酒精成瘾症状。按时和有节制地摄入食物对获取能量来源和维系生命活动非常重要，除了生理必需外，进食还有心理上的安慰。

在心理学中，当人们做出一个决策或做出某一行为后被证实"正确"并且产生了自己预期的结果，中枢神经系统会向负责这种决策的区域发生"奖赏信号"，进而促进这一过程强化，并形成"良性"循环，这一现象被称为"奖赏效应"。

● 奖赏效应的驱动

人类的很多行为都是由奖赏效应所驱动的。奖赏效应在神经生理上表现为中脑伏隔核或腹侧纹状体处的多巴胺递质释放增加。

人类进食行为受大脑奖赏系统（中脑边缘的多巴胺系统）调控，大脑的奖赏系统涉及几条主要的多巴胺通路，包括中脑－皮层多巴胺系统、中脑－边缘多巴胺系统、黑质－纹状体多巴胺系统、海马－杏仁核系统等。

食物成瘾与药物成瘾、酒精依赖被称为物质使用和成瘾障碍，而病理性赌博被界定为非物质成瘾，其多巴胺系统的奖赏机制基本类似。

中脑－边缘多巴胺系统是基础的奖赏系统，该系统与摄食、饮水、性爱等本能行为的产生动机有关，兴奋时可导致伏隔核内的多巴胺释放增加，产生奖赏效应等主观感受，使人愉悦感大增。从行为的发生进程来看，不同的成瘾行为如药物依赖、吸毒、吸烟、酗酒、性爱、赌博等均是通过中脑－边缘多巴胺系统产生奖赏效应和愉悦感得以持续。

● 奖赏效应的广泛现象

奖赏效应广泛存在。比如被人们讴歌的爱情，在内分泌科医生和神经科医生看来既不神秘，也不玄妙，实际上就是大脑主导的一连串的或一系列的化学反应，一系列的激素水平的变化和与受体的结合和使受体后兴奋途径打通。

有内分泌科医生这样说：问世间情为何物，无非是三种"激素"（苯基乙胺、多巴胺、内啡肽）。大脑分泌苯基乙胺会让相遇的男女迅速兴奋、呼吸加快、心跳加速、颜面发红，让人们产生来电的感觉；而多巴胺又让相互喜欢的人们恨不得跨越半个世界去见他（她），即使是短暂的分开也让相恋的人们期待再次相会，体内的激素变化也"鼓励和奖励"这种相会；内啡肽又会让人体会到安逸、温暖、亲密、平和，使得人们渴望再次有这种经历。这也是爱情令人着迷的地方，而她让人孜孜以求的过程，身心是愉悦的，也是源于体内的奖赏机制，但是在一定程度上这种激素的持续的高峰浓度也就是 6 个月到 30 个月左右，结婚以后亲情在长久关系维持中更加重要。

"爱吃的人爱生活"。为什么每家餐馆都"高朋满座"？为什么众多餐馆都"一桌难求"？为什么天下的"吃货"这么多？当人们进食可口食物时，中脑－边缘多巴胺系统得以兴奋，脑内多巴胺分泌增多，与多巴胺 D1 类受体结合增加，乙酰胆碱与毒蕈碱 M1 型受体结合则减少，多巴胺与乙酰胆碱共同调控 γ-氨基丁酸-强啡肽途径,使食欲增强。而这种作用可能被机体认为是"正确的",因为它使身体感到愉悦,大脑有可能主动强化这一过程,处于进食兴奋状态者无法控制食欲,在暴食、戒断、渴求等症状间循环往复,最终导致食物成瘾。

● **耶鲁食物成瘾量表**

耶鲁食物成瘾量表(YFAS)由耶鲁心理学系 Gearhardt 等人设计。不同地区、不同人群的多项研究均已验证 YFAS 的有效性。荟萃分析提示,食物成瘾的人群患病率为 19.9%,肥胖人群患病率为 24.9%,正常体重人群患病率为 11.1%。年龄>35 岁的人群更易患食物成瘾。

中国医科大学附属第一医院单忠艳教授团队应用耶鲁食物成瘾量表研究初诊 2 型糖尿病患者,发现其食物成瘾的患病率为 8.65%,而正常对照组中食物成瘾患病率为 1.28%。症状计数≥3 者在病例组中占 23.72%,在对照组中占 4.81%($P < 0.001$)。初诊 2 型糖尿病患者中,食物成瘾者的症状计数平均为 3.63。食物成瘾者集中在 20~29 岁,与 BMI 正相关,与性别无相关性。在初诊的 2 型糖尿病患者组的食物成瘾患者中,男性食物摄入以高脂高蛋白食物、含糖饮料为主,女性食物摄入以甜食、含盐零食、含糖饮料为主。

相关的研究虽然不多,但食物成瘾与肥胖和血糖异常相关应该没有异议。对于已经是食物成瘾患者或有食物成瘾倾向的人应该更加积极地筛查血糖及相关指标。深入研究食物成瘾机制,阻断食物成瘾的奖赏机制,恢复和建立正常的进食反馈及调节有利于减少由于食物成瘾所导致的代谢相关疾病。

理解食物成瘾与肥胖的病理生理学基础,不一味地强调或夸大"意志力"的作用才是科学的态度。

☆ 一个美丽的传说：健康的胖子

常有人自诩："别看我胖，我身体好着呢！每次体检都完全正常，血压、血糖、血脂都不高，我是个健康的胖子！"甚至很多医学界人士也认为肥胖和健康可以并存于一个个体，但是真的存在所谓健康型肥胖么？

"健康的肥胖"（healthy obesity）用专业术语来讲即"代谢正常型肥胖（Metabolically healthy obesity，MHO）"，被定义为无代谢性风险因素的肥胖，指的是体质指数（BMI）达到肥胖标准，却并未伴随出现高血压、高血糖、高血脂或胰岛素抵抗等代谢异常的人。研究发现所谓MHO在肥胖人群中的比例为 6.8% ~ 70.4%，国内一项成人研究结果表明 MHO 约占肥胖的 1/4，但对"健康肥胖"不同的界定标准会对结果产生很大的影响。

在成人研究中，MHO 的界定标准主要包括是否存在以下 6 个方面的情况：肥胖、胰岛素抵抗、高血压、高血糖、血脂紊乱和慢性炎症状态。实际上 MHO 界定标准的核心要素是两点：①是否存在胰岛素抵抗；②有无经典的心血管风险因素。以是否存在胰岛素抵抗进行判断，重点关注其机制，主要用于临床和流行病学研究，而心血管风险因素定义简单实用，方便临床的判断，同时又关注预后。目前有关心血管风险因素界定主要基于代谢综合征组分，如根据美国胆固醇教育成人治疗专家小组（NECP ATP Ⅲ）定义的代谢综合征组分，从临床角度判定代谢异常风险。

睿眼观糖

遗传和环境双重因素是导致肥胖发生的最重要因素。研究认为，如果脂肪组织蓄积超过机体储存能力，通过炎症反应和脂肪因子谱的改变导致代谢异常，即认定为代谢异常型肥胖（Metabolically unhealthy obesity，MUO），反之，则认定为所谓 MHO。遗传因素可能在脂肪含量、分布及脂肪细胞大小和数量等方面起到了 25% ~ 70% 的作用。有研究显示，*Brd2* 基因的缺失可以使肥胖和 2 型糖尿病发生失偶联，从而表现为 MHO。环境因素主要包括饮食、运动、久坐习惯、社会 - 经济因素等。一项在儿童中的研究显示，在校正其他相关因素后，合理的饮食结构、良好的运动习惯与 MHO 独立相关。除此之外，出生体重也可能与代谢状况存在关系。炎症反应和脂肪因子谱的改变在肥胖发展为不同亚型的过程中起到了重要的作用。与代谢异常型肥胖相比，MHO 的 C 反应蛋白、肿瘤坏死因子 α、白细胞介素（IL）-6、IL-1β 和趋化素等促炎症因子水平较低，促炎性巨噬细胞数量较少，而具有防止恶性肿瘤、抗感染和抗代谢疾病作用的细胞毒 T 细胞和自然杀伤细胞在 MHO 个体中水平较高。此外，MHO 个体内有着较高水平的脂联素和较低水平的瘦素、抵抗素和视黄醇结合蛋白 4，这种脂肪因子谱通过增加胰岛素敏感性，抑制炎症反应，从而在一定时期内降低代谢异常的发生。

● **代谢健康型肥胖是否是一个稳态**

弄明白了什么是所谓"代谢正常型肥胖"，我们就来讨论一下究竟是不是真的存在这种肥胖亚型？首先，我们必须承认，在某个有限的时间段内，代谢正常型肥胖可能是存在的。此时你虽然胖，但这个时期你所有的代谢指标可以是正常的，心血管危险因素可能是没有显现的。但每个人并不是仅仅活在某个特定的时间段，人的一生是漫长的，我们健

体重和糖尿病

康管理也不能只着眼于一时一刻，而应长远考虑。健康型肥胖这一概念的核心观点就是认为，"代谢正常型肥胖"这种状态是稳定的。但是现在越来越多的证据显示，随着时间的推移，在一定时段的"正常型肥胖"后的更长时间段里，"代谢正常的肥胖"具有不稳定性，原来健康的肥胖会转变为不健康的肥胖，会滑向歧路，并渐行渐远。

对于这一点最有力的一项研究来自英国伦敦大学学院流行病学与公共卫生系的研究人员，该研究于 2015 年 1 月 6 日在线发表在《美国心脏病学会杂志》(Journal of the American College of Cardiology) 上。该研究共调查了 2521 名年龄介于 39 ~ 62 岁的男性和女性的健康数据，这些数据包括体质指数（BMI）、胆固醇、血压、空腹血糖以及胰岛素抗性。研究的目的就是要检验那些一开始健康的肥胖者，是能长期保持代谢健康的状态，还是会随着时间的推移，逐渐出现健康问题。这也是目前为止，这一领域持续时间最长的一项研究，共持续了 20 年。

在这 2521 人中，有 181 人在实验开始时就被认定为肥胖，其中有 66 人各项指标正常，依照代谢健康型肥胖的界定标准，他（她）们是"健康的"胖子。5 年后，这些所谓健康的肥胖者中，有 31.8% 的人出现了健康问题；10 年后这一数字涨到了 40.9%，15 年后则是 34.8%；到了第 20 年，这一比例达到了 51.5%。同时，研究对象中还有 6% 的人从原来的体重正常且健康的状态，转变成了不健康且肥胖的状态。研究指出，尽管健康的肥胖者患心血管疾病的风险要低于不健康的肥胖者，但与健康且体重正常的人相比，他们的患病风险却要高得多。一项纳入 881 名肥胖患者（BMI 30kg/m²）的研究，旨在比较 MHO 人群与 MUO 人群炎性因子和脂肪因子谱的差异，但结果却是两者的炎性因子和脂肪因子水平不具有统计学差异。一项荟萃分析，纳入 8 项研究（N=61 386，3988 件事件），评估全因病死率或心血管事件（或两者）和 BMI 的关系，在随访时间＞10 年以上的研究中发现，代谢健康型肥胖组与正常体重正常代谢人群相比，尽管未有代谢异常，但显著增加全因死亡或心血管事件风险。西班牙一项观察性研究，纳入 1046 例患者，分别于基线、第 6 年及第 11 年对人群进行随访。11 年随访研究结果发现：所谓一开始界定的健康肥胖（MHO 表型组）糖尿病发生风险 OR=3.13，95%CI：1.07 ～ 9.17，P=0.02。对于体重减轻者进行分析，MHO 表型与糖尿病发生风险不相关。西班牙研究结果提示：仅仅 11 年的观察，就有 1/3 MHO 患者最终将变为 MUO，假以时日，我们观察 21 年、31 年，最终 MHO 变成 MUO 比例将又是多少？所以，我们有理由相信，MHO 可能只是疾病进展中一个短暂的过渡性阶段。

● MHO 和 MUO 是否存在不同的生物学机制

接下来我们回答这几个问题：问题 1.MHO 与 MUO 是否有不同的生物学机制？回答是否定的。问题 2.MHO 是否不增加心脑血管死亡和相关疾病风险？回答是否定的。问题 3.MHO 不会进展为糖尿病或其他代谢疾病？回答依然是否定的。如此看来，MHO 可能就是一个"美丽的传说"。有睿智者言：正视肥胖的危害，才能有效应对代谢疾病和心脑血管疾病的海啸般到来。

退一步讲，即使你是代谢健康型肥胖，肥胖还有可能引起脂肪肝、胆囊炎、呼吸功能减退、阻塞性睡眠呼吸暂停低通气综合征（OSAHS）、精神问题、月经紊乱和不育、多囊卵巢综合征、男性和女性的性能力下降、男性和女性的生殖能力下降、多种恶性肿瘤的高发和骨关节损害等等，凡此种种问题只有减轻体重才能迎刃而解，请问，你哪里去找"代谢健康"的胖子？

健康的肥胖只是特定时段内的一种相对的健康，只不过是比最坏的情况稍好一些而已。并且正如实验中所展示的，随着时间的推移，健康的胖子会倾向于变成不健康的胖子，健康与肥胖共存只是一段时间内的事。

目前肥胖治疗指南未对 MHO 和 MUO 进行区别，建议任一肥胖个体均应从改善生活方式开始控制肥胖。理想的肥胖干预应以降低心脑血管和代谢疾病风险为目的。有研究表明无论是 MHO 还是 MUO，体重减轻均能使心血管－代谢疾病风险因素得到改善。

应当号召所有的胖子们都赶快动起来吧！不要自满于目前仍正常的体检报告单，维持健康的体重才是维持健康的法宝之一！

☆ 肥胖者存在生存优势？

肥胖是很多代谢疾病的危险因素，如糖尿病、血脂异常、心血管疾病。因此，很多关注健康的人们，尤其是老年人中有一部分人十分注意自己的体重，认为"掏钱难买老来瘦"，很多老人甚至过于苛刻的控制饮食，仿佛越瘦就可以越健康。真的是体重越低、越苗条越好么？

肥胖可以诱发多种疾病，这是我们所不愿意看到的，为了健康我们应该避免肥胖，维持合理的体重。但是，一旦出现部分疾病，甚至重病时肥胖反而有益，这就是有关"肥胖的悖论（obesity paradox）"。肥胖悖论指的是老年人，尤其是合并心血管疾病、脑血管疾病、慢性阻塞性肺病、慢性肾功能不全等慢性疾病者，超重和肥胖者较正常体重者有更好的预后。一项前瞻性队列研究的结果纳入 10 568 例 2 型糖尿病患者，中位年龄

63 岁，中位随访 10.6 年，且参与者在入组时均无心血管疾病。该研究结果显示：与体重正常（BMI 18.5 ～ 24.9kg/m²）的患者相比，超重或肥胖（BMI ≥ 25kg/m²）者心脏事件（如急性冠脉综合征和心衰）的发生率更高。然而，在生存方面，肥胖（BMI ＞ 30kg/m²）和体重正常患者死亡风险相当，而超重（BMI 25 ～ 29.9kg/m²）患者的死亡风险较之降低了 13%。低体重患者的预后最差，其死亡风险几乎接近体重正常患者的 3 倍。也就是说，这项研究表明，超重或肥胖的 2 型糖尿病患者因心血管原因住院的风险更高，但相比于体重正常者，超重者活得更长。2016 年发表在 JAMA 上的一篇研究，分析 1976—2013 年间不同时间段的 3 个队列共约 12 万丹麦人的 BMI 与病死率之间的相关性，发现 BMI 与全因病死率、心血管疾病病死率及其他因素病死率的关系均为 U 型曲线，即 BMI 过低或过高均会增加死亡风险。在 2003—2013 年队列中，全因病死率最低的 BMI 为 27.0kg/m²，心血管病死率最低的 BMI 为 26.4kg/m²，其他病死率最低的 BMI 为 27.8kg/m²。

对于肥胖是否降低生命质量，研究也得出了与大家常规思维相反的结果。美国一项由 3981 名 65 岁及以上老年男性和 3099 名 65 岁及以上老年女性参与的研究结果显示，在调整了年龄、种族、受教育程度及烟酒摄入量等因素后，肥胖并未对心理健康带来负向影响；低体质量人群的生理、心理、社会功能等方面则均表现出不同程度的损害。一项针对中国 9 省市老年人生命质量及其影响因素的研究发现，BMI 与生命质量呈正相关关系。这些结果提示老年肥胖并不一定对生命质量带来损害，且对心理健康具有正向影响。

那么，对于老年人，尤其是老年糖尿病患者，到底应该如何管理体重呢？

首先，鉴于老年人易出现肌肉组织减少，同时脂肪含量增加，对老年人进行肥胖判定时，不应仅依赖 BMI，而应考虑到腰围、腰臀比、体脂百分数等多重指标。

其次，对于老年人尤其是患有慢性病的老年人，体重管理的具体方法应因人而异，而不仅仅是将较高的 BMI 降至低水平。着眼于纠正嗜烟酒、少运动、高脂高热饮食等会导致肥胖的行为，而不仅仅是肥胖本身，也是可行的体重管理方式；在维持体重的同时尽可能改善健康状况，提高老年人群的生命质量，是更加可取的体重管理策略。老年人获益最大的 BMI 范围目前仍无定论，有研究认为对于 65 岁以上人群，理想的 BMI 应该分布于 $24kg/m^2$ 和 $28kg/m^2$ 之间，即可以超重但不肥胖。但真正的情况是否如此，是否确实胖一些预后更好，仍需更多的临床研究来进一步确定。

有时静下心想想，会觉得医学科学包括医学中的很多道理都暗暗地趋同于中国传统哲学中的中庸之道，"不偏不倚，折中调和"，很多事都是过犹不及，不肥胖和不消瘦，还是适度为佳。"中庸之为德也，其至矣乎"，与君共勉。

☆ "肥胖悖论"：现实还是虚幻

一些横断面分析和回顾研究发现，BMI 与心血管预后及靶器官损害呈负相关，高 BMI 者可能在患疾病尤其是重症疾病后可能有更大的生存可能或更长的生存时间。有学者将这种现象称为"肥胖悖论"。哈

睿眼观糖

佛大学和剑桥大学新近的的一项大规模国际合作研究结果发表在 2016 年 7 月 *The Lancet* 杂志上，结果显示，与正常体重相比，超重或肥胖可引起更高的过早死亡风险，既往认为的肥胖者有生存优势的所谓"肥胖悖论"并不存在。

大量研究已证实多种慢性疾病与超重和肥胖相关，但最近有些研究造成了公众对于正常体重概念的混乱，甚至有人提出"健康性肥胖"的概念。*The Lancet* 研究者 Frank Hu 认为以前的那些研究有严重的方法局限性。研究中所纳入的低体重是基础或临床前疾病的结果，而不是原因。研究并没有排除吸烟的影响，因为吸烟者的体重往往比不吸烟者轻，但吸烟者有更高的病死率。Frank Hu 认为："在研究开始时分析无吸烟史以及目前没有慢性疾病的人，才能获得 BMI 和病死率之间的真正关联"。

这项新的研究包含了 32 个国家开展的 239 项大型研究的 1060 万名参与者的数据，参与者被随访了平均 14 年，记录到了 160 万人死亡，研究者排除了目前或以前吸烟的参与者、在研究开始时患有慢性疾病的参与者、在第一个五年随访过程中死亡的参与者，结果表明，BMI 为 22.5 ～ 25kg/m^2 的人在随访的时间内具有最低的死亡风险，BMI 为 25 ～ 27.5kg/m^2 的人具有 7% 的高风险病死率；BMI 为 27.5 ～ 30kg/m^2 的人，具有 20% 的更高风险；BMI 为 30.0 ～ 35.0kg/m^2 的人，具有 45% 的较高风险；BMI 为 35.0 ～ 40.0kg/m^2 的人，具有 94% 的更高风险。当 BMI 超过 25kg/m^2 以后，BMI 每增加 5，过早死亡的风险则增加约 31%。该研究同时也观察到体重不足的参与者也有较高的死亡风险。

研究者通过分析研究患者死亡的具体原因发现，BMI 在 25kg/m^2 以上的人群，伴随者 BMI 的增加，心血管疾病、呼吸系统疾病、癌症病死率均明显增加。年龄越轻，超重和肥胖带来的危害越大，同时 BMI

增加带来的死亡风险男性大于女性。新的研究提示体重和生存率之间的关系是 U 型曲线，即过高和过低的 BMI 都使生存的可能性下降，并不存在既往认为的所谓"肥胖悖论"。该研究在设计上更加科学，纳入的样本量巨大，且减少了既往基础疾病及吸烟等因素的影响，结论应该更加可信。该研究的发表也提醒医者应该更多地关注患者的体重，纠正所谓"健康肥胖"以及"肥胖悖论"的误导。

睿眼观糖

☆ 人类所经历的饥荒带来了什么？

节俭基因假说由美国密歇根大学的人类遗传学家詹姆斯·尼尔在 1962 年提出，用于解释肥胖和糖尿病的流行。该假说提出，在远古时期，食物供给不能保证，在反复的饥荒选择后，那些具有生存优势（即在能量应用上最"节俭"）的个体被自然选择留下来，这些个体的一个共有特点是：基因组中调节胰岛素分泌的基因（节俭基因）具有在饱餐后大量分泌胰岛素的能力，可以在能量（葡萄糖）被尿排出前将其大量转化利用。这些具有节俭基因的人在远古时期是自然选择的胜出者。但同样由于具有节俭基因，他们的后代在稳定富足的现代社会，更易囤积脂肪，从而出现肥胖和糖尿病。

节俭基因假说自提出以来引起了学术界的广泛兴趣，有一些实验及流行病学的研究显示支持这种假说。支持节俭基因假说的实验研究主要来自于对啮齿类动物的实验。研究发现啮齿类动物对肥胖症及 2 型糖尿病较为易感的品系均有较低的代谢率和不健全的体温调节机制，有较强的将食物转化为脂肪储存的能力，并能在长时期饥饿状态下生存。而对沙漠动物沙鼠及埃及针鼠的实验显示在饥饿的野生状态，它们不患糖尿病及肥胖症，给予充足食物后则逐渐出现了肥胖及糖尿病。

一些对人群的流行病学研究也支持节俭基因假说。对曾面对严重饥饿及难以摄取足够食物，而近期生活有极大改善的北美印第安人、太平洋岛屿的波利尼西亚人及密克罗尼西亚人、澳大利亚土著、亚洲的印度人的大规模调查均显示其对 2 型糖尿病及肥胖症高度易感。其中最为突出的例子是在美国东南部菲尼克斯居住的印第安人部落，其既往多年以来的传统生活方式为强体力劳动及有限的食物供应，但近年以来这种生活方式彻底改变，体力劳动显著减少，食品供应丰富，与此同时极高的肥胖及糖尿病发病率也逐渐出现，20 世纪 90 年代中期的统计显示其成年人中肥胖的发生率＞ 75%，2 型糖尿病发生率＞ 45%，为世界上此两种疾病发病率最高的人群。

2010 年，北京大学医学部公共卫生学院教授、中国营养学会副理事长马冠生等人提出"曾遭遇中国大饥荒的婴幼儿成年后糖尿病风险增加"。马冠生教授通过 2002 年中国国家营养和健康横断面调查，找到了1954—1964 年出生的农村受试者 7874 人，结果发现，遭遇过 1959—1961 年三年中国大饥荒的胎儿与儿童，成年后患糖尿病的风险增加，其中，又以后来生活方式改变剧烈，营养过剩者更甚。

哈佛大学胡丙长（Frank Hu）也主持了一项同样针对中国三年大饥荒年代胎儿的研究，结果明确表示，胎儿时期严重的饥荒与成年后高血糖的发生风险有明显的相关性，而且，越是成年以后饮食习惯西方化和经济条件好的人，这种联系越强烈。当年（1959—1961 年）经历大饥荒和大饥荒后出生的人现在的年龄在 50 岁以上，这些人中相当一部分还伴有在母体宫内发育不良，改革开放后营养物质的迅速补充使得他们出现"追赶生长现象"，这也可以部分解释为何中国目前糖尿病的爆发式增长，而且主要人群集中于这个年龄段。

乌克兰大饥荒指1932—1933年发生在苏联乌克兰苏维埃社会主义共和国的大饥荒，有315万～718万乌克兰人死于该事件。一项研究比较1930—1938年在乌克兰地区出生者的2型糖尿病发病率，发现与其他时间段出生的人相比，1934年上半年出生在饥荒极端严重地区的人患2型糖尿病的 OR=1.47，95%CI：1.37～1.58，而在饥荒比较严重地区出生的人患2型糖尿病的 OR=1.26，95%CI：1.14～1.39，而在没有发生饥荒的地区出生的人2型糖尿病的发病率不增加。这说明饥荒和饥荒严重程度与2型糖尿病的发病率有关。近代人类的另一个大饥荒是爱尔兰的土豆事件，导致了爱尔兰与联合王国的分离和数以百万计的爱尔兰人移民北美，但与代谢相关疾病的研究资料缺乏。

也有很多学者提出了对节俭基因假说的质疑，认为所有人类的祖先都不可避免经历饥荒，所有人类应均有"节俭基因"，但并不是所有人类均容易发生肥胖和2型糖尿病。尽管有疑问，但并没有直接的证据能推翻该假说。2016年9月22日《细胞代谢》（Cell Metabolism）杂志报道了中国科学院遗传与发育生物学研究所John Speakman研究组的一项最新研究结果，该研究发现，没有证据证明肥胖是由于这些基因的适应性优势进化而来。该研究认为如果节俭基因被自然选择所保留下来的话，会在基因组上留下印记，通过寻找这样的印记可以发现引发肥胖的基因是否经历了正选择。国内陆颖理教授领衔开展了SPECT-China研究，发现胎儿和儿童期经历饥荒所致的营养不良和成年期经历快速经济发展增加了成年期糖尿病的患病风险，可能与中国中老年糖尿病患病率快速上升有关。John Speakman 研究组对公共数据库 HAPMAP 和 1000 Genomes Project 中的相关数据进行了检索和分析，发现目前已知的肥胖相关的所有 115 个基因中，只有 9 个经历了正选择，这与随机选取的对照组基因中发生正选择的频率接近。而且，在这 9 个位点中，还有 5 个是保护型的，即与维持体重相关，而非促进肥胖。该结果与节俭基因假说矛盾。但该研究亦有其局限性，如研究中只检测了已知的肥胖相关基因，是否有未知肥胖基因发挥作用，且该研究未检测 2 型糖尿病相关基因。

节俭基因假说目前未能证实，它在肥胖及 2 型糖尿病中的发病地位亦属推测。基因假说为我们预防及治疗肥胖及 2 型糖尿病打开了一扇新的大门，但进一步去研究、证实这一假说仍是任重道远。

☆ 是胖了懒，还是懒了胖？

林子里面有两条路，如果你选择走了这一条，你会时不时想着另外一条。一般人是这样，对于有选择性障碍的人更是如此。减轻体重的征途上有两条路：一条是管住嘴，另一条是迈开腿。即使你是一个追求完美，具有病态心理的选择困难症的人，你也不用为此焦虑，因为，这两条路你要同时走。对不少深受体重困扰者而言，两条路都很难走，但是对于多数人似乎后一条路比前一条要艰难得多。很多研究显示，缺乏运动与肥胖之间存在着明显相关。

一般很多微胖的人还是比较积极地进行运动，但是一旦肥胖达到一定程度反而运动兴趣大减。你或许说胖人行动不方便，减重困难，所要付出的辛苦要多于微胖的人，或许说身体质量大，犹如负重前行，心肺负担很重，身体疲惫感强烈。其实很胖的人在减重的过程当中也应该具有心理优势，因为他们容易比微胖的更有成就感，容易减掉更多的绝对重量，常有人调侃：要想减肥就必须先把自己吃胖。

实际上人们一旦肥胖后运动的激情会明显降低，一般的感觉是越胖越懒，或者认为越懒越胖。很多人想为什么人越胖越不爱运动？胖子不爱运动，与肥胖对中枢神经系统的影响有关。最近，美国 Alexxai 等人研究发现，动物体重增加，变得肥胖时，大脑的结构也发生了变化。

在这里，我们首先了解一下纹状体。在大脑深处，有一个叫作"纹状体"的结构。纹状体是基底神经节的主要组成部分，包括豆状核和尾状核，一般说来，纹状体与随意运动的稳定、肌张力的维持以及肢体姿势的调节活动有关，此外，还与对本体感受器传入的信息处理，即与无意识的运动反射控制有关。这个结构中的多巴胺和运动控制紧密联系在一起，比如帕金森病患者的运动症状，就与纹状体多巴胺的缺失有关。在运动控制的过程里，一种叫作多巴胺 2 型受体（Dopamine receptor D2，D2R）的蛋白质扮演着关键角色，它能够结合多巴胺分子并激活下游的信号传导。纹状体中的特定神经元上要是没有了这些 D2R 受体，动物的运动能力就会下降。Alexxai 团队的研究表明，肥胖会干扰纹状体内多巴胺信号的通路。肥胖小鼠纹状体中多巴胺 2 型受体减少，但是多巴胺 1 型受体或多巴胺水平无明显变化。研究者进一步从瘦小鼠的纹状体棘状神经元中去除多巴胺 2 型受体，发现它们的运动减少了。但是尽管多巴胺 2 型受体减少的小鼠不爱运动，但是与普通小鼠相比，它们并没有更容易在饮食诱导下发胖。由此，该研究得出结论：

睿眼观糖

纹状体中多巴胺 2 型受体信号缺陷会导致运动减少，而这种运动减少可能是肥胖的结果而不是原因。

胖子不爱运动，也可能由遗传基因所决定。我们知道，肥胖症的发生与遗传和环境两种因素有关，其中，遗传因素的作用约占 2/3。研究人员已发现了一些单基因肥胖症的致病基因，如瘦素基因（*LEP*），还通过全基因组关联或连锁分析发现了 150 多个与肥胖症相关的基因位点。中国科学院遗传与发育生物学研究所李巍课题组发现，位于人类 6 号染色体长臂 D6S1009 位点旁侧的 *SLC35D3* 基因是人类肥胖症和代谢综合征的致病基因。此前有研究表明，位于人类 6 号染色体长臂的 D6S1009 位点与体重指数紧密相关。李巍课题组通过观察 D6S1009 位点旁侧 *SLC35D3* 基因缺陷的小鼠，发现该小鼠从 2 月鼠龄（与人成年期相当）开始表现出进行性肥胖和代谢综合征的特征。进一步研究发现，该基因所编码蛋白的缺陷，可导致基底神经节纹状体中的多巴胺 1 型受体的膜运输受阻，使其信号通路受损，导致运动量减少和能量消耗减少，从而引起肥胖症的发生。更令人惊奇的是，经该受体兴奋剂处理后，这种肥胖小鼠的肥胖及代谢综合征症状可基本恢复到正常水平。此外，该课题组在 2 例患有代谢综合征的中国成年人中鉴定出 *SLC35D3* 基因的突变，并且发现在肥胖症人群中，该基因突变频率超过 5‰。这些研究结果表明，*SLC35D3* 基因是人类肥胖症和代谢综合征的致病基因。这项研究也提示遗传因素在"懒得运动"这一不良行为中发挥作用，或许可以通过药物在一定程度上纠正这种行为异常。

运动量少就一定肥胖吗？未必！因此，另一种情况也必须明确，运动量少不一定必然是肥胖的原因。从食谱到纹状体再到运动行为的研究中，Alexxai团队找到了解释"肥胖引起不想动"的生理基础，至少是重要原因之一。让我们明白了肥胖能够导致D2R的功能受损，使肥胖者不愿意运动。但是反过来说，D2R受损会不会导致小鼠更容易增重呢？为此，该研究团队在小鼠的纹状体神经元里敲除掉D2R，发现纹状体中D2R缺乏的小鼠虽然并不肥胖，但也表现得不爱运动。虽然运动量少，但在给予高脂肪的食物喂食后，这些不爱运动的小鼠能量的摄入和消耗与对照组相当。在体重的增速上，两组小鼠也基本相同。当然，人类运动少肥胖也少的例子并不鲜见，我们的东邻日本人运动量就普遍偏少，饮食相对合理是其原因之一。

"到底是胖了懒，还是懒了胖"？也是个鸡生蛋和蛋生鸡的问题，"胖并不是因为不爱运动和不想运动，是臣妾真的做不到啊"可能并不是托词，而是有其生理学基础。"因为懒，所以胖"是人们的常规认识，而"因为胖，所以懒"却有更多相应的研究支持。但目前相关研究仍较少，且均为动物实验。未来可能需要更多的临床试验，并应用基因检测等高新技术。或许将来的研究结果可以给胖子们一个清白。

☆ 你不是胖，而是肌少

多年以前，学者们发现随年龄增长，人类的骨骼肌质量逐渐减少，肌肉力量逐渐下降。1989年，Irwin Rosenberg提出"sarcopenia"这个词，用以命名这种年龄相关的肌肉减少。近些年来，随着老龄化社会的到来，人们开始重视少肌症（也有译为肌少症）。研究发现 60～70 岁老年人中少肌症的发病率为 5%～13%，80 岁以上为 11%～50%，保守估计目前全世界少肌症患者约为 5000 万，2050 年将达到或超过 2 亿。对于老年人，除了肌肉质量和肌力逐渐丧失等少肌症的表现，还会出现体脂肪和内脏脂肪增加，即少肌肥胖症。

第三次美国国家健康和营养调查的数据显示，在 60 岁以上的老年女性和男性中，少肌症的发病率分别为 35.4% 和 75.5%，少肌肥胖症的发病率分别为 18.1% 和 42.9%。少肌症和少肌肥胖症严重危害老年人的健康，使其患骨质疏松、骨折及骨关节炎的风险明显升高，增加跌倒、衰弱等老年综合征风险，还会增加血脂异常、糖尿病等代谢疾病的发病率。

目前，欧洲老年人少肌症工作组（European Working Group on Sarcopenia in Older People，EWGSOP）、国际少肌症工作组（International Working Group on Sarcopenia，IWGS）、亚洲少肌症工作组（Asian Working Group for Sarcopenia，AWGS）等组织在少肌症的定义上达成了共识：少肌症是一种渐进性和普遍性的骨骼肌量减少、肌肉力量下降，伴随机体失能、生活质量下降和死亡等不良事件风险增加的综合征。少肌肥胖症（sarcopenic obesity）常见于老年人，指的是少肌症和肥胖同时存在的一种情况，主要表现为肌肉组织的增龄性丢失、肌肉力量和功能下降，同时伴脂肪组织的蓄积和脂肪组织分布不均。同时，达到少肌症和肥胖症的诊断即可诊断少肌肥胖症。EWGSOP、IWGS、AWGS 分别在 2010 年、2011 年、2014 年更新了少肌症的诊断标准，并基本达成共识：肌肉量减少，伴肌肉力量下降或肌肉功能降低时可诊断少肌症。少肌症的诊断需评估肌肉量、肌肉力量和肌肉功能三个方面，尚无一致的诊断切点。其中肌肉力量可采取 CT、MRI、双能 X 线吸光法（Dual energy X-ray absorption， DXA）、生物电阻抗（bioelectrical impedance analysis， BIA）等方法测定，肌肉力量可通过握力测定，肌肉功能可通过简易功能量表（short physical performance battery，SPPB）、步速、6min 步行试验、爬楼梯试验等测定。而肥胖多用 BMI 定义，2003 年版《中国成年人超重和肥胖症预防控制指南（试行）》提出 BMI ≥ 28kg/m² 即为肥胖。也有研究用腰臀比或体脂百分数诊断肥胖。总的说来，目前少肌肥胖症的诊断尚无统一标准。

老龄化过程中少肌性肥胖是多种因素相互作用的结果，包括生活方式（饮食、缺乏体力活动、吸烟），激素（皮质类固醇激素、生长因子、胰岛素）和免疫因素（炎症、氧化应激）等。

第一，少肌性肥胖与年龄相关的身体成分变化密切相关。研究显示，随着年龄增长脂肪质量逐渐增加，在 60 ～ 75 岁达峰；而肌肉质量及肌肉力量则在 30 岁时开始下降，60 岁以后肌肉损失的速度更快。伴随着内脏脂肪和肌内脂肪含量的增加，身体其他部位的皮下脂肪逐渐减少。此外，脂肪浸润到肌肉会使得肌肉力量和功能均降低。

第二，不良生活方式（包括体力活动下降、营养不均衡等）是体质量增加的一个重要危险因素。老年人因为骨关节炎、心肺功能下降、虚弱等原因体力活动减少、基础代谢率降低使得总能量消耗下降，再加之热量摄入过多等原因导致体重增加。另外，老年人饮食中蛋白质含量较低可能会加速少肌症的发展。

第三，炎性细胞因子在少肌性肥胖的发生和发展中起关键作用。脂肪严重浸润的肌肉中炎症水平增高。在脂肪组织中，脂肪细胞和浸润的巨噬细胞可产生炎性细胞因子（如白细胞介素 6 和肿瘤坏死因子 α）

和脂肪细胞因子（如瘦素和脂联素），加剧炎症反应，导致肌肉质量及肌力下降。

　　第四，激素水平的变化促进少肌性肥胖的产生和发展。骨骼肌减少、肌肉脂肪浸润、炎性细胞因子和脂肪因子增多均可引起胰岛素抵抗。反过来，胰岛素抵抗可以促进肥胖者肌肉的分解代谢，是肌力下降的独立危险因素。亚洲人群流行病学调查发现，血胰岛素水平与老年人患少肌性肥胖的风险呈正相关。维生素 D、生长激素、雄激素等的降低也与少肌性肥胖的发生有关。

　　少肌肥胖症的机制与代谢性疾病的发生机制有很多相通之处。很多研究发现，少肌肥胖症与糖尿病、血脂异常、心血管疾病等代谢疾病关系密切。糖尿病患者以胰岛素抵抗和胰岛素缺乏为特征。胰岛素抵抗可以使骨骼肌内蛋白质合成降低；胰岛素分泌减少，机体不能充分利用葡萄糖，使蛋白质消耗增多，使患者体重减轻。因此，糖尿病患者是少肌症发生的高危人群。研究发现老年糖尿病患者较非糖尿病患者发生少肌症的概率明显升高，与健康人群相比，老年糖尿病患者体重减轻，肌肉质量明显下降，握力显著降低，而肌肉质量和功能的减退反过来也会导致糖代谢紊乱，加重糖尿病病情。韩国少肌肥胖研究（the Korean Sarcopenic Obesity Study， KSOS）纳入 810 名，其中 414 名 2 型糖尿病患者，396 名健康人，用骨骼肌指数诊断少肌症，2 型糖尿病患者中少肌症发病率明显升高（15.7% *vs.* 6.9%）。不管男性还是女性，糖尿病患者的骨骼肌指数明显降低。年龄、血糖水平、糖尿病病程等为糖尿病患者发生少肌症的影响因素。糖尿病和少肌症均为增龄性疾病，我们对我院 445 名退休人员的研究发现，老年人肌肉减少的比例高达 61.57%，明显高于正常对照组。肌肉减少组年龄更大，女性的比例更高，体重指数更高，体脂百分比也更高，血脂异常的比例更高。不同研究方法得出的结论不同，有研究报道 60 岁以上老人少肌症发病率为 13% ~ 24%，80 岁以上发病率超过 50%。血糖控制不佳、糖尿病病程长也是糖尿病患者出现少肌症的危险因素。研究发现，当 HbA1c ≥ 8% 时，老年人肌肉量减少甚至跌倒的风险明显增加。另一项研究发现，当老年糖尿病患者 HbA1c ≥ 8.5% 时，其腿部肌肉质量明显减少。糖尿病病程 ≥ 16 年与老年糖尿病患者肌肉减少及跌倒住院风险增加有关。这可能与高血糖及病程长时，神经并发症发病率增加有关。随着运动神经元的减少，肌肉量减少、肌肉力量下降的风险增加。

除此之外，某些降糖药物也可能影响肌肉质量和功能。二甲双胍是一种腺苷酸活化蛋白激酶（AMPK）受体激动剂，可能会诱导肌肉萎缩性基因 *MuRF-1* 的表达，从而导致肌肉萎缩、肌量下降。噻唑烷二酮类药物通过激活过氧化物酶体增殖物激活受体 γ（PPAR γ）来增加肌肉对胰岛素的敏感性，提高细胞对葡萄糖的利用，可以改善肌肉功能。同时，少肌症及少肌肥胖症因为肌肉量减少、脂肪浸润、脂肪因子和炎症因子释放增加等原因引起胰岛素抵抗，增加糖尿病风险。有研究者根据美国第三次健康营养调查数据进行了横断面分析，该研究用稳态胰岛素抵抗模型评价胰岛素抵抗情况，用 HbA1c 评价血糖代谢。研究结果显示，在肥胖和非肥胖人群中少肌症都与胰岛素抵抗相关，在肥胖人群中，少肌症还与血糖代谢异常相关，并且这种关系在 60 岁以下人群中更显著。另一项韩国的研究显示，在非肥胖老年人群中，少肌症与胰岛素抵抗、糖尿病和代谢综合征相关。这些研究结果提示，肌肉量减少或许可以作为糖尿病的早期预测指标。

血脂异常、心血管疾病及全因病死率也与少肌症及少肌肥胖症相关。一项基于 2008—2010 年韩国健康和营养调查的研究发现：与单纯肥胖组和单纯少肌症组相比，少肌症肥胖组男性患血脂异常的风险更高，其三酰甘油、总胆固醇、低密度脂蛋白胆固醇较高，高密度脂蛋白胆固醇较低。我院营养科根据体成分检查结果将 642 名受试者分为正常组、单纯肥胖组、少肌肥胖组，比较组间血脂谱的差异。该研究发现三组中总胆固醇、三酰甘油、低密度脂蛋白胆固醇逐渐升高，高密度脂蛋白胆固醇逐渐降低，发生血脂异常的比值比逐渐升高。校正混杂因素后，少肌肥胖组发生高胆固醇血症、高低密度脂蛋白胆固醇血症的比值比仍高。

一项研究包括美国第三次国家健康和营养调查中 4652 名 60 岁及以上老年人的数据，该研究中受试者平均年龄 70.6 岁，其中 57.2% 为女性，中位随访时间为 14.3 年。随访结束时，61.7% 的受试者死亡，其中 39.0% 死于心血管疾病。校正混杂因素后，与无少肌症和肥胖的女性相比，伴少肌症或少肌肥胖症的女性的死亡风险更高。

对于少肌症和少肌肥胖症的干预以运动、营养为主，必要时也可使用药物。抗阻运动和有氧运动是治疗少肌症的首选方法。抗阻训练（resistance exercise，RE）促进肌肉功能和结构的适应性应答，其中高强度间歇训练法（high-intensity interval training，HIIT）是近来比较推荐的训练形式。

一项包括 49 项研究的 Meta 分析显示 RE，尤其是高强度训练，可以提高老年人肌肉力量。高强度间歇运动 24 小时后肌浆蛋白合成率升高、肌纤维明显增加。有氧运动（如游泳、骑行、跑步、散步或健走）虽然不能促进肌肥大，但可增加肌纤维横断面积，可通过提高线粒体产能、胰岛素敏感性、蛋白质合成、降低炎症反应和氧化应激影响骨骼肌。对于健康状况不允许其进行上述运动或不愿运动的老年人亦有替代方法，如全身震动或全身电肌肉刺激等被动活动方式。营养不良会影响肌肉蛋白合成，故营养补充可治疗少肌症。目前研究主要以补充蛋白质、氨基酸、维生素 D 为主。国外研究发现，15%～38% 的老年男性和27%～41% 老年女性摄入蛋白质少于每日推荐摄入量，而老年人代谢率下降，需要比年轻人摄入更多的蛋白质进行蛋白质合成，故应提高老年人的每日蛋白质摄入量。Paddon-Jones 等研究表明，每餐摄入约25～30g 蛋白质可最大程度刺激老年人肌肉蛋白合成，每餐蛋白质少于20g 时，老年人肌肉蛋白合成变慢。补充蛋白质的种类推荐必需氨基酸、支链氨基酸、亮氨酸、乳清蛋白等，蛋白质平均分配于三餐更有利于骨骼肌蛋白质合成。

有研究显示，给老年女性补充维生素 D 有利于改善肌肉力量、功能，预防跌倒和骨折，但目前研究结论并不一致，且何种形式的治疗（包括剂量、给药方式及补充时间）可达到预期效果亦不明确。在运动和营养治疗的基础上也可以采用药物治疗。

目前治疗少肌症的药物多通过不同机制促进肌纤维肥大，主要包括激素或激素类似物补充剂（睾酮、选择性雄激素受体调节剂、生长激素、IGF-1、Ghrelin 等），分子靶向药物（如 myostatin 通路抑制剂、activin 受体抑制剂等）、其他类药物（如 ACEI、β_2 肾上腺素受体激动剂）等，其中很多药物都还在临床试验阶段，效果并不明确。

目前关于少肌肥胖症的研究仍较少。需要更多的临床试验和基础研究探讨其机制及治疗新策略，并进一步研究少肌肥胖症与代谢性疾病的相关性。这将对改善老年人的健康状态及生活质量有重大意义。

睿眼观糖

☆ 不是你想吃什么，而是你肠道的细菌想吃什么

目前在肠道当中发现有超过 3500 种细菌，所含的细胞数量是人体细胞数量的 10 倍左右，基因数更是达到人体基因数的 100 倍。人体和肠道菌群作为一个超级生物体，其实是相互影响的。肠道菌群可以产生毒素，也可以提供人不具备的酶和代谢通路，从而提供必需的代谢产物。人体可以激活免疫系统，消灭部分细菌，同时也可以为肠道菌群提供营养。目前研究发现，饮食、药物、感染、衰老、基因和应激等因素可引起肠道菌群结构和功能的改变，进而引发肥胖、糖尿病、感染、免疫、肿瘤及神经系统疾病。

肠道菌群与肥胖之间到底存在怎样的关系呢？研究显示，与消瘦对照组相比，肥胖小鼠肠道内硬壁菌门的数量增加，拟杆菌门的数量减少。临床试验也得出了一致的结果：肥胖者比瘦者远端结肠拟杆菌门丰度降低 90%，而厚壁菌门丰度升高 20%。另有研究发现超重儿童比体重正常的同龄儿肠道双歧杆菌减少，而肠球菌增多。关于肠道菌群的研究多使用无菌小鼠作为模型来探讨因果关系。研究发现具有正常菌群的普通小鼠比无菌小鼠的身体总脂肪含量、附睾脂肪重量均显著增加，而每日饲料消耗量减少 29%。若将普通小鼠的正常盲肠菌群接种入无菌小鼠体内，可使无菌小鼠的身体总脂肪含量和附睾脂肪重量显著增加，而进食量减少 27%，并出现肝脏三酰甘油含量增加和胰岛素抵抗趋势。将肥胖小鼠的肠道菌群移植至野生型无菌小鼠体内，会增加后者的进食

量从而引起身体总脂肪含量明显增加。为了排除遗传因素的影响，研究者将一胖一瘦双胞胎的粪便菌群分别移植入无菌小鼠，并给予15天的低脂饮食，发现接受肥胖者粪便移植的小鼠脂肪生成明显增多。这些都说明，肠道菌群与肥胖的发生密切相关。上海交通大学瑞金医院王卫庆教授和宁光院士的团队以中国汉族青少年为研究对象，首次揭示了中国肥胖人群的肠道菌群组成，发现一个能抑制肥胖的肠道微生物——多形拟杆菌（Bacteroides thetaiotaomicron），该研究发现肥胖者一系列肠道细菌丰度显著异于正常人群的肠道共生菌，其中多形拟杆菌丰度在肥胖人群明显下降，进一步通过代谢组学分析血清代谢产物水平，发现肥胖人群中谷氨酸的含量显著高于正常体重人群，并且与多形拟杆菌数量呈反比。

肠道菌群改变引起肥胖的具体机制是什么呢？目前主流观点包括能量存储假说、炎症假说和胃肠道激素假说。肠道菌群可以导致过度的能量存储，从而导致代谢性疾病的发生，其主要机制包括：①肠道菌群能编码大量的糖苷水解酶，发酵宿主自身不能消化分解的多糖，将其转换为单糖和代谢终产物短链脂肪酸，从而增加能量的吸收。对肥胖和瘦型小鼠肠道微生物全基因组测序分析发现，肥胖小鼠中涉及能量吸收的菌属增加。②肠上皮化生细胞可分泌禁食诱导脂肪细胞因子（Faif），它是一种强效的脂蛋白脂酶抑制剂，能抑制白色脂肪组织和肌肉组织吸收血液中富含三酰甘油的脂蛋白中的脂肪酸，并促进脂肪酸在骨骼肌细胞和脂肪细胞中的氧化，而肠道菌群可以下调Faif的表达，并促进脂蛋白脂酶（LPL）表达，从而促进脂肪细胞中三酰甘油的合成。研究显示，与无菌小鼠相比，野生型小鼠回肠Faif表达减少，脂肪组织生成增加；无菌小鼠接种细菌后回肠Fiaf的表达显著抑制，脂肪储存增加，且与无菌的 Fiaf-/- 小鼠有相似的脂肪含量。③降低肝脏和肌肉的 AMP 活化蛋白激酶（AMPK）活性，该酶是控制细胞能量代谢的关键酶，从而抑制依赖 AMPK 的脂肪酸氧化作用。④上调肝脏碳水化合物反应元件结合蛋白（ChREBP）和固醇调节元件结合蛋白 -1（SREBP-1）mRNA 的表达，从而促进三酰甘油在肝脏脂肪细胞中积聚。⑤肠道菌群的产物短链脂肪酸作为重要的信号分子，可减慢肠道蠕动，促进营养充分吸收。

肥胖的发生与慢性低水平炎症有关，肠道细菌尤其是革兰阴性菌可产生内毒素，引起炎症，从而促进肥胖的发生。脂多糖为革兰阴性菌细胞壁的主要成分，是内毒素产生炎症效应的主要生物活性成分。脂多糖与其受体 CD14 形成复合物并被免疫细胞表面 Toll 样受体 4（TLR4）识别，引起一系列非特异性炎症反应。菌体死亡后释放出的脂多糖与其他细菌碎片能够移位到靶组织如血液、肝脏、脂肪细胞、血管壁，从而干扰免疫系统细胞，通过诱导系统性慢性低度炎症，引起肥胖、胰岛素抵抗、糖耐量异常等代谢性疾病。

胃肠道激素对人体的能量摄入和能量代谢有重要作用，这些与能量代谢密切相关的激素主要有：胰高血糖素样肽 -1（GLP-1）、葡萄糖依赖性促胰岛素激素（GIP）、ghrelin、胰多肽（PP）、肽 YY（PYY）等。低聚果糖是一种益生元，可以调节肠道菌群结构。近来研究发现，低聚果糖能使 Wistar 大鼠近端结肠中的 GLP-1 和 GLP-2 浓度增加，门静脉中 GLP-1 浓度增加而 DPP-4 和活性 ghrelin 浓度降低。另一项研究显示，低聚果糖能增加 ob/ob 小鼠门静脉中活性 GLP-1、活性 amylin 和 GLP-2 的浓度，降低门静脉中总 GIP 和 PP 的浓度。由此可见，肠道菌群可以通过改变肠道分泌的多种重要激素，发挥调节糖脂代谢的作用。其中，GLP-2 的合成增加可以改善肠道屏障功能，从而改善代谢性内毒素血症。短链脂肪酸作为代谢调节剂，可结合到特定的 G 蛋白偶联受体，促进 PYY 的合成和释放，而 PYY 能抑制肠道蠕动，加速肠道传输速率，减少食物热量的摄取。

基于肠道菌群与肥胖之间的关系，益生菌、益生元、抗生素及粪便菌群移植等作为肥胖干预的新方法，为相关疾病治疗带来了新的启示。世界卫生组织将益生菌定义为：摄取一定数量能够对宿主健康产生有益作用的活的微生物制剂。目前常用的益生菌菌种有双歧杆菌、乳酸菌等，口服益生菌能改善肠道菌群紊乱。动物研究发现，双歧杆菌能缓解高脂饮食引起的代谢改变，降低肠黏膜通透性，降低炎性反应；干酪乳酸菌可同时改善饮食诱导肥胖大鼠的炎症反应及血糖，并显著减轻体重。另外，疣微菌门（Akk 菌）受高脂饮食抑制，肥胖症患者肠道内含 Akk 菌比正常人少 100 倍，补充 Akk 菌后，脂肪量减少，胰岛素抵抗缓解，是"减肥细菌"的候选者之一。益生元指能选择性地促进肠内一种或多种有益菌生长繁殖、而自身不被宿主消化的食物成分，如低聚糖等。动物实验和对健康受试者的研究均发现，口服含低聚果糖的益生元可促进双歧杆菌生长，降低血浆内毒素水平，从而改善糖耐量、降低体重。另有研究发现，在给小鼠喂养高脂饮食的同时给予氨苄西林、新霉素及甲硝唑，不仅可改变肠道微生物，而且给予抗生素的小鼠体重也低于单纯高脂饮食组，并降低了血中的 LPS 水平，减轻了 TLR4 激活导致的肝脏及脂肪组织中的炎症水平，增加了胰岛素敏感性，改善了肥胖引起的脂肪组织及肝脏中胰岛素抵抗。

肠道菌群通过多种机制在肥胖中发挥重要作用，其在动物研究中已取得很多进展，但因为影响因素太多，肠道菌群在人群中的研究还需要更多探索。或许不久的将来，我们可以通过干预肠道菌群来治疗肥胖。

睿眼观糖

☆ 减重药物：是否有一款适合你？

"减肥"是很多人挂在嘴边的一个词，"管住嘴，迈开腿"是大家都知道的减重方法，但节食痛苦、运动累人，因此，很多人选择服用减重药物。市场上的减重药物多种多样，广告让人眼花缭乱，但这些减重药物是否安全有效让人难以辨明。本文将对常用的减重药物进行介绍。

目前，减重药物主要分为两类：抑制肠道吸收脂肪的药物；作用于中枢神经系统的食欲抑制剂。此外，一些降糖药物也具有减轻体重的作用。

奥利司他是抑制肠道吸收脂肪的药物的代表，它是一种选择性的胃和胰脂肪酶抑制剂，可特异地与三酰甘油（triglyceride，TG）结合位点发生不可逆的结合，令饮食中大约 30% 的 TG 不被分解和吸收，随粪便排出体外；TG 的分解产物甘油、游离脂肪酸及甘油单脂的产生也相应减少；由于甘油、脂肪酸的存在对胆固醇的吸收有促进作用，故胆固醇在小肠的吸收亦相应减少，促进了能量负平衡从而达到减重效果。奥利司他 1999 年经美国食品药品监督管理局批准，在欧美和部分亚洲国家上市，使用剂量是 120mg，每餐时服用，低剂量剂型 60mg 的奥利司他可作为非处方药物销售。2001 年，奥利司他经过中国食品药品监督管理局批准上市。一项在 3304 例超重患者中进行的为期 4 年的双盲、随机、对照研究显示，服用奥利司他第一年后，21% 的糖耐量减低患者体重下降＞11%，而安慰剂组＜6%。在剩下的 3 年间，受试者体重

体重和糖尿病

有所回弹，到第 4 年年底，奥利司他组患者体重下降 6.9%，安慰剂组< 4.1%，而且糖耐量异常个体向糖尿病的转化率减少了 37%。对 400多例中国超重或肥胖患者的临床研究显示：经过 24 周的治疗，奥利司他组患者的体重降低幅度明显大于安慰剂组；与安慰剂相比，奥利司他能显著降低肥胖伴高脂血症患者的血胆固醇水平、低密度脂蛋白胆固醇水平，显著降低肥胖伴高血糖患者的空腹血糖、餐后 2 小时血糖和HbA1c 水平，并能显著降低肥胖合并高血压患者的舒张压。奥利司他也可以用于伴有 2 型糖尿病的超重肥胖患者。一项纳入 22 个临床药物研究的有关奥利司他减重作用的 Meta 分析结果显示：接受奥利司他治疗 12 个月后，糖尿病患者体重下降较非糖尿病患者多约 2.89kg，奥利司他组体重下降 8.5% ～ 10.2%，对照组下降 5.5% ～ 6.6%。

由于服用奥利司他后吸收入血的药物不到 1%，其余均在肠道发挥作用并从粪便中排出体外，因此药物几乎无全身性不良反应，肝肾功能轻度异常的患者也可以使用该药物。奥利司他的不良反应主要与其阻断三酰甘油在小肠内的消化有关，以胃肠道症状为主，包括：带便性胃肠排气、油性斑点、大便紧急感、脂性便和大便次数增多。不推荐有胃肠道疾病、胆汁淤积症或进行过胃肠道手术的患者服用奥利司他。由于奥利司他可抑制脂肪的吸收，因此会影响脂溶性维生素的吸收。有研究显示，服用奥利司他后，血中维生素 D 水平有轻微降低，但不影响钙磷代谢，对维生素 A 和 K 的水平和活性没有影响。服用奥利司他超过3 ～ 6 个月时，建议患者补充复合维生素。近期有报道 10 余例服用奥利司他的患者出现严重肝功能恶化，美国食品药品监督管理局已经提出警示，但也表示没有证据证实这些患者的肝功能恶化与药物有直接的关系。总之，奥利司他是一种相对安全的减重药物，可以较为广泛地应用

睿眼观糖

于临床需要药物治疗的超重或肥胖患者。

　　食欲由下丘脑腹内侧的饱食中枢与下丘脑外侧区的摄食中枢调节。神经药理学研究证明，上述中枢神经系统通路中的儿茶酚胺类神经递质，如去甲肾上腺素、多巴胺及 5- 羟色胺的变化可引起摄食行为的改变。中枢食欲抑制剂就是通过刺激上述一种或多种神经递质的生成、释放，并抑制其再摄取，从而达到抑制食欲、减少摄食和减轻体重的治疗目的。拟交感神经药属于第一代中枢性减肥药，其作用类似于去甲肾上腺素，主要用于抑制食欲，是目前在美国唯一可以用于肥胖症治疗的中枢性减肥药，只批准短期（≤ 12 周）应用。这类药包括芬特明（Phentermine）、苯甲曲秦（Phendimetrazine）、安非拉酮（Diethylpropion）和苄非他明（Benzphetamine）等。其中芬特明是一个历史悠久的拟交感神经药，于 1968 年被美国食品和药品管理局（FDA）批准短期治疗肥胖，临床研究显示，无论是连续性或间断性应用芬特明均会减轻体重。芬特明和安非拉酮的减重疗效可以维持整个治疗期，且不产生耐药，无须增加剂量。拟交感神经药物的不良反应有失眠、口干、乏力和便秘，还可以升高血压。因为此类药是食欲抑制剂，存在滥用的情况，且具有成瘾的风险，因此是美国毒品管制机构高度管制药品之一。美国一项在减肥医生中进行的调查显示，拟交感神经药的临床应用较西布曲明和奥利司他更为频繁，且经常被超期（> 12 周）应用，而且目前尚缺乏此类药物长期应用的临床数据，专家提醒医师处方此类药物时应当慎重。芬氟拉明及右芬氟拉明是通过促进 5- 羟色胺释放并抑制其再摄取，可使患者产生饱感从而抑制食欲，此类药物曾经广泛用于减重，但是近年来发现其易导致心脏瓣膜病变及肺动脉高压，在美国等国家禁用。

　　1997 年，美国食品药品监督管理局批准盐酸西布曲明上市，该药可通过其胺类代谢产物抑制去甲肾上腺素、多巴胺和 5- 羟色胺的再摄取，增加饱感。2001 年在中国进行的西布曲明上市前临床验证结果显示：经过 24 周的治疗，患者体重可降低（6.52±3.95）kg，并能够显著降低空腹和餐后 1 小时血糖。但 2010 年，SCOUTs（Sibutramine Cardiovascular Outcomes Trial）公布了其研究结果，这是纳入患者最多、研究时间最长的有关西布曲明心血管安全性的随机双盲安慰剂对照研究，纳入近 10000 例患者，平均随访 3.4 年，主要评价已经存在心血管高危因素的肥胖症患者使用西布曲明减重对心血管问题的影响。研究结果发现，与安慰剂组相比，西布曲明组患者主要终点事件（包括非致死性心肌梗死、非致死性脑卒中、心脏骤停复苏等）的风险增加了 16%，并由此推断体重下降并未降低心血管疾病的风险。鉴于此结果，西布曲明从欧洲和美国撤市，中国食品药品监督管理局也在 2010 年底宣布停止西布曲明的生产和临床使用。

　　利莫纳班（Rimonabant）是第一个选择性大麻素受体 1 阻断剂，能够通过抑制食欲并增加外周脂肪组织脂联素 mRNA 的表达来改善肥胖相关的胰岛素抵抗等，并可以降低体重和腰围，改善心血管代谢危险因素，被认为是具有良好临床应用前景的减重药物。但由于其中枢神经系统的不良反应，如抑郁和自杀倾向等，始终未能在美国和中国获准入市，在欧洲也仅仅上市两年就被撤市。

　　某些降糖药物也有减重作用，这些药物主要包括双胍类、GLP-1 抑制剂、SGLT-2 抑制剂等。二甲双胍是 2 型糖尿病治疗的一线用药，在改善胰岛素抵抗、控制血糖的同时，也可以轻度减轻体重。评价二甲双胍减重疗效最佳最长的试验是 DPP 研究。在最初的 2.8 年期间，二甲双胍组患者体重下降 2.9kg，显著优于对照组 0.42kg。减重效果与依从性密切相关，依从性良好的患者体重下降达 3.5kg，而且在随后的 8 年中减重效果能够很好地维持，而依从性差的患者体重反而增加 0.5kg，8 年期间的减重效果与安慰剂组无差异。一项 Meta 分析显示，与安慰剂相比，服用二甲双胍可使体重减轻 1.1kg，与磺脲类增重 2～3kg 相比，二甲双胍具有明显的优势。但与胰高血糖素样肽 –1 类似物和钠 – 葡萄糖共转运载体 2 抑制剂相比，二甲双胍并没有额外的减重优势。总的来说，二甲双胍的减肥力度小，研究显示其对体重的影响是"中性或负性作用"，并不是每个人都有效。但因为这一药物进入临床已有 60 余年，在人群中充分暴露，较大剂量使用（＜2550mg/d）的安全性是有保证的。

阿卡波糖是一种 α– 葡萄糖苷酶抑制剂，可以在小肠中竞争性抑制 α– 葡萄糖苷酶活性，降低多糖的分解，从而减少碳水化合物吸收，可显著降低餐后血糖。杨文英教授牵头的 MARCH 研究显示对于新诊断的 2 型糖尿病患者，每天 300mg 阿卡波糖干预 48 周，可使 2 型糖尿病患者体重平均下降 2.52kg，体重下降幅度优于每日 1500mg 二甲双胍干预组。

胰高糖素样肽 –1（GLP–1）是进食后由回肠末端的 L 细胞分泌的肠道激素，可抑制胰高血糖素的分泌，促进胰岛素分泌，此外 GLP–1 还有可以抑制胃排空、抑制中枢食欲，使患者产生饱腹感，从而进食减少、体重减轻。作为 GLP–1 受体激动剂，已经在中国上市的艾塞那肽（Exenatide）和利拉鲁肽（Liraglutide）均可发挥降糖作用，并显著降低体重，其中利拉鲁肽已被 FDA 批准用于减重。一项长达 82 周的临床研究发现：艾塞那肽治疗后 80% 的 2 型糖尿病患者均有体重下降，平均减重 4.4%。而针对合并糖耐量异常肥胖症患者的治疗研究发现：经过

24周艾塞那肽治疗，患者平均减重5.1kg，其中77%患者的糖耐量恢复正常。利拉鲁肽作为一种更长效的GLP-1类似物也同样具有显著的减重作用，针对不合并糖耐量异常肥胖症患者的研究显示：利拉鲁肽治疗20周，体重可降低4.8～7.2kg。此类药物的主要不良反应为胃肠道反应，如恶心、呕吐等，但绝大多数患者可以耐受，而且随着治疗时间的延长，不良反应也能减轻或消失。但相对于降糖，用于减重时，利拉鲁肽的剂量要倍增（由治疗糖尿病的用量0.6～1.8mg/d增至3.0mg/d），其用于减重的价格相对昂贵，除减轻体重外，最新的研究显示利拉鲁肽对糖尿病患者具有心血管保护作用。目前在中国上市的三种SGLT-2抑制剂，也均有降低体重的效果。

减重药物强大的市场需求、现有药物的缺乏且不良反应的限制这一尴尬局面推动了减重药物的研发。目前，新的减重药物作用靶点仍然主要集中在以下几个方面：①更高受体选择性的中枢食欲抑制剂，如黑皮素受体激动剂、神经肽Y受体拮抗剂等，这些药物可通过更特异性的受体选择到达中枢，发挥抑制食欲和或增加能量代谢的作用，并且能够避免因选择性差而导致的严重不良反应；②增加代谢率的药物：选择性β₃受体激动剂、脂肪代谢酶调节剂；③胃肠道来源的肽类激素：受到GLP-1类药物的启发，目前正在研发的胆囊收缩素（Cholecystokinin，CCK）-A激动剂和Ghrelin拮抗剂都能够通过中枢或者直接抑制胃排空达到抑制食欲增加饱腹感的作用，从而达到减重的目的；④新的脂肪酶抑制剂：Cetilistat的临床前研究正在进行中，其作用类似奥利司他，可通过抑制脂肪的吸收达到减重作用。

减重药物的选择目前仍较局限，相信未来会有更多种类的药物可供医生选择。

☆ 代谢减重手术：用一种异常对抗另一种异常

肥胖日渐成为一种"流行病"，在全球范围内蔓延。据 2010 年第 11 届国际肥胖症大会（International Congress on obesity）报告，全世界体重超重患者近 10 亿，而肥胖症患者达 4.7 亿例。如果你对这个数据感觉很震惊的话，更震惊的还在后面——目前世界肥胖人群仍在不断增加，全球超重和肥胖人群已达 21 亿例，约占世界人口的 30%。

有研究显示，中国超重与肥胖人群的糖尿病患病率分别为 12.8% 和 18.5%，在糖尿病患者中超重比例为 41%，肥胖比例为 24.3%。流行病学研究表明，对超重或肥胖患者进行减重治疗有助于减轻患者胰岛素抵抗，从而使其血糖得到更好的控制，并可降低微血管病变、心血管病变等相关并发症的发生风险。因此，除传统内科治疗外，对糖尿病患者进行体重控制对其病情的缓解至关重要。

减重的方式多种多样，包括控制饮食、合理运动、药物干预等，但患者依从性较差，传统药物治疗难以长期有效地减重和降糖。减重代谢手术是目前最有效的治疗方式，可以使糖尿病患者达到长期的减重和糖尿病缓解以及并发症的改善。

减重手术至今已有 60 多年历史，其手术方式几经改进。最早 Henrikson 在 1952 年报道了第一例针对肥胖症患者的空肠 – 回肠旁路手术，该手术后 Payne 和 DeWind 在 1963 年改进为空肠 – 结肠转流术。随后 Mason 等发现胃大部切除术后的胃溃疡患者发生体重过轻的概率大，因此设计出胃 – 空肠吻合术，并在 20 世纪 70 年代将其改为胃转流术及 Roux-en-Y 胃旁路术（Roux-en-Y gastric bypass，RYGB），从而解决了胆汁反流问题。1979 年 Scopinaro 等率先设计出胆胰分流手术（Biliopancreatic diversion，BPD），该手术随后被 Hess 等改良为十二指肠转流术（Duodenal switch，DS），从而减少胃溃疡及倾倒综合征的发生。20 世纪 90 年代，袖状胃切除术（Sleeve gastrectomy，SG）逐渐受到人们重视。随着腹腔镜技术的出现，代谢手术也进入了腹腔镜时代，1994 年 Belachew 等首次完成了腹腔镜可调节胃束带术（Laparoscopic adjustable gastric banding，LAGB），同年 Wittgrove 等也报道了第一例腹腔镜胃旁路术（Laparoscopic Roux-en-Y gastric bypass，LRYGB）。

早在 20 世纪 70 年代，就有学者发现胃肠手术能快速改善糖尿病患者的血糖。1995 年 Pories 等首先报道了 608 例经手术达到糖尿病完全缓解的严重肥胖患者。Pories 等学者对其进行为期 14 年的随访发现82.9% 的 2 型糖尿病患者和 98.7% 的糖耐量受损患者的空腹血糖、胰岛素和 HbA1c 都维持在正常水平。Dixon 等学者通过对 60 例 2 年内诊断为糖尿病的肥胖患者（BMI 30 ～ 40kg/m²）的临床随机对照试验发现手术组缓解率高于药物组（75.8% *vs.* 15%），且其缓解率同体重下降及基线 HbA1c 水平相关（缓解标准为：不服用降糖药物空腹血糖＜ 7mmol/L，HbA1c ＜ 6.2%）。随后 Schauer 等学者通过对 150 例患者的随机对照试验对比了药物治疗、药物治疗加 Roux-en-Y 胃旁路术（RYGB）手术或胃大部切除术，发现治疗后 1 年 RYGB 组的缓解率最高，胃大部切除术组次之，单纯药物治疗组最低（42% *vs.* 37% *vs.* 12%）。Mingrone 等通过一项前瞻性临床对照试验对比了 RYGB、胆胰分流术（BPD）和药物治疗在肥胖糖尿病患者中的效果，随访 2 年后发现药物组无 1 例达到缓解，BPD 组缓解率高于 RYGB 组（95% *vs.* 75%）。糖尿病缓解率在上述各项研究中有差异，其可能同研究的设计方法、手术方式、患者基线水平及缓解标准不同相关。按照美国糖尿病协会（ADA）定义的糖尿病代谢手术治疗的缓解标准（至少 1 年内未服用降糖药物且空腹血糖＜ 5.6mmol/L，HbA1c ＜ 6%），3 个研究中心进行了回顾性研究，伴有肥胖的糖尿病患者总的手术缓解率达到 34.4%，包括 RYGB、胃大部切除术、胃束带术，其中 RYGB 的缓解率达到 40.6%。2016 年 ADA 关于代谢手术治疗 2 型糖尿病声明中认为在肥胖和超重患者中，代谢手术比药物治疗有更好的疗效。

自减重代谢手术开展以来，通过不断的实践和验证，手术方式不断地趋于正规和统一。2016 年 5 月美国糖尿病学会（ADA）官方杂志 *Diabetes Care* 在线发表了"代谢手术作为 2 型糖尿病治疗方案：国际糖尿病组织联合声明"，指出胃旁路术（RYGB）、垂直袖状胃切除术（VSG）、腹腔镜下可调节胃束带术（LAGB）和经典型胆胰旁路术（BPD）或伴十二指肠转位变异的胆胰旁路术（BPD–DS）是常用的代谢手术术式，其中 RYGB 是代谢手术标准术式，在上述 4 种代谢手术术式中具有更高的风险收益比。VSG 尚缺乏长期临床资料，但中短期临床研究显示，SG 术后体质量降低效果优异，对 2 型糖尿病治疗效果好，尤其适用于担忧胃肠改道手术风险的患者。LAGB 同 RYGB 相比可有效改善 2 型糖尿病伴肥胖患者的高血糖，并一定程度上减低体重，但这种术式由于手术失败或束带相关并发症如滑脱 / 移动、坏死等原因，再手术 / 修正手术的风险增加。BPD/BPD–DS 可能是控制血糖、减轻体重最有效的术式，但其术后营养不良并发症风险也最高，风险收益比不佳，因此仅用于极度肥胖患者（如 BMI ＞ 60kg/m^2）。

减重代谢手术通过外科手术改变了患者正常的胃肠道生理结构，是以一种异常（人为的器官结构状态异常）去对抗另外一种异常（代谢异常），在减重、降糖的同时也会带来一些新的问题，如术后并发症等。为减少术后并发症的发生、最大地发挥代谢手术的功效，临床医生应该相对严格地选择合适的患者。代谢手术的适应证我们在前面章节已详细叙述，此处不再赘述。

代谢手术治疗糖尿病的禁忌证包括：滥用药物或酒精成瘾或患有难以控制的精神疾病的患者及对代谢手术风险、益处、预期后果缺乏理解能力的患者；明确诊断为 1 型糖尿病的患者；胰岛 β 细胞功能已基本丧失的 2 型糖尿病患者；合并出凝血异常疾病、心肺功能无法耐受手术者；BMI ＜ 28kg/m^2 且药物治疗及使用胰岛素能够满意控制血糖的糖尿病患者；妊娠糖尿病及其他特殊类型的糖尿病患者。

代谢手术的术后并发症也是临床大夫和患者特别关注的一个问题。代谢手术的术后并发症包括近期并发症和远期并发症。术后近期并发症包括吻合口瘘、深静脉血栓、肺栓塞、伤口感染、切口疝等。远期并发症包括胆石症、倾倒综合征、营养不良等。不同术式发生并发症的种类和风险略有不同。胃旁路手术的术后并发症主要包括吻合口瘘、吻合口狭窄、吻合口出血、内疝等。袖状胃切除的术后并发症主要包括胃瘘、胃腔狭窄、胃腔出血、胃食管反流等。胃束带手术术后并发症主要包括束带移位、束带侵袭胃壁等。

代谢手术近期并发症与其他胃肠道手术相似。有研究报道平均 7.3% 患者术后出现近期并发症，其中腹腔镜下可调节胃束带术为 2.3%，胃袖状切除术为 5.9%，胃旁路手术为 10.3%，并发症包括吻合口瘘或穿孔（0.59%）、梗阻或狭窄（1.5%）、感染或出血（3.2%）以及其他并发症（1.5%，包括静脉血栓、呼吸衰竭、肾功能衰竭、心肌梗死等），其中严重并发症的发生率约为2.6%。吻合口瘘是胃旁路术后最常见的并发症，其发生率为1.5%～5.5%。吻合口瘘多发生在术后4～10天，瘘发生早，引流量大，提示瘘口大，病死率高。主要表现为术后持续发热或进食后突发的高热，可伴寒战、胸痛、呼吸困难、患侧呼吸音减低、心率快。肺栓塞是代谢手术后严重性仅次于吻合口瘘的急性并发症之一，发生率为1%～2%，但其病死率高达20%～30%，长期制动卧床出现下肢深静脉血栓是肺栓塞的原因之一。

营养不良是最常见的代谢手术远期并发症，任何一种术式后都可能发生，研究报道50%接受胃旁路术的患者在术后3年均出现营养不良。代谢手术后的营养不良主要包括蛋白质、维生素等营养代谢紊乱及铁、锌、硒等微量营养素的缺乏。蛋白质缺乏可表现为消瘦、水肿、抵抗力下降。铁缺乏可出现贫血。维生素 D 和钙元素的缺乏可导致骨代谢异常，引起骨密度降低甚至骨质疏松、骨折。B 族维生素缺乏可引起神经系统并发症，如周围神经病变和脑病。这些营养素的缺乏与多种原因有关：术后进食差、可能出现肉类（高蛋白脂肪类）食物不耐受，引起摄入减少及脂溶性维生素吸收障碍。胃旁路术后胃壁细胞相对缺乏，胃酸减少会引起铁吸收障碍；手术后肠道吸收面积减少。除了营养不良，代谢手术常见的远期并发症还包括胆石症、肠梗阻、吻合口或边缘性溃疡、吻合口狭窄等。

因为代谢手术术后并发症较常见，会极大地影响手术效果，故术后管理和随访极其重要。国内外多项指南均指出，代谢手术术后需要由熟悉本领域的减重手术医生和内科医生及营养师团队对患者进行终身随访。术后管理中饮食指导是保证手术治疗效果、避免术后远期并发症、改善患者术后各种不适的至关重要的一环，其目的是形成新的饮食习惯来促进并维持糖代谢的改善，同时又能补充必需的营养，避免患者不适。主要原则是饮用足量的液体、进食足够的蛋白质、补充必需的维生素和矿物质，包括：低糖、低脂饮食；避免过度进食；缓慢进食，每餐20～30min；细嚼慢咽，避免吞咽过于坚硬或大块的食物；首先进食富含蛋白质的食物，避免高热量的食物；根据手术方式不同，有些需每日补充必需的维生素，根据指导补充矿物质；保证每日足量液体的摄入，避免碳酸饮料。为了预防营养素缺乏的情况，可进行预防性的营养素补充，并在手术后的前两年坚持每半年随诊，之后每年随诊1次，以及时调整营养素补充剂量。

随着全球肥胖及并发症发病率的快速上升，减重与代谢手术近年发展迅速，虽然存在弊端，但"两害相权取其轻"，代谢手术不仅对于肥胖、糖尿病本身具有传统内科治疗无法企及的疗效，还对多种肥胖及糖尿病的合并症、并发症如代谢综合征、睡眠呼吸暂停综合征、糖尿病肾病等具有良好的改善和缓解作用，具有重要的临床价值及治疗地位。

代谢手术毕竟是以一种异常去对抗另一种异常，临床医生需做好代谢手术术前的筛选评估和术后的管理和随访，尽量减少术后并发症的发生，让代谢手术发挥其最大的功效。

睿眼观糖

Part 10

吃的学问：吃出来的病能否吃回去

胰岛素的发现：巧合还是传奇？

品茗能减重和降低血糖？

汽车尾气、雾霾、空气污染天到糖尿病

吸烟与戒烟：糖尿病相关指标的变化令人眼花缭乱

降糖治疗可以让你看起来更年轻

地震与糖尿病

饮料与糖尿病

四季变幻与糖化血红蛋白

胰岛素制剂的发轫—郁勃—繁盛

抑郁和焦虑弥漫在糖尿病的世界里

新型降糖药为什么那么贵？

年龄是否应该成为糖尿病诊断标准的一个考虑因素？

糖尿病第六并发症：重要但未被认识

内分泌领域的又一个神药

无意插柳出磺脲 糖尿病给药方式的改进

打针不用针？胰岛素给药方式的改进

至少三千多年的慢慢长夜

夜班轮班工作相关糖代谢异常

糖尿病眼部损害：远超出你关注的视网膜病变

辟谷治疗糖尿病：不吃主食、少吃主食、间断禁食 你开的药他们服用了吗？

大国怎……

无……

年龄是……

☆ 吃还真是一门科学

"民以食为天"，饮食一直是中国人心中最重要的事情，做个不精确的简单的算术，如果每天花费在吃饭上的时间为2小时，按寿命为85年计算，我们一生有7年多的时间用于吃饭，相当于全部寿命的8%以上，这还没有包括做饭的时间，也没有包括你聚餐赴宴的"长线作战"。《小王子》中说"正因为你为你的玫瑰花费了时间，这才使你的玫瑰变得如此重要"，我们在"吃饭"这件事上花费了如此多的时间，因此"吃饭"在我们的生活中也发挥着重要的作用。对于糖尿病患者来说，饮食控制更是综合治疗中最为基础的不可缺少的一环。很多医生在处理代谢相关疾病时过分强调药物的作用而忽视生活方式改变相关的基础治疗。合理控制饮食是治疗糖尿病的先决条件，也是糖尿病治疗过程中最重要的一环，被称为糖尿病治疗的"基石"。①饮食直接影响血糖。糖尿病患者向你诉说，一时管不住嘴吃个奶油蛋糕或者喝瓶甜饮料之后，血糖立刻飙升。有的1型糖尿病患者甚至可能因为1瓶甜饮料出现糖尿病酮症。如果饮食控制不好，降糖药也不能发挥应有的疗效，最终导致血糖控制不理想，甚至出现并发症。这可能是很多患者服用多种药物后血糖仍控制不理想的原因。②饮食不控制可能导致体重增加，引起或加重超重和肥胖，而肥胖是糖尿病发生的独立危险因素，且肥胖会加重胰岛素抵抗，很多研究都证实了肥胖的糖尿病患者血糖控制较体重正常者困难，达标率更低。

睿眼观糖

饮食治疗是糖尿病的基础疗法，不论是哪种类型的糖尿病，糖尿病处于何种状态均应当坚持。研究显示，2 型糖尿病中约 15% 在患糖尿病初期给予合理的饮食运动干预即可收到良好的治疗效果，而对于长病程，血糖升高与波动明显，甚至严重的病例，也必须在饮食疗法的基础上，联合运动和药物治疗。只有饮食控制得好，口服降糖药或胰岛素才能发挥更好的疗效。否则，一味依赖所谓新药、"特效"药而忽略饮食控制，甚至有很多患者和部分医生认为多吃降糖药就可以多吃饭，想依靠降糖药来抵消摄入过多的能量和糖分，这种观念是错误而危险的。

在胰岛素出现之前饥饿疗法是"唯一有效"的糖尿病治疗方法，虽然其带来营养不良、感染等一系列问题而饱受诟病。在有众多降糖药物的今天，在基于大量研究证据的基础上，多个专业学会和相关学者制订的糖尿病患者的膳食指南或共识给临床医生和糖尿病患者提供了指导。饮食疗法通过患者的身高、体重、年龄、活动情况、基础代谢率等计算出每日需要的总热量。消瘦、特殊生理阶段的患者（如妊娠、生长发育期、疾病恢复期等）适当放宽，保证总热量。肥胖的患者严格控制总热量，以低热量低脂肪饮食为主，减轻体重。

除了总热量，还要考虑各种营养素的配比，最终设计出合理的饮食方案。饮食疗法应科学合理，不可太过与不及。既不能主观随意，也不能限制过严。在控制总热量的前提下，科学、合理地安排好饮食，达到既满足人体基本需要，又能控制总热量的目的。有医生把糖尿病膳食指南的核心归结为几句话：食物要多样，优选低升糖；吃动要平衡，体重要适宜；蔬菜不能少，水果宜适量；奶豆助控糖，常吃精力旺；吃肉选瘦肉，鱼禽蛋为好；盐油不超量，控糖限烟酒；稳糖心情好，阖家吃饭香。

爱吃的人爱生活。别让糖尿病患者认为糖尿病饮食控制是一个"酷刑"，那么饮食指导将归于失败，要让患者在合理的指导下能享受生活，这其中一个核心内容就是要让他们会吃、吃好，要让患者饮食控制好，才可以获得很多好处，并以此调动患者内在的"奖赏机制"。例如，减轻胰腺负担，帮助患者达到并保持较好的代谢控制，使血糖、尿糖和血脂达到或接近正常值，并防止或延缓心血管等并发症的发生与发展；维持健康，使成人能从事各种正常的活动，儿童能正常地生长发育；维持或到达健康体重。肥胖者减少能量摄入，可以改善患者对胰岛素的敏感性，消瘦者可使体重增加，以增强对各种传染病的抵抗力。

☆ 食物不大"同"

血糖生成指数（Glycemic Index，GI）表示 50 克某种食物中碳水化合物引起血糖上升所产生的血糖时间曲线下面积和葡萄糖所产生的血糖时间下面积之比值再乘以 100，它反映了某种食物与葡萄糖相比升高血糖的速度和能力，是反映食物引起人体血糖升高程度的指标，是人体进食后机体血糖生成的应答状况。GI 高的食物，由于进入肠道后消化快、吸收好，葡萄糖能够迅速进入血液，所以易导致高血糖的产生。GI 低的食物，由于进入肠道后停留的时间长，释放缓慢，葡萄糖进入血液后峰值较低，引起餐后血糖反应较小，需要的胰岛素也相应减少，所以避免了血糖的剧烈波动，既可以防止高血糖，也可以防止低血糖，有利于平稳控制血糖。此外，GI 低的食物非常容易产生饱腹感，同时引起较低的胰岛素水平，而胰岛素能够促进糖原、脂肪和蛋白质的合成。食用低 GI 的食物一般能够帮助身体燃烧脂肪，减少脂肪的储存，达到瘦身的作用，而高 GI 的食物恰恰相反。不过需要澄清一个误解，低升糖指数的食物并不是降糖食物，并不存在天然的降血糖食物。因为几乎所有的食物都含有热量，只要含有热量，摄入体内后就会升高血糖。低 GI 食物仅仅是升糖速度不快、力度不大，但总趋势仍是升糖，不会是降糖。不同 GI 食物的区别（表 3 ）。

表 3　不同 GI 食物的区别

不同 GI 食物	消化吸收	葡萄糖释放	葡萄糖进入血液后
低 GI 食物（GI ＜ 55）	在胃肠中停留时间长，吸收率低	缓慢	峰值低，下降速度慢
中 GI 食物（GI 55 ～ 70）		介入两者之间	
高 GI 食物（GI ＞ 70）	进入胃肠后消化快，吸收率高	快速	峰值高

不同食物的血糖生成指数并不相同，了解这种差异有利于对患者进行饮食指导。鼓励糖尿病患者选择食物时应该优先选择低中血糖生成指数的食物，结合自身喜好和营养搭配，打造健康均衡的食谱。因此，让糖尿病患者知道日常食物的 GI 非常重要。

日常食物中低 GI 食物主要集中于杂粮、蔬菜、水果、豆制品等。谷物包括全麦面、荞麦面、粉丝、黑米、粟米、藕粉等。蔬菜包括魔芋、大白菜、黄瓜、苦瓜、芹菜、茄子、青椒、海带、鸡蛋、金针菇、香菇、菠菜、番茄、豆芽、芦笋、洋葱、生菜等。豆及豆制品类包括黄豆、豆腐、豆角、绿豆、扁豆、四季豆等。水果包括西梅、苹果、梨、橙、桃、柚子、草莓、樱桃、金橘、葡萄、木瓜等。

对于爱喝饮料者，让患者知道饮料中也有低 GI 者，包括牛奶、低脂奶、脱脂奶、低脂乳酪、红茶、酸奶、无糖豆浆。糖尿病患者经常被告知要饮用免糖饮食，但生活中有时不可避免地要吃到含糖的食物，这种时候也是可以有选择的，糖类中果糖、乳糖、木糖醇、麦芽糖醇、山梨醇等血糖生成指数均不高。

除了选择低血糖生成指数的食品，还可以通过饮食搭配、烹饪方法等方式控制饮食 GI。谷类颗粒碾度越细，GI 越高，在日常饮食中需粗细搭配，不推荐粗粮"细做"，要控制粮食碾磨的精细程度。淀粉的糊化程度越高，GI 越高，在烹饪谷类时需大火煮，少加水，尽量降低其糊化程度。脂肪与蛋白质含量增加可降低胃排空率及小肠消化吸收，GI 较低，可以多选择优质蛋白食物。另外，为了考虑到自己的口味喜好和食物的丰富性，还可以使用高低搭配的方法，高 GI+ 低 GI= 中 GI。不过血糖生成指数也有其不足。GI 只能告诉食物中碳水化合物转变成葡萄糖的速率和能力，而当糖尿病患者吃的食物数量发生改变的时候，仅仅用 GI 来衡量就不够全面。

血糖负荷（Glycemic load，GL）是食品的量乘以这种食物的升糖指数，血糖负荷既考虑了食物所含碳水化合物的"质"，又兼顾食物所含碳水化合物的总量对血糖的影响，真实反映了食物的血糖应答效应。当血糖负荷在 10 以下时，可认为该食物为低血糖负荷食物；当血糖负荷在 11 ～ 19 时，该食物为中等血糖负荷食物；当血糖负荷 20 以上时，该食物为高血糖负荷食物。

升糖指数和血糖负荷可以指导医生对血糖的管理。升糖指数仅仅说明食物升糖的快慢，食物的量也是影响血糖的关键因素之一。例如，西瓜的升糖指数（GI）是 72%（0.72），为高升糖指数食物。但是如果只

睿眼观糖

吃 100g，查食物成分表得糖类含量为 6g（碳水化合物的量），且计算出 100g 西瓜的血糖负荷（GL）值等于 4.32（0.726），对于血糖的影响并不大。如果吃 500g，GL 等于 21.6（6%×0.72×500），则会对血糖产生较大影响。

在内分泌代谢病科医生中有很多人对升糖指数和血糖负荷缺乏足够的了解，诚如是，则焉能悉心指导下级医师和糖尿病教育护士？必须重视这两个指标在患者日常生活中饮食对控制血糖的极端重要性，同时也不要忘了控制食物总热量，让爱吃的人会吃。

☆ 粗细搭配，胃肠不累

营养学认为，最好的饮食是平衡膳食。平衡膳食的第一原则就要求食物要尽量多样化。多样化有两个层次，一个是类的多样化，就是要尽量吃粮食、肉类、豆类、奶类、蛋类、蔬菜、水果、油脂类等各类食物；另一个是种的多样化，就是在每一类中要尽量吃各种食物，如肉类要吃猪肉、牛肉、羊肉、鸡肉、鱼肉、兔肉、鸭肉等。粮食也如此，只吃粳米、白面是不符合平衡膳食原则的，还要吃粗杂粮，如小米、玉米、荞麦、高粱、燕麦等。杂粮通常是指水稻、小麦、玉米、大豆和薯类五大作物以外的粮豆作物，主要有：燕麦、黑麦、黑米、高粱、青稞、黄米、小米、粟米、荞麦、薏米、赤豆、芸豆、绿豆、豌豆、鹰嘴豆、蚕豆等。中医古籍《黄帝内经》记载，"五谷为养，五果为助，五畜为益，五菜为充"。粗粮含有丰富的营养素：燕麦富含蛋白质；小米富含色氨酸、胡萝卜素；豆类富含优质蛋白；高粱富含脂肪酸及丰富的铁；薯类含胡萝卜素和维生素 C。

另外，粗杂粮富含铁、镁、锌、硒等微量元素。随着升糖指数这个概念为人们所知晓，作为低升糖指数的杂粮也获得了糖尿病患者及营养学家的喜爱。杂粮较细粮升糖指数低，餐后血糖升高慢，降低血糖峰值；杂粮富含膳食纤维，饱腹感强，可减少易饥感，这些都有助于糖尿病患者的血糖控制。凡事"过犹不及"。随着杂粮热度的升高，追逐杂粮的群体日益庞大。一些糖尿病患者，甚至部分医务工作者也走入了误区：尽可能多吃甚至全吃杂粮。

首先，杂粮的营养价值没有真正的科学宣传，以至于使大家认为"粗杂粮的营养价值比细粮要高得多"，但实际上每一种谷物的营养都各有特点，不同品种的粮食，营养价值也不尽相同。因此，最重要的不是粗杂粮比细粮好多少，而是不要偏废一种甚至只吃一种，要保证主食的多样化。在保证主食多样化的前提下，可以有意识地适度选择粗杂粮。

其次，杂粮有其优势，也有其缺点。粗杂粮加工粗糙，因此维生素和微量元素含量较细粮高，但也因为其加工粗糙，谷皮去除较少，因此不易消化，加重了消化道负担。虽然粗杂粮含有微量元素高，但其含有较多的植酸和膳食纤维，因此过多摄入粗杂粮会影响钙、铁、锌等矿物质的消化吸收。另外，对于饮食我们不仅需要考虑营养价值，还要考虑口感，毕竟吃饭是一辈子的大事，让患者爱吃、想吃，在享受美味的同时协助血糖控制，长期坚持才有意义，而粗米、粗面在口感上不如精白米、面，不能完全替代细粮。

充分认识杂粮的优势及缺点，才能够合理地指导患者利用膳食改进合理控糖。那么，我们应该如何指导患者食用杂粮呢？首先，杂粮不能无限制地多吃。杂粮虽然升糖指数低，但它也是粮食，含有的碳水化合物与细粮比较含量略低，如果不加以限制，会导致总热量的摄入超过需要，对血糖控制不利。其次，粗粮含有的膳食纤维确实具有辅助降血糖、降血脂及通便等功效。但膳食纤维难消化，如果只吃粗粮，就会增加胃肠道的负担，还会影响微量营养素的吸收，长此下去会造成营养不良。对于胃肠功能较差的，特别是一些体弱的老年人或儿童，都不适合食用过多的杂粮。

那摄入多少杂粮合适呢？营养专家建议糖尿病患者遵循粗细搭配的大原则，在总热量范围内计算好主食量。2016年中国居民膳食指南推荐：每天摄入全谷物和杂豆类 50 ～ 150g，薯类 50 ～ 100g，粗杂粮占全部主食的 1/3 ～ 1/4。一日三餐至少有一餐是全谷薯类，或者每餐都增加一部分杂粮杂豆煮杂粮饭、杂粮粥，都是不错的选择。

"粗细搭配，胃肠不累"。在平衡膳食的基础上，糖尿病患者适度增加杂粮的摄入，让均衡的膳食为血糖控制保驾护航。

☆ "果" 能降低糖尿病及糖尿病并发症风险？

吃水果能降低糖尿病及糖尿病并发症的风险？很多内分泌代谢科医生感觉答案是否定的，或至少是难以回答的。患者及家属最常询问的问题是能否吃水果？可以吃什么种类的水果？可以吃多少水果？

水果含有丰富的维生素、矿物质、膳食纤维及碳水化合物等多种营养素，是膳食平衡中重要的一环，直接放弃这一大类食物，从营养的角度看实在可惜。水果中的碳水化合物以果糖为主，果糖的代谢不依赖胰岛素，而且水果所含的膳食纤维在一定程度上还能够延缓血糖的吸收。

食用新鲜水果可能对糖尿病患者有好处。从 2004 年 6 月至 2008 年 7 月，中国慢性病前瞻性研究项目，从中国十个不同的地区招募了一共 50 万名成年人，研究摄入新鲜水果对糖尿病及糖尿病致死风险和主要血管并发症的影响。该研究显示，仅 18.8% 参与者每天有摄入新鲜水果的习惯，而 6.4% 从不或很少吃新鲜水果，这种情况在糖尿病患者中更为常见，达 19%，而非糖尿病患者中不吃新鲜水果的比例只有大概 1/3。与不吃水果的人相比，每天多吃水果使糖尿病发病风险降低 12%，并存在明显的剂量相关性。对于已患糖尿病的人群，多吃水果可降低 17% 全因病死率，糖尿病微血管病变（如糖尿病肾病、糖尿病眼病、糖尿病足病等）风险降低 28%，大血管并发症（如中风、缺血性心脏病等）风险降低 13%。相似的结果也出现在糖尿病筛查诊断的个体中，每天摄入水果者在 5 年中绝对风险比显著低于不摄入水果的人。中国香港的一项研究显示，2 型糖尿病患者摄入水果越多，颈动脉内中膜厚度越低，颈动脉斑块的发生率越低。

基于此，糖尿病患者是可以适量吃水果的。但是，吃什么，如何吃，还是有些讲究。

首先需要告诉糖尿病患者，并不是所有的糖尿病患者都能吃甜的水果，只有病情稳定、血糖基本控制的患者才可以吃，血糖稳定的患者可以在营养师的指导下选用含糖量低、味道酸甜的水果。对于一些血糖高、病情不稳定的糖尿病患者只能选用含糖量在 5% 以下的蔬菜、水果，像草莓、番茄、黄瓜等。

不同品种的水果含糖量不同，对血糖的影响也不同，应该尽量选

睿眼观糖

择含糖量低、对血糖影响小的品种。根据含糖的多少，营养学家推荐糖尿病患者选用每100g中含糖量少于10g的水果，包括西瓜、橙子、柚子、柠檬、桃子、李子、杏、枇杷、菠萝、草莓、樱桃等。慎重选用每100g中含糖量为11~20g的水果，包括香蕉、石榴、甜瓜、橘子、苹果、梨、荔枝、芒果等。不宜选用每100g中含糖量高于20g的水果，包括红枣、红果，特别是干枣、蜜枣、柿饼、葡萄干、杏干、桂圆等干果及果脯。含糖量特别高的新鲜水果，如红富士苹果、柿子、梨、哈密瓜、玫瑰香葡萄、冬枣、黄桃等也不宜食用。

除了含糖量，还要考虑到升糖指数，这两者并不完全平行。例如西瓜水分多、能量少、含糖量少，但升糖指数却高，所以需要限量食用，建议切成小块，全天最多吃一小碗（分次食用，两餐之间食用），还需要注意，水果对血糖的影响有个体差异，所以，最准确的方法是通过测血糖来判断某种水果对自己血糖的影响。如果吃了某种水果，血糖上升得很快，下次就不应再吃这种水果，或减量食用。另外、番茄、黄瓜等蔬菜既含有丰富的维生素、纤维素和无机盐，又美味多汁，同时含糖量又少，也可以作为水果来食用。来自美国哈佛大学的一项研究通过美国成年人三项前瞻性纵向队列研究的数据分析，从科学的角度告诉糖尿病患者应选择哪些水果。该研究在为期3 464 641人年的随访中发现，12 198名参与者患了2型糖尿病。每周三份整果摄入导致2型糖尿病总风险比为0.98（95%CI：0.96~0.99），提示糖尿病发生的风险下降2%。通过单果摄入量的相互调整发现，不同单果与2型糖尿病风险的相关性差别很大。其中蓝莓、葡萄和葡萄干、西梅、苹果、梨子、香蕉、西柚均能降低2型糖尿病患病率，桃子、李子、杏、橙子对2型糖尿病发病率影响不大，而草莓和哈密瓜可以增加 2 型糖尿病的发病率。将单果替换为等量的果汁，发现其导致 2 型糖尿病总风险比为 1.08（95%CI：1.05 ~ 1.11），糖尿病的风险增加 8%。这里水果的升糖指数 / 血糖负荷值差异无法解释特定水果与 2 型糖尿病患病风险的相关性，并提示在减少糖尿病发生这个方面，直接吃水果比喝果汁更好。除了水果的种类，吃水果的量也应注意。糖尿病患者吃水果不能贪多，每天以 100 ~ 200g 为宜，而且应该分次食用。比如，上午吃 100g，下午吃 100g。吃水果的同时应该将主食减量。如果每天吃新鲜水果的量达到 200 ~ 250g，就要从全天的主食中减掉 25g（半两），以免全天总能量超标。另外，最好不要摄入过熟的水果。

糖尿病患者吃水果的时机也很重要。在两餐之间，饥饿时或者体力活动之后吃水果，作为能量的补充，还可以避免自此时血糖的逐渐下降和随后可能的低血糖。通常可选在上午 9 点半左右，下午 3 点半左右，或者晚饭后 1 小时或睡前 1 小时。不提倡餐前或饭后立即吃水果，避免一次性摄入过多的碳水化合物，致使餐后血糖过高，加重胰腺的负担。

走进糖尿病的"大门"，并不意味着彻底告别水果。掌握好合理进食水果的方法，糖尿病患者依然可以享受水果的美味。

☆ 餐具很重要：换一个盘子试试

不知不觉又吃撑了？或许不是你的控制力差，近来研究使人们发现了新的"背锅侠"——盛放食物的盘子大小。

大家基本都是凭借"饱腹感"来判断自己是否吃饱。但事实上，这份感觉并不一定靠谱。美国康奈尔大学教授 Dr. Brian Wansink 及他所领导的康奈尔大学食物与品牌实验室（Cornell University Food and Brand Lab）的研究人员探索了一系列影响人们摄取食物总量的外部因素。他们发现，人们会依赖外部环境来决定自己是否还需要继续进食，例如人们常常通过自己是否吃掉盘子里面所有的食物来证明自己完成了进餐的任务。

先解释一个名词"德勃夫大小错觉（The Delboeuf Illusion）"。在这组图片中，中间的黑色圆圈的面积是一样的，但是由于人们的大脑将其与外部的白色圆圈做了对比，因此产生了错觉：外部的白色圆圈越大，黑色圆圈看起来就越小（图 2）。

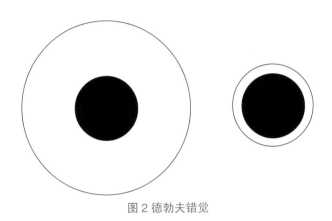

图 2 德勃夫错觉

在一项研究中，Dr. Brian Wansink 将德勃夫错觉图例中的白色圆圈换成了盛放食物的盘子，而黑色圆圈则代表食物，检验人们在判断食物分量时是否也会产生"德勃夫错觉"。可想而知，使用越大的盘子会使得其中的食物的分量看起来越小，而使用相对小尺寸的盘子会使得同样分量的食物看起来分量多很多。

Wansink 在瘦身训练营进行的一项进食实验中发现，使用大碗的学员比使用小碗的学员多食用 16% 的麦片。尽管使用大碗的学员吃掉了更多的麦片，他们仍然觉得自己食用的麦片要比使用小碗的学员少了 7%。这项研究表明，使用大号的餐具不仅会让人们不知不觉多进食，并且还会给人们造成一种进食不足的错觉。要消除这种错觉的影响，可以从改变餐具的大小开始。为了保持饮食均衡，Wansink 建议将蔬菜、水果等健康的食物放在大盘子里，这样有利于人们摄取更多新鲜的蔬菜和水果，而相对不太健康的食物，不妨使用小一号的餐具来盛。不过，Wansink 的另一项研究表明，无论使用多大的餐盘，人们都倾向于将盘中约 92% 的食物送进到自己的胃里。因此，要避免吃得太多，还得人们事先对盘子的大小做到心中有数。

有研究者得出不同结论，认为盘子大小对于摄食量和能量摄入并无明显影响。2014 年的一项包含 9 个实验研究的 Meta 分析显示，大部分研究结果均提示盘子大小对摄食量无明显影响。综合所有数据可见，更大的盘子令人们摄食更多，但整体影响较小，且研究异质性较大，该 Meta 分析认为，就目前证据来说，推荐通过使用小盘子来限制能量摄入为时过早。

另有一项美国研究进一步讨论不同盘子大小对正常体重和超重或肥胖女性能量摄入的影响。该研究亦得到阴性结果：盘子大小对正常体重和超重或肥胖女性能量摄入无明显影响。这些研究结论不一致的原因可能包括：①食物脂肪含量不同：进食高脂肪含量食物时，盘子大小对能量摄入的影响更大。②是否与同伴共同进餐：研究结果显示多数情况下与同伴共同进食比独自进食的摄食量要大。③"德勃夫大小错觉"主要为圆形引起的错觉，当食物非圆形或圆形排列时，可能有不同的结果。④是否限制取食物的次数：研究显示，在不限制取餐次数时，使用小盘子的人往往会多次取餐。⑤进餐环境：在实验室环境时，受试者对自己的食物选择和饮食习惯关注度增加，这可能会降低盘子大小对摄食量的影响。⑥食物是否符合自己的口味。

除了盘子的大小，盘子的颜色也可能影响食物摄入。在纽约州北部的一次大学联谊活动中，Wansink 探究了盘子颜色与食物颜色的色差如何影响人们对食物分量的判断。60 位食客被分为两组，他们需要在番茄味（红色）和芝士味（白色）的意大利面中选择一种，而盛面用的盘子也有红色和白色两种，食客被随机地分配到使用红色或者白色盘子的小组中。实验的结果显示：与所持餐盘的颜色与食物的颜色色差很大（比如红盘子装芝士味的意大利面）的参与者相比，那些所持餐盘的颜色与盘中食物的颜色色差很小的参与者食用了更多的意大利面，超出的分量达到 22%～32%。更有意思的是，研究者还发现，降低餐具与其背景布置（餐布等）的颜色对比度，能够降低多至 10% 的食物摄取总量。另有研究显示，盘子边缘宽且有颜色可以使人们产生错觉，高估食物的分量。

看了这些奇妙的研究之后，糖尿病患者或许控制饮食就要从改变餐具开始，如果饮食控制屡次失败，可以尝试换一个盘子。

☆ 过午不食？一天到底应吃几顿饭

前面讨论了如何选择合适的食物、食物的量和如何搭配，那么新的问题又来了，糖尿病患者应该一天吃几顿饭呢？有人说糖尿病患者应该规律饮食，那么一天就要吃三顿饭，并且相对严格地按时吃。有人说为了更好地控制血糖，应该少量多餐。还有人说，为了减重、控制热量，每天应只吃两顿饭，晚饭不能吃，古人就是"过午不食"，所以糖尿病才这么少。关于这个问题，也有相关学者进行了科学研究。

2014 年捷克的一项研究给予 54 例口服降糖药的 2 型糖尿病患者不同的饮食模式，观察不同饮食模式对血糖、体重和胰岛素的影响。这些患者每天分别吃 2 顿饭或 6 顿饭，均为低能量饮食，且宏观营养素含量相同。每天两餐者为早饭和午饭，分量较大，每天六餐者包括早、中、晚三顿主餐，以及主餐间及睡前的三次加餐。干预 12 周后，研究者发现，在总热量相同的前提下，每天吃两顿主餐的人体重、空腹血糖、空腹 C 肽和胰高血糖素、肝脏脂肪含量下降更明显，胰岛素敏感性增加。

吃两顿主餐比六顿较小分量饮食体重下降更明显的可能机制仍不明确。可能的原因包括：当每顿饭分量更大时，静息代谢率会有轻度的提高；间断断食影响某些神经源性因子的释放；较晚进食影响饥饿感和食欲的昼夜节律。另外，由于进餐时间的变换，影响食欲的因子（如 leptin 和 ghrelin）的分泌会发生改变。这些都会影响体重和胰岛素分泌。一些动物实验的结果也提示间断禁食可以引起体重减轻，可以降低糖尿病的发生率。

另外，日常饮食不像临床研究中可以严格控制总体能量摄入，在日常生活中，我们一般不能很好地控制全天热量，每天进食次数多往往会导致摄入总能量增加，2007 年国外一项关于饮食模式与 BMI 的研究发现，不论在年轻人还是老年人中，每天吃三顿饭以上更容易超重或肥胖。

睿眼观糖

另一些研究得到不同的结论。一项研究比较每天吃 3 顿主餐与每天吃 17 次零食（snacks）对于血糖、血脂的影响。该研究发现，每天吃 17 次零食可以更有效降低空腹总胆固醇和低密度脂蛋白，并且可以改善胰岛素敏感性，但对血糖水平无明显影响。另一项研究比较每天吃 3 餐和每天吃 9 餐的情况，两组人每天摄入总能量相同，发现 4 周后两组的血糖、血胰岛素、血脂水平无明显差别。

目前关于饮食模式与血糖控制的研究仍较少，现有研究多有局限，如干预时间短、样本量小等，仍需更多长时间、大样本的临床对照研究，为选择更好的饮食模式提供依据。

☆ 辟谷治疗糖尿病：不吃主食、少吃主食、间断禁食

糖尿病的治疗除了降糖药物控制之外，生活方式干预极为重要，合理膳食是生活方式干预的重要一环，因此，饮食治疗成为人们所关注的一个有效措施。导致 2 型糖尿病胰岛素抵抗的一个重要原因是由于肥胖，"一口吃不成一个胖子，但胖子确实是一口一口吃出来的"。在排除了下丘脑性肥胖、皮质醇增多症导致的肥胖、甲状腺功能减退性肥胖、性腺功能减退性肥胖、药物性肥胖等因素之后，吃确实是导致肥胖的主要原因，所以，肥胖、胰岛素抵抗、2 型糖尿病也是"病从口入"。对于大多数肥胖患者或糖尿病合并肥胖者来说，如果欲减轻体重，或使餐后血糖控制得更好，减少食物摄入比增加运动量更易达到能量负平衡，很多糖尿病患者为了少吃药或为了不进行严格的饮食干预而日行数万步或每天运动数小时，

殊不知过度的运动有可能损伤关节，带来运动伤害，有可能严重影响生活质量。

因此，以降低总热卡为目标的低热卡或极低热卡膳食干预被视为是减轻体重、改善胰岛素抵抗的基础治疗。有人提出少吃主食、不吃主食，甚至所谓"辟谷"疗法有助于糖尿病患者控制血糖，且能延长患者预期寿命。那么各种饮食方案，甚至"辟谷"疗法是否有理可循呢？在讨论饮食方案之前，先明确与肥胖和饮食相关的一些概念。

- **体质指数（body mass index，BMI）**

用于判断人体超重／肥胖与否和程度的一个重要指标，计算公式为体重／身高^2（kg/m^2）。目前中国成人 BMI 的切点为：$18.5\text{kg/m}^2 \leqslant \text{BMI} < 24\text{kg/m}^2$ 为正常体重范围，$24\text{kg/m}^2 \leqslant \text{BMI} < 28\text{kg/m}^2$ 为超重，$\text{BMI} \geqslant 28\text{kg/m}^2$ 为肥胖。

- **超重和肥胖**

肥胖是由于体内脂肪的体积和（或）脂肪细胞数量的增加导致的体重增加，或体脂占体重的百分比异常增高，并在某些局部过多沉积脂肪，通常用 BMI 进行判定。在一些情况下也可酌情采纳 WHO、ADA 等组织推荐的诊断指标，如腰围、腰臀比等。超重（overweight）是介于正常和肥胖间的身体状态。

- **限能量平衡膳食（calorie-restricted diet，CRD）**

在限制能量摄入的同时保证基本营养需求的膳食模式，其宏量营养素的供能比例应符合平衡膳食的要求。

- **低能量（热量）膳食**

在满足蛋白质、维生素、矿物质、膳食纤维和水这五大营养素的基础上，适量减少脂肪和碳水化合物的摄取，将正常自由进食的能量减去 30% ～ 50% 的膳食模式。通常需要在医生监督下进行。一般研究中膳食干预方案中开展采用较多的是低热量饮食 3349 ～ 6279kJ/d（797.38 ～ 1495kcal/d）。

● **极低能量膳食**

通常指每日只摄入 1680 ～ 3360kJ/d（400 ～ 800kcal）能量，主要来自于蛋白质，而脂肪和碳水化合物的摄入受到严格限制。机体处于饥饿状态，因其能引起体重减少、痛风发生风险增加及电解质平衡紊乱等不良反应并不作推荐。该方法必须在医生严格指导下进行，预防并发症的发生。

● **低碳水化合物膳食**

进行研究所设定的低碳水化合物饮食为 14% 碳水化合物、58% 脂肪、28% 蛋白质。

● **高蛋白质膳食**

高蛋白质膳食是一类每日蛋白质摄入量超过每日总能量的 20% 或 1.5g 蛋白质 /（kg·d），但一般不超过每日总能量的 30% 或 2.0g 蛋白质 /（kg·d）的膳食模式。

● **轻断食模式**

轻断食模式也称间歇式断食，一类采用 5+2 模式，即 1 周中 5 天相对正常进食，其他 2 天（非连续）则摄取平常的 1/4 能量（女性 500kcal/d，男性 600kcal/d）的膳食模式。

● **"辟谷"**

中国古代"养生术"之一，指不食五谷杂粮，通过吸收自然精华之气而达到养生的目的。起于先秦，盛行于唐朝，目前在中国南方部分地区、日本乃至西方国家仍有人通过辟谷期望达到养生的目的。传统的辟谷主要分为服气辟谷与服药辟谷两类。

吃的学问：吃出来的病能否吃回去

服气辟谷，宣扬禁食，认为人体可以调节气息的方式肃清肠道内毒素，起到养生、延年益寿的作用。服药辟谷，指在少吃甚至不吃主食的同时，摄入一定量的辅食及药物对机体进行调节，其并不是严格意义上的禁食，而是限制热量的摄入。

美国 ADA 及中国 CDS 等多个专业学会组织推荐糖尿病患者的饮食方案为高碳水化合物饮食，即糖尿病患者的饮食中碳水化合物的比例要占到 45%～60%（一般推荐比例为 50%～55%）。有证据显示，这是糖尿病患者维持正常体重、维持正常身体成分比例、帮助有效降糖的饮食方案，一致被糖尿病医生、营养师所推荐。

近年来，有学者提出，糖尿病患者行低碳水化合物饮食，可有效降低血糖、血脂、体质量。碳水化合物是糖的主要来源，限制碳水化合物摄入可降低餐后高血糖，改善胰岛素抵抗，减少并发症的发生。Stern 等研究发现，与对照组相比，低碳水化合物饮食（Low-Carbohydrate Diets，LCD，能量比 < 45%）组空腹血糖可下降 1.17mmol/L。同时，对碳水化合物的限制程度与血糖下降程度呈负相关（$r=-0.85$，$P < 0.01$），即随碳水化合物摄入的减少，血糖得到更好的控制。有人通过 Meta 分析得出，与高碳水化合物饮食（Highcarbohydrate Diet，HCD，能量比 45%～60%）相比，低碳水化合物饮食更有利于 2 型糖尿病患者的血糖控制。与高碳水化合物饮食相比，低碳水化合物饮食组 HbA1c 水平在干预短期内降低 $OR=-0.34$，$95\%CI$：（-0.63，-0.06）。但目前低碳水化合物饮食对 HbA1c 的影响尚存在争议，结论并不一致。有学者研究发现，低碳水化合物饮食在短期内（3 个月或 6 个月内）可能影响 HbA1c，但其长期（> 12 个月）影响与高碳水化合物饮食相比无统计学差异。这可能与长期低碳水化合物饮食

睿眼观糖

患者依从性差，并不能真正实现碳水化合物的低比例，导致实际碳水化合物摄入超标有关。

　　Tay 等人发现，与高碳水化合物饮食相比，低碳水化合物饮食（14% 碳水化合物、58% 脂肪、28% 蛋白质）组糖尿病患者血糖波动幅度较小，可减少血糖波动对心血管及微血管的损伤，延缓糖尿病并发症的发生，并且使患者对降糖药物需求降低。日本的一项前瞻性研究纳入 27 799 名男性和 36 875 名女性，受试者均无糖尿病病史，定期进行饮食问卷，根据碳水化合物、脂肪、蛋白质的摄入量进行低碳水化合物饮食评分。5 年随访后，受试者中出现 1191 例新诊断 2 型糖尿病，其中低碳水化合物、高蛋白质和脂肪型饮食可降低女性患 2 型糖尿病的风险（低碳水化合物评分最上 1/4 与最下 1/4 者患 2 型糖尿病的 OR=0.63，95%CI：0.46 ~ 0.84）。低碳水化合物饮食可通过减少糖的摄入，降低高血糖，同时可抑制胰岛素的释放，从而减少血糖波动。碳水化合物的摄入量及种类均是导致餐后血糖升高主要的因素，食物的升糖指数亦可影响血糖变化。Sheard 等指出，低升糖指数饮食可有效降低空腹及餐后高血糖，且有 Meta 分析指出，与高升糖指数饮食相比，低升糖指数饮食可使 HbA1c 下降 0.4%，使血糖得到更好控制。

　　另外，有学者提出低碳水化合物饮食可增强胰岛素在外周的作用。糖原是碳水化合物在肌肉和肝脏的储存形式。研究发现，葡萄糖向细胞内转运与肌糖原含量呈负相关，运动后肌糖源耗竭可通过上调骨骼肌细胞中的葡萄糖转运蛋白 4（GLUT4）的表达，促进胰岛素介导的葡萄糖向细胞内转运，合成新的肌糖原储存于肌肉组织中。低碳水化合物饮食可抑制糖原的生成，产生持久的促进胰岛素介导的葡萄糖向细胞内转运，从而降低血糖。

饮食控制直接关系着糖尿病病情发展，合理饮食有助于延缓糖尿病相关并发症的发生，改善患者生活质量，然而并不是所有人都适用LCD。中国居民主食以淀粉、谷类为主，主食中的碳水化合物是葡萄糖的主要来源。碳水化合物摄入过少可导致体内葡萄糖来源缺乏，导致低血糖的发生。饥饿时，体内的糖原逐渐被耗竭，人体不得不通过分解脂肪等其他物质来为机体供能。脂肪分解可产生大量酸性代谢产物，可导致体内酸碱失衡，继而可能产生酮症酸中毒等不良后果。葡萄糖是脑组织的主要供能物质，且脑内储存的葡萄糖较少，需要依赖血液中的葡萄糖浓度，碳水化合物摄入过少导致低血糖发生时可引起脑细胞能量代谢异常，导致注意力不集中、认知障碍、记忆力下降、情绪异常，甚至导致不可逆的脑损伤。

此外，LCD 的主要能量从碳水化合物切换为蛋白质和脂肪，蛋白质代谢加强，产生的尿素增加，给肝脏和肾脏带来负担；脂肪不能彻底分解，而是产生酮酸，需要及时排除，更会增加肾脏的负担。因此，肝肾功能不全及代谢能力较差的人不适合采用这种饮食。碳水化合物还可刺激胰岛素的释放，长期低碳水化合物饮食可抑制胰岛素的释放，导致胰岛功能障碍，反而加重糖尿病的发生发展。

轻断食模式也称间歇式断食 5∶2 模式，即 1 周内 5 天正常进食，其他 2 天（非连续）则摄取平常 1/4 能量（女性约 500kcal/d，男性约 600kcal/d）的饮食模式。Anson 等人通过动物实验发现，在总热量摄入不变时，间断性禁食大鼠体质量较对照组明显改变，并可改善大鼠胰岛素抵抗。大鼠空腹血糖较对照组降低（100mg/dl *vs.* 150mg/dl，$P < 0.05$），其空腹胰岛素水平亦较前降低（700 ～ 1100pg/ml *vs.* 3400pg/ml）。

Vertes 对 519 例门诊患者进行断食治疗，78% 的患者体重下降超过 18.2kg，总体减重为每周 1.5kg，女性平均每周减重 1.3kg，男性每周减重 2.1kg，大多数均能接受该方案而无任何严重不良反应。一项基于 16 例肥胖患者的研究显示，在隔日断食法干预 8 周后，患者体重平均下降（5.6±1.0）kg，腰围平均缩小 4.0cm，体脂含量从原来的（45±2）% 降到（42±2）%，收缩压由（124±5）mmHg（1mmHg= 0.133kPa）降到（116±3）mmHg，总胆固醇、低密度脂蛋白胆固醇和三酰甘油浓度也分别下降（21±4）%、（25±10）% 和（32±6）%，而高密度脂蛋白胆固醇水平无变化。

Johnson 的研究也发现，在隔日断食法干预 8 周后，肥胖患者的 BMI 较基线值下降 8%，而低密度脂蛋白胆固醇和三酰甘油分别下降 10% 和 40%。2013 年发表的一项基于 115 例肥胖女性的研究显示，干预 3 个月后，两日断食法的肥胖患者体重平均下降 4kg，而传统能量限制的肥胖患者体重平均下降 2.4kg，且前者胰岛素抵抗改善更明显。

2014 年一项关于 2 型糖尿病预防的 Meta 分析发现轻断食可有效减重及预防 2 型糖尿病，对超重和肥胖患者的血糖、胰岛素及低密度脂蛋白胆固醇、高密度脂蛋白胆固醇等代谢标记物均有改善。Halberg 等研究发现，体质量正常的男性 2 型糖尿病患者行隔日禁食 20 小时治疗，2 周后体质量较前无统计学差异，胰岛素敏感性明显增加。

间断性禁食对患者来说也是一种应激，可反馈性增强细胞的抗应激的能力，从而减轻糖脂代谢紊乱对细胞的损害。研究表明，间断性禁食可降低糖尿病模型 SD 大鼠的尿素及肌酐水平，可改善其糖尿病肾病。因此，现有的实验数据表明，间断性禁食可有效预防和延缓糖尿病的发生发展，减少并发症的发生。

目前，膳食干预方案中开展较多的是低热量饮食（3349～6279kJ/d），而极低热量饮食（＜3349kJ/d）由于存在一定的节食相关并发症，如低血钾、脱水、胆结石等风险难以在家中执行实施，需要在医疗监护下进行，所以目前中国对于极低热量饮食在单纯性肥胖症患者中的临床研究较少，更没有"辟谷"治疗糖尿病的研究数据和饮食推荐。

《中国居民膳食指南（2016）》指出平衡膳食是实现合理饮食、均衡营养的根本途径。对于一般人群建议平均每天摄入12种以上食物，每周25种以上。谷类为主是平衡膳食模式的重要特征，膳食中碳水化合物提供的能量应占总能量的50%以上。吃动平衡，注意控制体重；少盐少油，控糖限酒；多吃蔬果、奶类、大豆；适量吃鱼、禽、蛋、瘦肉。

中国营养学会第13届全国营养科学大会暨全球华人营养科学家大会上正式发布了《中国糖尿病膳食指南（2017）》，对于糖尿病患者这一特殊人群，指南中同样提出食物多样，首选升糖指数低的食物，主食定量，粗细搭配，全谷物、杂豆类占1/3，适量进食蔬菜、水果、鱼、肉、蛋类食物。

美国ADA指南推荐所有的1型糖尿病和2型糖尿病患者接受由注册营养师制订的个体化的医学营养治疗，目前在中国较难实现。作为医生，我们要做的就是根据患者病情，为患者制订个体化饮食方案，指导患者合理饮食，吃动平衡，在保证供能的前提下帮助患者平稳降糖，减少或延缓并发症的发生，改善患者生活质量。

Part 11

糖尿病与生活方式

胰岛素的发现：巧合还是传奇？

吸烟与戒烟：糖尿病相关指标的变化令人眼花缭乱

汽车尾气、雾霾、空气污染天到糖尿病

品茗能减重和降低血糖？

饮料与糖尿病

降糖治疗可以让你看起来更年轻

地震与糖尿病

四季变幻与糖化血红蛋白

胰岛素制剂的发轫—郁勃—繁盛

新型降糖药为什么那么贵？

抑郁和焦虑弥漫在糖尿病的世界里

内分泌领域的又一个神药

年龄是否应该成为糖尿病诊断标准的一个考虑因素？

糖尿病第六并发症：重要但未被认识

夜班轮班工作相关糖代谢异常

糖尿病眼部损害：远超出你关注的视网膜病变

至少三千多年的慢慢长夜

无意插柳出磺脲

打针不用针？胰岛素给药方式的改进

辟谷治疗糖尿病：不吃主食、少吃主食、间断禁食 你开的药他们服用了吗？

☆ 品茗能减重和降低血糖？

茶可能最早起源于中国，据考证中国西南地区有可能是世界上茶树最早的种植地区，虽然有其他国家也宣称他们最早开始种茶和喝茶。中国自古以来都是饮茶大国，中国最早的出口货物中就包括茶叶。在欧洲，曾经只有贵族才能享用茶叶，因为茶叶太珍贵，欧洲贵族喜欢用各种配料来与茶叶搭配饮用，例如牛奶、盐和各种香料，对于中国人来说，可能不管视觉还是味觉，都不会喜欢这种搭配带来的重口味。

中国人爱好饮茶，以至于将泡茶的过程都变成了一门艺术，茶道虽然被东邻日本学去并抢先申遗，但不可否认的是茶道终归是起源于中国。早在一千多年前，唐朝的陆羽就写了一本《茶经》，详细地记载了各种茶的种植方法、口味特色、冲泡方法，他也被后人称作"茶圣"。中国的古籍中也经常会描写到古人日常饮茶的情况。四大名著中之一《红楼梦》里第四十一回"栊翠庵茶品梅花雪"就是经典的谈品茶的段落，其中妙玉用落在梅花上的积雪化成的水泡茶，还为宝、黛、钗三人挑了不同的茶器，并且提出了"饮茶三杯论"："一杯为品，二杯即是解渴的蠢物，三杯便是饮牛饮骡了"。

中国茶类的划分有多种方法，根据制作方法和茶多酚氧化（发酵）程度的不同，可分为六大类：绿茶（不发酵）、黄茶（微发酵）、白茶（轻发酵）、青茶或乌龙茶（半发酵）、红茶（全发酵）、黑茶（后发酵）。外观由绿向黄绿、黄、青褐、黑色渐变，茶汤也由绿向黄绿、黄、青褐、红褐色渐变。除了这六大类，还有以茶为基础，辅以药物或香花制成的药茶和花茶，花茶又以茉莉花茶最为常见。

对于饮茶，每个中国人，即使田间老汉、村头老妪，可能都会多少知道一些，但饮茶对糖尿病可能有好处，就鲜为人知了。茶是一种含有多种成分的功能性植物，其最主要的功能成分就是茶多酚和茶多糖，其中关于茶多酚的研究更为多见。茶多酚是一类含多酚羟基的物质，具有抗氧化作用，其中最重要的是儿茶素，占茶多酚的 60% ~ 80%。很多动物实验发现，茶多酚可改善糖耐量、降低空腹和餐后血糖、保护胰岛细胞功能、促进胰岛素分泌。陈刚等用茶多酚干预代谢综合征大鼠 16 周，干预后大鼠的三酰甘油、胆固醇、低密度脂蛋白胆固醇、空腹血糖、游离脂肪酸水平均较对照组明显下降，干预组的胰岛素抵抗指数、过氧化物酶体增殖剂激活受体 - γ（PPAR- γ）、脂联素、磷脂酰肌醇 3 激酶（PI3K）、蛋白激酶 B（PKB）的 mRNA 及蛋白表达水平均较对照组上调，肿瘤坏死因子 - α（TNF- α）表达下降，茶多酚可能通过调节上述细胞因子影响糖脂代谢。该课题组进一步研究，认为茶多酚改善代谢综合征大鼠糖脂代谢、减轻胰岛素抵抗的作用机制可能是茶多酚上调 PPAR- γ，进而影响其下游基因 *IRS-1*、*IRS-2*、*PI3K*、*PKB*、*GLUT-4* 的表达。此外，该课题组还发现茶多酚可以抑制 TNF- α、干扰素 γ、IL-1 β 等炎性因子的产生，保护胰岛细胞功能。茶多酚对于预防和减轻糖尿病并发症有好处，可以降脂减重、减缓糖尿病微血管病变。

有研究认为，每天喝三杯绿茶可以降低糖尿病高血压患者的血压。研究显示，茶多糖也有跟茶多酚相似的作用，单独予茶多糖或茶多糖与茶多酚同时使用，均可以降低糖尿病鼠的血糖。目前，对于茶降血糖的研究主要集中在绿茶、乌龙茶和黑茶，其中绿茶的研究更多，因为在无发酵或轻发酵的茶中茶多酚的含量更高，黑茶为发酵后的茶，其茶多酚的含量远远低于绿茶。关于绿茶的降血糖作用早在《本草纲目》中记载，中国和日本民间都有用绿茶治疗糖尿病的偏方。乌龙茶的降糖作用也在动物试验中被证实，有研究认为乌龙茶的降糖效果与绿茶相似。黑茶虽然含茶多酚较少，但其含有大量发酵后产物，亦有降低血糖的作用。

很多研究都证实茶有降糖作用，但仍存在很多问题，如目前研究大部分为动物试验，缺乏临床试验的证据（一项临床试验予受试者每日饮绿茶 3 杯，持续 14 周，但最终空腹血糖和 HbA1c 并无明显改变，可能由于干预时间不够长）；动物试验中，多使用茶多酚和茶多糖的提取物，直接饮用茶水生物利用度低，欲达到降糖效果需要摄入大量茶多酚，而过多的儿茶素可引起细胞凋亡，但茶可能具有降低血糖的作用，但机制仍不明确。不过问题归问题，科学创新是一个解决问题的过程。期待有一天，糖尿病患者可以一边喝着喜欢的茶，一边把血糖控制好。

☆ 面对美酒，喝还是不喝？

"人生得意须尽欢，莫使金樽空对月"，"岑夫子，丹丘生，将进酒，杯莫停"，"酒酣胸胆尚开张，鬓微霜，又何妨"，酒中有诗人的豪迈。"葡萄美酒夜光杯，欲饮琵琶马上催"，"劝君更尽一杯酒，西出阳关无故人"，"今宵酒醒何处，杨柳岸，晓风残月"，酒中也有离人的怅惘。古代文学家赋予酒千般姿态，万种性情。现代科学家告诉我们，酒是一把双刃剑，既有可能对身体健康有微利，又可能对健康造成伤害。

有关喝酒对糖尿病影响的研究结果并不一致，也难得一致，主要是干扰因素太多，特别是流行病学调查或回顾性研究。如人群的选择，性别、年龄、饮酒量的确定、患者基线情况等。酒的种类的不同，制作方法不同，其成分各异，仅仅用酒精量计算是否合适？个体是否喜爱饮酒，或者说酒给有些人带来的是心情大悦，而有的人万分痛苦；有人饮酒后很快入眠，有人会失眠或早醒。这里面情绪的变化、应激的因素、睡眠剥夺等对糖代谢的影响也确实存在，一般的研究关注的酒精量都是每天的平均值，但有人每天规律饮酒，而有人是每周或几天一次豪饮。喝酒的人是否是商业交往较多的人？每天流连于高档饭店宾馆没有时间运动？这类人是否有其他更多的糖尿病危险因素，而每天规律适度饮酒的人是否是自律性很好的人？是否是其他生活方式也控制良好的人？诸如此类因素很难在研究中校正，但是国外的一些前瞻性的研究还是有很大的参考价值。

有流行病学调查显示，饮酒是糖尿病发病的独立危险因素，乙醇可导致胰腺损伤，使胰岛细胞分泌功能受损，导致糖尿病的发生。而近年有学者开始提出不同的观点，他们认为适度饮酒可能通过影响胰岛信号转导和血清炎症因子，发挥改善胰岛素抵抗、增加胰岛素敏感性的作用，从而对糖尿病的发生起到保护作用。中国一项研究调查了 6195 例 35 岁以上人群，发现饮酒组糖尿病患病的风险是不饮酒组的 1.32 倍。在对生活在北京和上海、年龄 50 ～ 70 岁的 1458 例男性和 1831 例女性的调查中，研究者将男性分为轻度饮酒者（0.1 ～ 19.9g/d）、中度饮酒者（20.0 ～ 39.9g/d）和重度饮酒者（≥ 40.0 g/d），女性以每日饮酒是否大于 0.1g 分为不饮酒和饮酒者。结果显示，女性饮酒者糖尿病发病率较不饮酒者低，男性中度饮酒组糖尿病患病率较其他两组低。Joosten等对 1905 例糖尿病患者进行研究发现，女性饮酒 5～14.9 g/d，男性饮酒 5～29.9g/d 糖尿病患病率最低，而对于最初不饮酒人群，每日增加为 7.5g 饮酒量超过 4 年有利于降低糖尿病患病率。Heianza 等对 1650例日本健康男性进行平均 10.2 年的随访发现，每次饮酒量＜ 23g 乙醇、饮酒频率 6 次 / 周，糖尿病的患病率最低。酗酒者无论饮酒频率的多少都显著增加糖尿病的发病风险。

糖尿病前期是 2 型糖尿病的必经阶段，包括空腹血糖受损及糖耐量减低，在此阶段进行适当的生活干预，有可能延缓或减少 IGT 或 IFG 向2 型糖尿病的转化，使其保持在此阶段或转化为糖调节正常状态。目前研究发现乙醇能影响糖尿病前期患者的转归。车晓礼等随访 1116 例糖尿病前期患者，发现与不饮酒、中量饮酒（20.0～39.9g/d）、大量饮酒（≥ 40g/d）相比，少量饮酒（0.1～19.9g/d）可以降低 BMI ＜ 24kg/m^{2}糖尿病前期人群的糖尿病发病风险。国外对 3175 例糖尿病高危人群进行研究，将研究对象分为不同剂量的乙醇干预组，经过 3.2 年的随访发现，轻度（12～36g/d）饮酒组糖尿病患病率比不饮酒组、过度饮酒组（＞36g/d）和酗酒组（＞ 84g/d）都低，同时还发现轻度饮酒组胰岛素抵抗指数最低。因此，饮酒对糖尿病的影响应考虑饮酒量。

既往研究发现，乙醇会引起血糖波动，造成血糖过高或过低。研究显示，晚餐后 2～3 小时饮酒（0.75g/kg），次日早餐后至午餐前可出现显著的低血糖，而大剂量乙醇（男性 80g/ 次，女性 60g/ 次）摄入后则会增加糖尿病酮症酸中毒的发生，1 型糖尿病饮酒诱发酮症的风险尤其严重。近年有学者提出，适量饮酒对糖尿病患者的血糖控制有益。有人将 109 例 41～74 岁的 2 型糖尿病患者分为饮酒组（＞ 13g/d）和不饮

睿眼观糖

酒组，3 个月后饮酒组空腹血糖较基线时降低，且明显低于不饮酒组。另有人对 38 564 例不同饮酒量的糖尿病患者的 HbA1c 进行统计分析发现，在饮酒量 < 30g/d 时，随饮酒量增加，HbA1c 呈下降趋势，该研究认为适量饮酒（20 ～ 30g/d）对控制糖尿病患者平均血糖水平是有益的。

　　大血管病变是糖尿病最常见的并发症，主要累及心脑血管。研究显示，饮酒与冠心病和卒中存在"J"形关系，轻到中度饮酒（女性 ≤ 10g/d、男性 10 ～ 20g/d）对心血管有保护作用。国内外相关的前瞻性队列研究亦表明，适度饮酒能降低 2 型糖尿病患者出现心脑血管并发症及死亡的风险。与以往认知不同，近年一些研究发现，适量饮酒对糖尿病微血管并发症的发生也有保护作用。对 16 个欧洲国家 3250 例 1 型糖尿病患者饮酒进行定量分析发现，适度的饮酒（30 ～ 70g/ 周）能降低糖尿病视网膜病变的患病率。而对 6213 例 2 型糖尿病患者进行 5.5 年随访发现，适度饮酒（50g/ 周）能降低糖尿病肾病的发病风险和病死率。适量饮酒对糖尿病患者血管病变发生保护作用的机制尚不明确，可能与饮酒改善血管内皮功能、增强抗氧化作用、调节脂质代谢、抑制血小板聚集、影响纤溶系统活性等因素有关。

　　除了饮酒量，还有很多因素都会影响饮酒对糖代谢的作用，如酒的种类、饮酒方式、降糖药物的种类等。饮用酒根据制作工艺分为酿造酒和蒸馏酒，在中国最常见的饮用酒包括白酒、啤酒、黄酒、红酒，其主要成分都是乙醇，但不同种类的酒含有乙醇浓度不等，并含有不同的矿物质和氨基酸。一般认为饮酒对糖的影响主要是酒精的作用，但是也有不同的结论。有研究将 2 型糖尿病患者分为红葡萄酒组、酒精组和丹宁酸组（葡萄酒中含有丹宁酸），分别与自身饮用矿泉水对比，发现红葡萄酒组和丹宁酸组进餐后 60 ～ 90min，葡萄糖利用率明显下降，而酒精组的葡萄糖和胰岛素利用率无差别，因此他们认为酒精本身对血糖、胰岛素水平无直接影响，可能与葡萄酒中所含的丹宁酸有关。由于葡萄酒有降低胆固醇、保护血管等作用，所以对于喜欢饮酒又没有禁忌证的糖尿病患者一般更推荐其饮用适量的低浓度葡萄酒。饮酒方式，如是否空腹饮酒对血糖影响也很大。酒精可抑制糖异生和肝糖原分解，空腹饮酒时肝糖原储备不足，易出现低血糖，而非空腹饮酒一般对血糖的影响较小，但如果饮酒时进食过多高热量食物，会引起血糖升高，胰岛素过度分泌，从而在餐后 2～3 小时出现反应性低血糖。对于口服降糖药的患者，大量饮酒还是有一定风险。有文献报道服用磺脲类药物的同时饮酒，更易出现低血糖，尤其是空腹或老年肾功能不全的患者。

在决定是否推荐糖尿病患者适量饮酒之前，还应考虑到除了糖代谢以外，饮酒对机体其他生理功能的影响。2017 年发表在《英国医学期刊》的一项长达 30 年的纵向研究指出，即便是适度饮酒，也能危害人脑组织的正常结构和生理功能。该研究发现，饮酒量越大，脑组织受影响的程度越严重，其中以海马萎缩更突出。

与不饮酒者相比，适度饮酒者海马萎缩程度是前者的 3 倍；轻度饮酒者海马萎缩程度与前者相比，既无优势也无劣势（不饮酒：完全不饮酒或饮酒量低于 1 个单位 / 周；轻度饮酒：≥ 1，＜ 7 个单位 / 周；适度饮酒：女性≥ 7，＜ 14 个单位 / 周；男性≥ 7，＜ 21 个单位 / 周。这里定义 1 个单位为 10ml 或 8g 酒精）。

"豪饮伤身，小酌怡情"。大量饮酒增加糖尿病患病风险，促进糖尿病前期发展为糖尿病，影响糖尿病患者的血糖控制，并促使糖尿病血管并发症的发生。适量饮酒对糖尿病发病、糖尿病前期转归、糖尿病并发症的发生可能均有保护作用，但受饮酒种类、方式、口服降糖药物和

睿眼观糖

个体差异等众多混杂因素影响，研究结果尚存在争议。即使是没有饮酒禁忌、血糖控制良好的 2 型糖尿病患者，也主张每次饮酒不高于 2 个酒精单位（8 ～ 10g 纯酒精 / 单位），并尽可能减少饮酒次数。对于适合不同人群的正确的饮酒方式和饮酒量国内外尚无明确的标准，还需要设计更加合理、规范、科学的试验研究和大样本的流行病学研究来确定一个科学的对糖尿病患者健康有益的饮酒方式和乙醇摄入标准。

需要强调的是，近期越来越多的动物试验研究显示，任何剂量的酒精摄入都有可能对健康产生损害，有可能诱发某些恶性肿瘤的发生。关于人类的研究，英国有学者认为在英国大约 4% 的癌症是由于饮酒所导致的，每年大约 12 800 例病例发生，甚至每天喝一杯红酒就会显著增加多种癌症的风险，包括口腔癌、喉癌、食道癌、乳腺癌、肠癌等。近期发表在 *Nature* 上的一篇文章明确提出饮酒与癌症之间的关联，酒精会对身体干细胞造成不可逆的遗传损伤。动物实验研究证实，酒精通过干扰细胞中的 DNA 而导致突变，进而诱发癌症，但是动物研究的结果能否推广到一般人群，还是有很多学者对此提出质疑。

☆ 咖啡不仅让人兴奋，还可以降低血糖？

聊完了"茶"和"酒"，就不得不说说"咖啡"了。咖啡是名副其实的舶来品。关于咖啡起源的故事很多，最广为人知的传说里讲咖啡豆是 6 世纪埃塞俄比亚南部卡法省的一个牧羊人偶然发现，那里有第一棵人类发现的咖啡树，当地的土著把咖啡果实磨碎后加上其他东西作为贵重的食物送给即将出征的将士享用。后由商人、传教士、殖民者将其传到欧洲、北美和亚洲。15 世纪咖啡开始大面积种植，在不同地域人们根据自身习惯的口味进行改良，从而产生多种多样的品种，逐渐成为全球人都喜欢的饮料。

在 20 世纪初，中国大陆开始种植咖啡，第一批咖啡苗是由法国传教士带到中国云南的，而中国大陆的咖啡文化起始于上海，当时的咖啡馆在英法日租界，是洋人和上层华人出没的场合。如今，随着种植技术和制作工艺的发展，咖啡已成为大众均可消费的饮品。

与品茗、饮酒相同，咖啡也是一种让人容易"上瘾"的饮料，很多名人都是咖啡的狂热爱好者。文豪巴尔扎克曾说："一旦咖啡进入肠胃，全身就开始沸腾起来，思维就摆好阵势，仿佛一支伟大军队的连队，在战场上开始投入了战斗。"法国拿破仑一生喜爱喝咖啡，他形容喝咖啡的感受是："相当数量的浓咖啡会使我兴奋，同时赋予我温暖和异乎寻常的力量。"德国作曲家巴赫对咖啡的热爱更是疯狂，他竟然创作了一首叫《咖啡康塔塔》的曲子来赞美咖啡。

咖啡如此让人喜爱，除了它醇厚香浓的味道，还因为它可以抵抗疲劳，让困倦的人精力充沛，咖啡甚至被称为"人体的燃料"。这些作用主要是由于咖啡中含有咖啡因的缘故，咖啡因有特别强烈的苦味，可以刺激中枢神经系统、心脏和呼吸系统。有些人喝了浓咖啡会心悸、失眠，也是因为咖啡因的作用。除了咖啡因，咖啡中还含有丹宁酸、蛋白质、脂肪、糖类、纤维和矿物质。

咖啡除了味道诱人、解乏，还有其他少为人知的好处。大量流行病学调查和荟萃分析研究表明：习惯性饮用中等量咖啡可以降低 2 型糖尿病的患病风险，并且这种保护作用呈剂量依赖性。荟萃分析结果表

睿眼观糖

明，与不饮用或少量饮用咖啡的人相比，每天饮用 4～6 杯咖啡的人患 2 型糖尿病的相对危险度为 0.72，这就意味着患 2 型糖尿病的风险下降 28%。美国著名的 Strong Heart 研究跟踪随访 1141 例美国本土的糖尿病高风险发病率者平均长达 7.6 年，发现这群人中糖尿病患病率受咖啡浓度影响很大，尤其是高浓度的含咖啡因咖啡摄入（12 杯 / 日）降低了67% 的人群糖尿病发生率和进展程度，但是我疑惑的是有多少人的心脏或其他器官能够耐受每天 12 杯的咖啡，或有多少人有如此悠闲的时间去喝这 12 杯的咖啡？有研究回顾分析，长期饮用咖啡对糖尿病的影响，发现每日摄入 4 杯含 150ml 的咖啡或者 400mg 咖啡因能升高胰高血糖素样肽 1 和抑胃肽，此可降低体重并减少了患 2 型糖尿病的风险。

在研究咖啡因对于神经系统的影响时，研究人员意外地发现了咖啡因能改善中枢胰岛素信号通路的障碍，而这一信号通路的障碍与高脂饮食、肥胖和 2 型糖尿病有很大的相关性。有些研究也纳入了去咖啡因咖啡，发现无论是否含咖啡因，咖啡都与糖尿病患病率降低有关，且呈剂量依赖性。

另一部分数量可观的单纯针对咖啡因的临床研究和荟萃分析却得到了不尽相同的结果，这些研究认为单纯摄入咖啡因之后患者并未产生像饮用咖啡那样的降低糖尿病风险的作用，反而增加了风险，甚至可能通过影响产妇而增加了后代患糖尿病的风险。结合无咖啡因咖啡也可以降低糖尿病风险，或许咖啡中咖啡因以外的成分发挥了保护作用。一些人群干预试验发现短期大量饮用咖啡可提高空腹胰岛素水平，降低胰岛素敏感性。有学者推测咖啡因可能导致急性糖耐量损伤和胰岛素敏感性降低，但长期饮用却能产生耐受，从而呈现保护作用。

目前咖啡与糖尿病的关系还无公认结论，且机制不明，将习惯性饮用咖啡纳入降低糖尿病发病风险的一项措施还为时过早。

首先，中国与欧美国家在饮用咖啡的情况上存在较大差异。中国居民饮用咖啡的历史短，饮用量较其他国家低，且饮用者大部分是中青年人群，中国人群对咖啡的反应是否与西方人相同尚不明确。

其次，咖啡种类繁多，咖啡的煮沸时间、泡制方法、是否添加牛奶、是否加糖及其他佐料等情况各有不同，因此，更加细致深入的流行病学调查仍待实施。

最后，不能忽视咖啡因对睡眠和血压的急性影响等不良反应。其他方面尚有研究显示，咖啡可以降低部分肿瘤的发生风险。英国的一项研究发现，每天饮用 ≥ 5 杯咖啡的成年人被诊断神经胶质瘤的风险下降40%（RR=0.60；95%CI：0.41 ~ 0.87；P=0.004）。另有一项研究是国际头颈癌流行病学协会的研究，发现每天饮用 4 杯含咖啡因的咖啡其咽和口咽癌的风险降低 39%（RR=0.61；95%CI：0.47 ~ 0.80）。不含咖啡因的咖啡摄入量没有足够数据。其他研究尚有每天饮用咖啡肝细胞癌的风险降低了 29%，且有量效关系。咖啡消耗量与肝癌的联系独立于年龄、性别、种族、BMI、吸烟、饮酒，甚至独立于糖尿病和肝炎病毒感染。

还有咖啡摄入减少前列腺癌风险的报道及减少结肠癌的风险的报道。一项荟萃 37 项研究包含 59 018 例乳腺癌（共计 966 263 名参与者）的结果显示，咖啡 / 咖啡因摄入量与乳腺癌之间呈负相关。咖啡摄入量 2 杯 / 天递增乳腺癌风险降低 2%。研究发现，每天摄入含咖啡因的咖啡还降低子宫内膜癌的风险，每天摄入含咖啡因的咖啡 ≥ 4 杯可降低恶性黑色素细胞瘤风险 20%。咖啡的相关研究有一些混杂因素参与其中，部分混杂因素有可能是难以校正的，需要我们科学地解读。因此，可以说小小咖啡背后却有大大的学问，还待学者和咖啡爱好者们继续挖掘探讨。

睿眼观糖

☆ 奶及奶制品与糖尿病的关系：有点复杂

乳制品在新石器时代随着畜牧业的发展而出现在人类饮食中，如今成为现代食谱中必不可少的一部分。有研究者甚至认为"西方文明是建立在牛奶之上"，把牛奶称为人类的"白色血液"。

在中世纪，经常食用乳制品会被视为贫困的标志。因为牛奶容易变坏，只有家中养有牛羊的家庭才能够经常以乳制食品为生。18 世纪时欧洲普遍认为直接饮用奶类是有危险的，可能传播疾病。19 世纪，制作黄油剩余的牛奶，基本不给人食用，而是拿来喂猪。19—20 世纪，商业和科学改变世界，同时也改变了牛奶的命运，生产工艺的发展和城市化的进程使牛奶走上人们的餐桌。巴斯德灭菌法的推广大大提高了牛奶的安全程度；火车的出现使得运送液态奶更为便捷；冰箱的普及使得奶类的保存更便利。到了 1900 年，饮用牛奶已经成为美国和欧洲城市居民的日常习惯。

随着营养学的发展，富含钙质和维生素 D 的牛奶得到了更多重视。很多国家都开始宣传在婴幼儿、青少年、老年人中增加奶制品的摄入，又掀起了奶制品消费的新高潮。

牛奶配面包被很多人认为是舶来品，是西方的生活方式，但其实牛奶在中国历史悠久，早在 2000 多年前就已载入《礼记》和《周礼》等古书中。北魏的中国古代农学家贾思勰《齐民要术》里详细介绍了乳牛饲养、挤牛奶及制造各种乳酪产品的方法。从唐、宋的本草方书一直到李时珍的《本草纲目》，都把牛奶及乳制品当作滋补的食品。李时珍在《本草纲目》中指出："奶汁主治补五脏，令人肥白悦泽、益气、治瘦悴、悦皮肤、润毛发。"并著有《服乳歌》一首："仙家酒，仙家酒，两个壶芦盛一斗；五真醍醐，不离人间处处有。丹田若是干涸时，咽下重楼润枯朽；清晨能饮一升余，返老还童天地久。"到了唐朝，太仆寺专门有个典牧署，专管酥酪，而且设有主酪 74 人。宋朝设有挛牧所，有奶牛多达 650 头。

由此可见，牛奶需求和制造乳产品的规模之大。唐朝时牛奶是贵族中较为普遍的食物，到了明朝乳制品进入了寻常百姓家。如今饮用牛奶等奶制品已成为常见的生活习惯。除了纯牛奶，还有高钙牛奶、各种口味的早餐奶、乳饮料、酸奶、老酸奶等各种各样的乳类食品，每个人都能找到适合自己的一种乳制品。

● 牛奶与 2 型糖尿病

牛奶等乳制品不仅口感佳、营养价值高，可能还与糖尿病有关。常饮牛奶能预防糖尿病的发生，降低血糖。牛奶中主要含有乳蛋白、乳糖和脂肪。瑞典的一项研究对 2 万余名瑞典人进行了调查，发现奶油、全脂牛奶、酸奶、乳酪等高脂肪乳制品可降低糖尿病的风险。这项研究结果显示，相比于每天只吃 0.3ml 奶油的人，每日吃 30ml 以上的人患 2 型糖尿病的概率减少了 15%。酸奶或牛奶中所含的高脂肪发酵乳也能减少20% 的风险。英国进行的一项大规模研究也发现奶制品中的奇数链饱和脂肪酸有助于预防糖尿病。中国的一项 Meta 分析文章发现牛奶及其制品能预防代谢综合征的发生，可能由于牛奶及其制品中的钙、蛋白质、脂肪可以调节血压、血糖。牛奶中富含钾、钙、镁，且低钠，并且牛奶中的酪蛋白和乳清蛋白分解所产生的多肽是天然的 ACE 抑制剂，因此牛奶可以降低血压。奶制品中的乳脂能降低女性高胰岛素血症的风险。

● 牛奶与1型糖尿病

牛奶对糖尿病的预防作用和益处基本都集中于2型糖尿病，对于1型糖尿病来说，牛奶可能是促进其发生的一个因素。大多数1型糖尿病与自身免疫相关，而牛奶是一种会引起自身免疫反应的饮食因素。流行病学研究显示，牛奶与1型糖尿病的发生相关，在进食牛奶少的地区，1型糖尿病的患病率相对低。多项研究显示，过早断母乳和出生早期加食牛奶是1型糖尿病患病的危险因素。牛奶参与1型糖尿病的自身免疫反应，可能是因为牛奶中含有不同于人奶的蛋白质在起作用，包括酪蛋白、牛血清白蛋白和β乳球蛋白，这些蛋白在机体中引起自身免疫反应，从而诱发1型糖尿病。但流行病学结果并不一致，有研究认为牛奶与1型糖尿病发病率并不相关，且两者关联的免疫学机制也并不明确。

除了纯牛奶，酸奶可以算是乳制品中的二把手。酸奶是牛奶经过发酵制成的，发酵过程中需要添加发酵剂，通常是益生菌，如乳酸菌、双歧杆菌、嗜热链球菌等。酸奶口感酸甜绵滑，不仅保留了鲜牛奶原来的营养价值，并且经过发酵后，它的蛋白质、脂肪及钙铁等矿物元素的消化吸收率更高。酸奶中的乳酸菌使乳糖酶被分解为乳糖，有效地解决了一部分人因缺乏乳酸酶而导致的饮奶腹胀、腹痛的症状。近些年肠道菌群的研究引起科学界的极大关注，作为"人体第二大基因组"，肠道菌群参与机体多种生理过程的调控，并与多种疾病相关，糖尿病就是其中之一。酸奶中含有益生菌，研究发现常饮酸奶可能降低糖尿病的风险。英国剑桥大学的研究人员对4255名志愿者的日常饮食进行了长达11年的跟踪研究，结果显示，常摄入酸奶、干奶酪等低脂发酵乳制品的人，患糖尿病的风险比其他人低24%。其中，喝酸奶降低患糖尿病风险的效果最为明显。与不喝酸奶的人相比，平均每周喝4罐125克酸奶的人患糖尿病的风险可降低 28%。哈佛大学公卫学院的一项研究也得出相似结论，酸奶摄入量较高的人比少喝酸奶的人患 2 型糖尿病的风险明显降低。每天喝两汤匙、大约 28g 的酸奶，就可以减少近两成患 2 型糖尿病的机会，这篇文章纳入了三项研究近 20 万人的数据，研究结果于 2014 年发表在 BMC Medicine 上。但目前中国还未有关于酸奶与糖尿病关系的大型流行病学研究。

牛奶及其他乳制品与糖尿病之间的关系仍没有定论，且两者的因果关系不明确。规律饮用牛奶或酸奶的人可能生活习惯更好，更关注个人健康，从而糖尿病的患病率也较低。目前中国仍缺乏相关的流行病学研究及临床试验，"白色血液"是否能预防糖尿病仍是未知数。

☆ 吸烟与戒烟：糖尿病相关指标的变化令人眼花缭乱

香烟在全球的历史已有几个世纪了。1492 年，哥伦布发现北美新大陆的同时，也发现了北美印第安人钟爱的烟草。最早，吸烟与宗教有关，它不但有醉人的香气，还能消除疲乏、提神醒脑，甚至用它治疗疾病。1558 年，水手们将烟草种子从美洲带回葡萄牙，随后传遍欧洲并走向世界。16 世纪烟草传入中国，19 世纪八九十年代，真正的香烟在中国走上历史舞台，并活跃至今。截止至 2012 年，全球吸烟人数约 9.4 亿；2009 年世界卫生组织数据表明中国约 51% 的男性和 2% 的女性为吸烟者。医务人员的吸烟状况同样令人担忧，1993 年北京市部分医疗单位的吸烟调查结果显示，医务人员总吸烟率为 20.3%，男性吸烟率为

62.5%，高于全国平均水平；女性吸烟率为 6.8%，其中护士吸烟率为 7.4%。1996 年全国吸烟调查显示，中国男性医生吸烟率约 60%。吸烟早已被认为是心脑血管、呼吸系统疾病、恶性肿瘤的危险因素，但吸烟对糖尿病的影响却一直没有受到足够的重视。

很多患者在诊断了心脑血管疾病和呼吸系统疾病后都会开始自觉地戒烟，但鲜有人在发现血糖升高后主动戒烟。那么，吸烟对糖尿病的发生、发展究竟有什么影响呢？

目前认为的吸烟影响血糖水平的途径主要包括：①升糖激素：吸烟可以促进升糖激素释放，但该作用并不持久。②体重（体质量）：尼古丁可以降低体质量从而降低糖尿病风险，但也有研究发现虽然吸烟人群的体质指数较不吸烟者低，但更容易发生腹型肥胖，腰围、臀围都比不吸烟者高。③ β 细胞功能和胰岛素抵抗：大部分研究认为吸烟损伤胰岛 β 细胞促进其凋亡，并可通过影响氧化应激和炎症反应引起胰岛素抵抗，但也有研究认为吸烟对胰岛素敏感性无影响，甚至增加胰岛素敏感性。④其他未明因素。

大量的流行病学、横断面及前瞻性研究结果显示，吸烟除了与动脉粥样硬化性疾病（如冠心病、脑卒中、外周动脉粥样硬化性狭窄）之外，是糖尿病发生、发展的危险因素之一。2013 年《中国成人糖尿病流行与控制现状》显示糖尿病患者中有 50% 为吸烟者。研究显示，与不吸烟者相比，吸烟人群糖尿病患病率显著升高，糖尿病发生的风险增加 33% ~ 141%，并且这种增加存在剂量–反应关系，即随着吸烟量的增加，糖尿病的患病率显著增高。一项历时 14 年的韩国前瞻性研究发现，吸烟可以增加糖尿病发病和死亡的风险。中国东北的一项研究也显示社区人群吸烟率较高，吸烟累积量越高，发生糖尿病的风险越大。

多数研究认为吸烟增加糖尿病患病的风险，但也有一些研究持不同观点，认为吸烟不增加糖尿病的发生风险，甚至可降低糖尿病的发病风险。有研究者在非糖尿病患者群中比较了吸烟者与不吸烟者的血糖指标，结果表明虽然 HbA1c 在吸烟者中大多较不吸烟者高，但空腹和餐后血糖的结果尚不一致。近期的一项 Meta 分析表明，与不吸烟者相比，吸烟者 HbA1c 高，但空腹血糖差别无显著性，而餐后血糖有所降低。中国台湾地区及挪威的前瞻性研究观察到吸烟与糖尿病的发病风险无关。土耳其及日本的研究甚至观察到吸烟人群的糖尿病的发病率较不吸烟人群低。造成这些研究结果不一致的原因可能包括：种族差异、人群体质指数不同、人群的年龄不同、性别构成不同、研究人群不同等。

吸烟还会影响糖尿病并发症的发生和发展。已有大量国内外的研究显示吸烟是 2 型糖尿病患者发生心肌梗死和脑卒中的危险因素，吸烟的 2 型糖尿病患者心肌梗死的总病死率最高，特别是经常吸烟的中年患者。中国的研究显示周围动脉硬化闭塞症与吸烟呈显著正相关。对于糖尿病微血管并发症，尤其是糖尿病视网膜病变，关于吸烟造成的影响结论并不一致。北京大学人民医院陈祎霏所进行的荟萃分析显示，在 1 型糖尿病患者中，与不吸烟组比较，吸烟组患者视网膜病变（DR）发生风险增加，发生增殖性视网膜病变（PDR）的风险增加，DR 病情进展风险增加。在 2 型糖尿病患者中，吸烟组患者 DR 发生风险降低（$OR=0.91$，$95\%CI$：$0.85 \sim 0.97$）。在亚裔人群中，与不吸烟组比较，吸烟组患者 DR 发生风险升高（$OR=1.4$，$95\%CI$：$1.1 \sim 1.78$）。在非亚裔人群中，与不吸烟组比较，吸烟组患者 DR 发生风险降低（$OR=0.88$，$95\%CI$：$0.82 \sim 0.95$），PDR 发生风险降低（$OR=0.68$，$95\%CI$：$0.61 \sim 0.74$）。在德国进行的一项研究入选 636 名 15 ～ 40 岁没有严重糖尿病并发症的 1 型糖尿病患者，研究者收集了包括寿命吸烟量（年）、糖尿病病程中吸烟量（年）等数据，并对 DR 进展进行相关性分析。结果显示糖尿病病程中吸烟量（年）与 DR 进展正相关（*OR*=1.44，95%*CI*：1.1 ～ 1.88）。另一项德国糖尿病登记系统 8784 名 1 型糖尿病患者的研究发现，经过多因素矫正后，吸烟（现吸烟者及曾吸烟者）的 DR 患病风险较不吸烟者显著升高（*OR*=1.3，95%*CI*：1.13 ～ 1.48）。欧洲 1 型糖尿病并发症研究（Eurodiab IDDM complication studys）工作组对欧洲 16 个国家 31 个中心的 3250 例 1 型糖尿病患者进行的横断面研究中发现，相比于从未吸烟者，既往吸烟者（*OR*=1.75，*P*=0.03）和现吸烟者（*OR*=1.63，*P*=0.03）DR 的发生风险均升高。也有研究显示，吸烟对短病程（＜5 年）糖尿病患者可能是危险因素，但在长病程患者中未见与 DR 明显关联。

在 2 型糖尿病人群中，有很多关于吸烟与 DR 相关性的流行病学研究，得出的结论并不一致，很多难以排除的混杂因素在里面，如吸烟与不吸烟者对健康生活方式的认知和坚持程度、运动及饮食干预的自律性、医疗支持情况、体重变化及血糖控制情况等，使得有些结论并不一致甚至是完全相反。在 UKPDS 的亚组分析（UKPDS50）中，研究者对 1919 例 2 型糖尿病患者的 6 年随访来评价 DR 发生、发展的危险因素。在这些参与者中，有 1216 名在入选时不存在 DR。不吸烟、既往吸烟、现吸烟者比例为 33.9%、35.5%、30.6%。有 703 名在入选时已存在 DR，不吸烟、既往吸烟、现吸烟者比例为 36.4%、35%、28.6%，两组人群平均年龄相当，均为 52.2 岁。现吸烟者相对于从未吸烟者，DR 发生的相对风险（*HR*=0.63，95%*CI*：0.48 ～ 0.82），DR 进展的相对风险（*HR*=0.50，95%*CI*：0.36 ～ 0.71）。根据这个数据分析结果，吸烟对 DR 是起到保护作用的。在中国台湾地区进行了回顾性队列研究，在 743 名 2 型糖尿病患者中，不吸烟、既往吸烟、现吸烟者分别为 533 名、54 名、145 名，相对于从未吸烟者，现吸烟者原有 DR 病情进展的相对风险明显增加（$HR=2.3$，$95\%CI$：$1.02 \sim 5.22$），但 DR 的发生风险没有统计学差异（$HR=0.81$，$95\%CI$：$0.47 \sim 1.4$）。

控制糖尿病心血管风险随访眼科研究（ACCORD Follow-on Eye Study）显示，既往吸烟 + 现吸烟患者相对于从未吸烟的患者，DR 发生风险在血糖强化控制组和血糖标准控制组均无明显差异。中国一研究纳入 153 名诊断为终末期 PDR 和 123 名非终末期 PDR 的 2 型糖尿病患者，研究者将不吸烟者定义为一生中吸烟小于 100 支的患者，在 153 例终末期 PDR 患者中有 61 例吸烟者，在 123 例非终末期 PDR 患者中有 46 名吸烟者。经过多元 Logistic 回归模型分析，该研究结果显示相比于非吸烟者，吸烟者 PDR 病情进展的发生风险更高（$OR=2.246$，$95\%CI$：$2.125 \sim 2.373$）。

通过上述资料可以看出，既往关于 2 型糖尿病患者中吸烟与 DR 发生风险的相关性并无定论，甚至更多倾向于在 2 型糖尿病患者的研究中，相比于非吸烟者，吸烟者 DR 发病风险降低的结论，但如果继续进行亚裔和非亚裔人群区分，则这种结论又难以成立。吸烟对 1 型糖尿病和 2 型糖尿病的不同影响可能源于两种类型的糖尿病及其并发症的发生机制不尽相同。非常值得注意的是，亚组分析显示，非亚裔 2 型糖尿病患者中，吸烟组的 DR 患病率风险仍然显著低于不吸烟组，而在亚裔 2 型糖尿病患者中，吸烟组相比不吸烟组 DR 患病风险显著升高。种族差异在 DR 的发生发展中起到作用，很多的混杂因素难以校正，因此，糖尿病患者，包括亚裔和非亚裔糖尿病患者，这些结果都不能成为其吸烟的借口和理由。多数研究显示，相比不吸烟者，吸烟患者的视网膜病变、增殖性视网膜病变及视网膜病变病情进展发生风险均升高。同时，鉴于吸烟与糖尿病患者心血管事件、糖尿病肾病发生风险的相关性，研究对象中吸烟者因为其他并发症或疾病发生死亡的可能性更大，吸烟也是世界卫生组织明确列出的 5 种可防可治的主要慢性病行为危险因素之一，也是糖尿病患者心血管事件的独立危险因素之一，因此，对于糖尿病患者提倡严格戒烟。

关于戒烟的前瞻性研究发现，与不吸烟者相比，近期戒烟者糖尿病发生风险显著升高，有时甚至高于持续吸烟者，但是随戒烟年限延长，糖尿病发生风险会有所降低。当戒烟达到一定年限后，发生糖尿病的风险基本与不吸烟人群无明显差异。这可能与戒烟后短期内出现的体重增加有关。对 29 项研究吸烟者与非吸烟者体重差异的横断面研究进行分析发现，83% 的研究显示吸烟者体重明显低于非吸烟者。吸烟引起体重降低的机制包括：烟草中的尼古丁可通过降低瘦素和神经肽 γ 的分泌抑制食欲，同时减少胃肠运动，降低摄食量；吸烟增加交感神经系统兴奋性，增加基础代谢率；吸烟引起全身持续慢性炎症。戒烟后，原来被抑制的食欲和胃肠蠕动逐渐恢复，烟草戒断带来的焦虑，都会引起进食量的增加，从而增加体重。戒烟后全身炎症反应的减弱也会造成体重增加。

二手烟，亦称被动吸烟、环境烟草烟雾，是指由卷烟或其他烟草产品燃烧端释放出及由吸烟者呼出的烟草烟雾所形成的混合烟雾。根据《2010 全球成人烟草调查中国报告》测算，中国有 7.4 亿人遭受二手烟之害，其中 15 岁以下儿童有 1.8 亿，每年死于二手烟暴露的人数超过 10 万人。2012 年 11 月 6 日世界卫生组织发布数据显示，中国超过二分之一的育龄妇女经常被动吸二手烟。二手烟暴露所吸入的烟草烟雾与吸烟者吸入的主流烟雾相比，其化学成分及各成分浓度有所不同。一些对人体有严重危害的化学成分在二手烟中的含量甚至要高于主流烟雾，其中一氧化碳、烟碱和强致癌性的苯并芘、亚硝胺的含量分别为主流烟雾含量的 5 倍、3 倍、4 倍、50 倍。二手烟暴露会对人体健康造成严重损害，大量证据表明，二手烟造成诸多健康危害包括增加成年人患心血管疾病、癌症、呼吸道疾病概率，加重儿童哮喘程度，引发儿童肺炎、中耳炎乃至行为问题，损害育龄妇女的生殖健康，增加其出现妊娠并发症、胎儿早产、低体重儿和婴儿死亡等风险。

二手烟还可能增加成年人发生糖尿病的风险。2014 年的一项荟萃分析纳入 6 项前瞻性研究涉及 154 406 人，该荟萃分析显示，与无被动吸烟的不吸烟者相比，被动吸烟的不吸烟者患糖尿病风险增加（RR=1.21，95%CI：1.07 ~ 1.38），并且有剂量反应关系。由于研究结论的不一致，吸烟对糖尿病的全面影响尚不能定论，但吸烟增加糖尿病患者大血管并发症的发生已经得到公认。不管怎样，戒烟是一条正确之路。吸烟明确增加心脑血管疾病、呼吸系统疾病、消化系统疾病、恶性肿瘤尤其是肺癌的风险，即使戒烟不关乎血糖，我们也应戒烟。截至 2006 年 10 月，世界上已经有 154 个国家和地区颁布了公共场所禁止吸烟的规定。2011 年 5 月 1 日起中国北京也开始施行公共场所禁烟令。既然大势所趋，何不顺势而为。

☆ 饮料与糖尿病

饮料一般可分为含酒精饮料和无酒精饮料，无酒精饮料又称为软饮料。按照 GB/T 10789-2015 定义，饮料是供人饮用的液体，它是经过定量包装的，供直接饮用或按一定比例用水冲调或冲泡饮用的，乙醇含量不超 0.5% 的制品。需要注意的是饮料的标准是对酒精含量的限定，而酒精饮料是指供人们饮用且乙醇含量在 0.5% ～ 65%（V/V）的饮品，包括发酵酒、蒸馏酒、配制酒等。在过去的 30 年，全球的甜饮料消费明显增加。一项世界范围的研究发现，2010 年时，每人每年的甜饮料消费已经从 1997 年时的 9.5 加仑增加至 11.4 加仑（1 加仑 =3.7854118升）。在美国，甜饮料摄入（包括所有软饮料、果汁饮料、能量饮料、维生素水饮料）所提供热量占总热量的比值由 20 世纪 70 年代末的 3.9%增加至 2001 年的 9.2%，摄入量增长 3 倍。来自中国、印度、越南、泰国和其他南亚国家的食品消费数据也显示甜饮料摄入量的快速增加，整个美洲、德国、澳大利亚、西班牙和英国的情况也是如此。

近年来的多项研究都显示，甜饮料增加多种代谢疾病的发病风险，这些疾病包括糖尿病、高尿酸血症、高脂血症、高血压等，其中甜饮料与 2 型糖尿病的关系尤为引人关注。很多大型研究均证明甜饮料会增加糖尿病患病风险。分析 8 个前瞻性研究的数据（其中 6 项研究来自美国，1 项来自芬兰，1 项来自新加坡）后发现，每天多摄入一份含糖饮料（一份为 12 盎司，1 盎司 =29.27ml，约 350ml），糖尿病风险将增加 25%。

来自欧洲肿瘤和营养调查前瞻性研究（European Prospective Investigation into Cancer and Nutrition，EPIC）纳入了 11 684 例糖尿病患者和 15 374 名对照者，该研究发现，每天多摄入 336g 含糖甜饮料或含人工甜味剂的甜饮料者患 2 型糖尿病的风险将分别增加 22% 和52%。校正能量摄入和体质指数后，含糖甜饮料与 2 型糖尿病仍相关（HR=1.18，95%CI：1.06 ～ 1.32）。另一项研究在全世界 75 个国家（包括低中收入国家）中调查甜饮料与肥胖、糖尿病的关系，发现甜饮料摄入每增加 1%，每 100 个成年人里就会增加 4.8 名超重者、2.3 名肥胖者、0.3 名糖尿病患者。

除此之外，甜饮料还会增加心血管疾病和死亡风险。护士健康研究发现，甜饮料的摄入量与冠心病（非致死性心肌梗死或致死性冠心病）呈正相关。对 88 000 名妇女随访 24 年发现，每天摄入甜饮料至少 2 份者与每月摄入甜饮料 < 1 份者相比，前者发生冠心病的风险增加 35%（RR=1.35，95%CI：1.1 ~ 1.7，$P < 0.001$）。进一步排除 BMI、能量摄入和 2 型糖尿病的影响，这种相关性减弱，但是仍有统计学意义。女性健康观察（Women's Health Initiative Observational Study，WHIOS）纳入了 59 614 名绝经后女性，观察甜饮料与心血管事件的关系。该研究平均随访 8.7 年，首要终点事件为冠心病、心力衰竭、心肌梗死、冠脉血运重建、缺血性卒中、外周动脉疾病、心血管事件死亡。研究发现，到随访结束，每天摄入 ≥ 2 份甜饮料（每份为 12 盎司）的女性有 8.5% 出现首要终点事件，而每周摄入 5 ~ 7 份甜饮料、每周摄入 1 ~ 4 份甜饮料、每月摄入 0 ~ 3 份甜饮料的女性出现首要终点事件的概率分别为 6.9%、6.8%、7.2%。与每月摄入 0 ~ 3 份甜饮料者相比，每天摄入 ≥ 2 份甜饮料的女性因心血管疾病死亡及全因病死率增加 30%。

甜饮料增加糖尿病风险与其增加体重有关。研究显示，甜饮料摄入与儿童时期肥胖和成年人体重增加、超重呈正相关。一项 Meta 分析评价了儿童每天增加 1 份甜饮料时体重指数的变化，该研究发现在没有调节总能量摄入量的情况下，甜饮料的摄入量和体重增加呈显著正相关。对 2.5 岁的 2000 多名儿童随访 3 年，两餐之间有甜饮料摄入者的体重超重是无甜饮料摄入者的 2.4 倍。最近的研究也表明在童年或青春期较

睿眼观糖

多的甜饮料摄入可能导致成年时体重增加。大量研究评估了甜饮料摄入和成年人体重增加或超重、肥胖风险的关系。西班牙 Anna 等随访 10 年的研究发现，甜饮料摄入每增加 100kcal，腰围将增加 1.1cm，甜饮料的摄入与腹型肥胖正相关（$P=0.018$）。甜饮料摄入导致体重增加的主要机制是其降低了饱腹感和在摄入液体热量后的膳食中能量摄取的补偿减少不够完全。平均而言，每 12 盎司甜饮料包含 140 ~ 150cal 热量及 35 ~ 37.5g 糖类，如果正常膳食并不因甜饮料热量摄入而减少同等数量的能量摄入，那么体重将会增加。这一点已经被一个短期的给食试验证实，这个短期的给食试验发现摄入有热量的甜饮料（糖、蔗糖、高果糖谷物糖浆）与摄入无热量的人工甜饮料相比，总能量摄入更大，体重更易增加。此外，多项研究表明等热量饮料与固体食物相比，能量摄入更大，体重更易增加。这些研究认为，液体饮料中的糖或高果糖谷物糖浆并不能将固体食物的摄入抑制在保持能量平衡所需要的水平。通俗地举例，本来你能吃 1 碗米饭，如果喝甜饮料，可能就是 1 份甜饮料再加上一碗米饭，这样总能量摄入较原来增加，体重也会增加。除了体重增加，甜饮料摄入还通过其他机制增加代谢相关疾病的风险。多项研究显示在校正 BMI 后，甜饮料与 2 型糖尿病、心血管疾病的相关性仍存在，可能的机制为短期摄入大量糖类引起血糖和胰岛素浓度急剧增加，引起饮食后高糖负荷。饮食后高糖负荷可促进炎症反应的发生，促进与代谢紊乱相关的炎症因子的分泌，并可进一步增加食欲，引起恶性循环，长此以往将诱发胰岛素抵抗和糖耐量异常。

由于甜饮料的摄入导致体重增加，并能导致肥胖、2 型糖尿病和心血管风险增加，且它们没有什么营养价值，因此应限制甜饮料的摄入量。为了限制甜饮料的摄入，各国采取了不同的措施。美国心脏协会

（AHA）发表科学声明：建议大多数美国人应减少加糖食物的摄入，其热量不应超过 100 ～ 150kcal/d。声明还指出加糖的甜饮料是美国人摄取添加糖的主要来源。美国 ADA 建议，为了预防糖尿病，最好选择不含热量的饮料，如白水、没有加糖的各种茶、没有加糖的咖啡等。该协会甚至劝告人们少喝鲜榨果汁，因为鲜榨果汁往往并不是纯果汁，糖分不少于甚至高于纯果汁。美国的一些州提高了对含糖饮料的税收，通过经济政策降低含糖饮料的消费。澳大利亚营养学家在澳洲膳食指南中明确指出不推荐国民消费添加精制糖和糖浆的各种甜饮料，包括碳酸饮料，也包括甜味果汁饮料，甚至包括加糖的维生素饮料、加糖的运动饮料、加糖的提神饮料和加糖的矿泉水。墨西哥政府的法令严格限制高热量食品和软饮料电视广告的播出时间，该法令规定，在工作日 14：30 ～ 19：30 和周末 7：30 ～ 19：30，所有电视台不得播放高热量食品及软饮料的广告。中国居民膳食指南明确建议：应控制添加糖的摄入量，每天不超过 50g（相当于 200kcal），最好控制在 25g（相当于 100kcal）以下。甜饮料会增加体重，增加糖尿病、心血管疾病及代谢综合征的风险，不管是儿童、青少年还是成年人，都应该控制甜饮料的摄入，选择健康的饮品。

☆ 广泛使用的果糖食品是一个灾难？

果糖是一种单糖，含 6 个碳原子，是葡萄糖的同分异构体。果糖是一种以淀粉为原料，经酶解转化而成的甜味物质。现今国内外使用果糖部分代替蔗糖，广泛应用于甜酒、汽水、冰激凌、面包、糕点、果脯、果酱等食品工业中，目前广泛使用，成为最广泛存在的甜味剂之一，与我们的生活息息相关。对于果糖我们并不陌生，大多数水果中均含有果糖。自远古时代起，果糖从未远离人类的饮食，但由于加工工艺和技术能力的限制，果糖一直没有大规模的占领人们的餐桌。从远古时代起就有人类食用蜂蜜的记录，而蜂蜜就是典型的果糖与葡萄糖各占一半的混合糖浆。果糖以游离状态大量存在于蜂蜜和水果的浆汁中，少量分布于蔬菜里（如胡萝卜、洋葱、土豆、红辣椒等），果糖还能与葡萄糖结合生成蔗糖。

● 果糖的流行和优点

20 世纪 60 年代，果糖被报道称对糖尿病治疗有益处，因为果糖的代谢不依赖胰岛素，食用果糖不仅不会影响空腹血糖，还可以从小便排出体外，具有促进丙酮的生成、修复氮平衡和减少水分丢失等诸多作用，而被认为是稳定糖尿病患者血糖维持正常水平的有效制剂，只需要将葡萄糖替换成果糖就可以不依赖胰岛素而达到控制血糖的效果。研究发现静脉输注果糖对于糖尿病酮症有治疗作用。从 20 世纪 60 年代开始，虽然对于果糖的作用存在诸多争议，但高果糖浆仍作为代糖使用于食品加工业中。20 世纪 70 年代，美国一举突破了生产果糖的技术瓶颈，开始了大规模工业化的生产果糖。此后，果糖的产量以每年递增 30% 的速度迅猛发展。在果糖产量越来越大的同时，其独特的优点也被大肆渲染。与传统的天然糖相比，果糖最大的优势是具有较低的升糖指数（Glycemic Index， GI）。实验证明，在同等条件下，将食用葡萄糖后所产生的血糖升高指数当作 100，那食用果糖后，人体的血糖升高指数仅为 22，蔗糖则高达 65，这是因为果糖在人体内的代谢速度要比葡萄糖和蔗糖等传统糖都慢，并且果糖的代谢并不依赖胰岛素。果糖的升糖指数远低于传统糖，因此被称之为"健康糖"，食用果糖后人体血糖的升高程度要远远低于其他传统的天然糖品，所以果糖及相关制品被广泛应用于糖尿病患者与肝功能不全者的饮食结构中。此外，果糖的口味和甜度也优于传统糖，不仅自身具有水果香味，并且甜度高，其甜度达到了蔗糖的 1.8 倍，为天然糖中最甜的糖类。因此，只需要较少的用量，就可以拥有与其他糖类相同的甜度，进而满足味觉享受。果糖还因为不容易被口腔内的微生物分解和聚合，所以，食用后产生蛀牙的概率就比葡萄糖或蔗糖等天然糖要小得多。

● **果糖对代谢性疾病及肿瘤的影响**

列举了诸多果糖的优势，但是果糖真的那么好吗？答案并非如此，近些年对于果糖的认识已经有了巨大的转变，果糖是导致肥胖和许多代谢紊乱问题的一个危险因素。果糖代谢虽然不依赖胰岛素，但其代谢却严重影响着脂蛋白形成，果糖可以迅速地增加脂肪酸合成酶和其他诸多酶的活性，研究证实果糖可以转化为甘油和游离脂肪酸，相比之下葡萄糖不会在短时间内大量转化为游离脂肪酸。果糖可上调内质网应激，导致胰岛素抵抗和高胰岛素血症，进一步激活 SREBP1c 的转录因子而促进脂质形成。同时，果糖还与葡萄糖一样可激活 ChREBP 蛋白的表达，并与 ChREBP 蛋白下游的靶蛋白结合来进一步促使脂蛋白的合成。

高果糖饮食增加肝脏组织的脂质形成，降低胰岛素受体信号 RNA 在骨骼肌及肝脏中的表达，从而进一步导致高三酰甘油、氧化应激、肥胖和胰岛素抵抗。高果糖饮食被认为是促发糖尿病前期和代谢综合征形成的原因。动物实验证实，果糖喂养大鼠可造成高血压、高胰岛素血症，喂养仓鼠可导致胰岛素抵抗、三酰甘油、肝内极低密度脂蛋白过度产生、肥胖、高血糖症。蛋白质组学实验结果证实，在果糖诱导的代谢综合征模型中，葡萄糖和脂肪酸代谢通路被改变，另外，氧化应激及内质网应激相关的蛋白也受到了高果糖饮食的影响。

果糖会增加热量的摄入，介导瘦素抵抗，对抗脑内 GLP-1 受体的作用，导致脂质蛋白合成增多和内脏脂肪组织的炎症状态。即使等热量的摄入果糖和葡萄糖，果糖摄入会导致更差的代谢结果。最新的研究结果显示，西方饮食习惯更容易导致血尿酸水平的升高，其中最直接的原因就与果糖的摄入过高有关。尿酸的异常代谢会导致肝细胞损伤并产生氧化应激反应。当食物中的果糖通过在肠上皮的果糖转运蛋白 GLUT5 转运至肝脏中，迅速被肝脏中果糖激酶磷酸化，导致肝内果糖 -1- 磷酸（F-1-P）堆积，AMP 含量升高，进一步影响葡萄糖、乳酸和尿酸的代谢。

肠易激综合征（irritable bowel syndrome，IBS）是一种常见的功能性肠病，以腹痛或腹部不适为主要症状。食用果糖后还会加重肠易激综合征的炎症状态，腹痛腹泻症状加重，人体实验结果显示 64% 的肠易激综合征患者对果糖吸收障碍。两项研究报道用 25g 果糖口服并检测果糖代谢情况，证实 IBS 患者对果糖存在吸收障碍，问题是目前市场中的饮料含糖量一般在 10g/100ml，如果饮料中加入的是含有 55% 果糖的高果糖浆作为甜味剂的话，人体饮用 500ml 的饮料同时将要吸收 27.5g 的果糖，这比实验果糖用量更高，所以，果糖在饮料和食物中的应用对于炎症性疾病是一个重要的危险因素，需要引起我们的重视。排除饮食中脂肪和热量的摄入情况，高果糖的摄入可直接影响肠道炎症反应，使得内毒素释放增多，内皮细胞功能障碍和紧密连接蛋白减少。

最新的流行病学研究揭示了高果糖饮食和肿瘤的发生发展成正相关关系，高果糖饮食增加胰腺癌的患病风险及胰腺癌恶性程度。当体内葡萄糖不足时，急性髓细胞样白血病细胞可利用 GLUT5 转运蛋白增加对果糖的摄入来给肿瘤细胞供能。体外细胞实验发现 Panc-1、HPAF、Capan、HCT114 和 HepG2 等肿瘤细胞在含有果糖（不含葡萄糖）的培养液中可以正常存活。快速增殖和 Warburg 效应使得肿瘤细胞需要消耗大量的葡萄糖，导致肿瘤内存在着低糖微环境，肿瘤在葡萄糖供能不足的情况下仍能保持增殖的原因目前并不明确。最新研究结果发现过量的果糖消耗与乳腺癌的发生发展密切相关，果糖可以替代葡萄糖给乳腺肿瘤细胞供能支持肿瘤的增殖，并且在对乳腺肿瘤的克隆和转移的能力方面，果糖有着和葡萄糖一样的效果。果糖转运蛋白 GLUT5 在乳腺肿瘤细胞中高度表达，但在乳腺其他正常组织中没有，表明果糖对乳腺肿瘤细胞具有高度选择性，给肿瘤细胞供能对非肿瘤细胞的增殖无明显作用。

● 果糖的未来

果糖通常在蜂蜜及甜味水果中，为了满足商业用途主要被制作成结晶体和糖浆，最常见的是高果糖浆含有近 55% 的果糖。果糖在西方餐饮中占据着重要的位置，西方国家每年消耗全球 40% 的果糖。在 1970—1990 年的 20 年间，高果糖浆的使用量增加了 1000%。在美国果糖使用量过去的 20 年中增长了 20% ～ 30%，这与同时期的肥胖迅猛的增长率相似。近年来果糖作为一种食品的甜味剂被广泛地运用于糖果、巧克力、饮料等食物中，使得果糖的消耗量迅速增多。

既然已经知道果糖的危害，但为何对于果糖的使用并未减少呢？很大程度上与当今果糖工业化生产、利润及人们对果糖的认识不足等因素密切相关。果糖的盛行已经有几十年的时间，其产业利润丰厚，在巨大的商业推广下，给民众的信息多侧重正面认知，不仅普通百姓对于果糖的认识不足，即使医务人员对其了解也未必深入，因此，愿更多的专业人士能更加客观地认识果糖，传播与果糖相关的正确信息。

睿眼观糖

胰岛素的发现：巧合还是传奇？ 品茗能减重和降低血糖？

吸烟与戒烟：糖尿病相关指标的变化令人眼花缭乱

汽车尾气、雾霾、空气污染天到糖尿病 饮料与糖尿病

大国怎…… 年龄是……

无……

Part 12

糖尿病和环境

地震与糖尿病

降糖治疗可以让你看起来更年轻

糖尿病眼部损害：远超出你关注的视网膜病变

夜班轮班工作相关糖代谢异常

新型降糖药为什么那么贵？ 胰岛素制剂的发轫－郁勃－繁盛 四季变幻与糖化血红蛋白

内分泌领域的又一个神药 抑郁和焦虑弥漫在糖尿病的世界里

年龄是否应该成为糖尿病诊断标准的一个考虑因素？

至少三千多年的慢慢长夜 无意插柳出磺脲 糖尿病第六并发症：重要但未被认识

打针不用针？胰岛素给药方式的改进

辟谷治疗糖尿病：不吃主食、少吃主食、间断禁食 你开的药他们服用了吗？

☆ 汽车尾气、雾霾、空气污染

● 汽车尾气与环境空气污染

在儿时的我，非常难以想象"汽车轮子上的国家"是怎样的景象，当时我们生活在非常偏远的农村，偶尔看到一辆经过的汽车，孩子们就会欢呼雀跃，而今北京的汽车保有量已是 610 万辆，上下班时间北京的马路都变成了停车场，甚至国内的三四线城市也非常拥堵，你再也回不到若干年前顺畅的交通状况。过去说汽车"马达一响，黄金万两"，现在是汽车马达一响，尾气增长、污染增长。在中国汽车的大量出现在改变交通的同时对环境也造成巨大的影响。

环境空气污染源自大量人为因素（工业、发电厂、垃圾焚烧、交通、家庭燃烧和烹饪、建筑、机械磨损和农业）和环境来源（森林火灾、火山喷发、土壤和粉尘、花粉和霉菌）。城市空气污染取决于上述列出的来源范围及地理和气象条件（季节、温度、湿度、风向、风力等）。交通产生的排放物（柴油机尾气、汽车尾气等）是城市污染的主要来源之一，其与疾病的关系，尤其是与代谢疾病的关系越来越受到重视。

城市污染是复杂的化学物质混合物，也可以广泛地表示为气体、半挥发性液体和颗粒。燃烧产生的环境空气污染物中发现有许多气体，如二氧化硫、CO_2 和 CO，特别是近来备受关注的臭氧（O_3）和二氧化氮（NO_2）。O_3 容易直接通过自由基生成氧化其他空气污染物和生物 / 细胞物质。NO_2 可作为氧化剂，也可以通过硝酸形成、亚硝化反应和自由基反应调节细胞功能。大量的半挥发性有机化合物形成了空气污染的"液态"相，包括甲烷、苯、萘、甲醛和烷烃，以及多种多环芳烃（PAHs）、多氯联苯和多溴联苯醚。半挥发性化学物质与气体（如甲烷和臭氧之间）及颗粒（含碳表面吸收）组分的紧密相互作用经常导致环境空气污染物中的"液态"相，通常从毒理学角度称为"悬浮微粒"（PM）。

值得强调的是城市空气污染物数据显示通过全身性作用对心血管系统产生不利影响，这些疾病包括肾血流受损、肾脏疾病、代谢综合征、糖尿病恶化、胎盘循环改变及表观遗传学改变，可能影响后代心肺及内分泌代谢疾病的发生。环境污染和吸烟的化学成分两者都来源于复杂的富碳材料的燃烧，烟气的成分具有显著的相似性。尽管存在一定差异，但这些污染物对健康的影响大致相同（图3）。

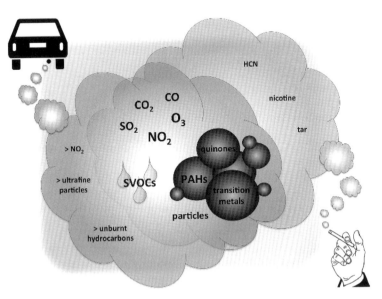

图3　污染物对健康的影响

● 汽车尾气与糖尿病相关性

Chen M 等研究证实，产前暴露于柴油机尾气 PM2.5（DEP）会导致成年后代 β 细胞功能障碍，在早年遭遇导致胎儿和（或）新生儿发育异常的环境应激因素可能增加对（如糖尿病等）非传染性疾病的易感性。母体暴露于环境细颗粒物（PM2.5）与各种胎儿异常相关联，这表明它可以编程后代的糖尿病易感性。腹膜内葡萄糖耐量试验（IPGTT）显示雌鼠接触 DEP 显著损害了成年雄性子代的葡萄糖耐量。出乎意料的是，这并没有影响它们的胰岛素敏感性，而葡萄糖诱导的胰岛素分泌显著降低。组织学分析显示，胰岛素分泌不足伴有胰岛和 β 细胞缩小。

随着机动车保有数量的增加，由于汽车尾气所带来的污染也日益严重。目前至少有 6 个已发表的流行病学研究显示，PM 或交通相关的空气污染物与 DM 之间存在某种程度的关联。至少有另外两项研究证实了空气污染物的环境水平与人体胰岛素敏感性标志之间的关系。在大多数研究中，2 型糖尿病和 1 型糖尿病之间没有区别。因为绝大多数糖尿病患者是 2 型糖尿病，所以这些关联可能描述了 2 型糖尿病的效应。有研究显示，居住在繁华街区的儿童长期吸入高浓度汽车尾气会大大增加发生胰岛素抵抗的可能，研究者选择 379 名儿童，分别观察了汽车尾气中的二氧化氮、颗粒物对胰岛素敏感性的影响，发现二氧化氮和颗粒物分别使胰岛素抵抗的风险增加了 17% 和 19%。研究者同时发现，儿童的生活区域越是靠近主要街区，其胰岛素敏感性下降越明显。在加拿大安大略省对 7634 人的研究发现，汽车尾气的慢性暴露（NO_2），对于女性，NO_2 增加 1ppb 糖尿病的风险增加 4%（95%CI：$1.00 \sim 1.08$），在男性中并没有发现这种关联。美国的两个队列研究发现，在调整相关因素后，PM2.5\PM10 年度浓度变化与糖尿病发生风险没有明确关联，但居住房屋距离道路（roadway）的远近与糖尿病发生呈反相关，距离道路 50 米以内的女性糖尿病发生的风险增加 15%（95%CI：1.03 ～ 1.27）。洛杉矶的 Black Women's Health Study 对 3992 名非糖尿病女性进行 10 年的随访观察，发现 NO_2 暴露与糖尿病关联，调整相关因素后风险依然增加25%（HR=1.25，95% CI：1.07 ～ 1.46），患高血压的风险也增加 14%。该研究没有看到 PM2.5 与糖尿病的关联。中国台湾地区对 1023 例老人的研究发现，年平均 PM10 水平与空腹血糖水平和 HbA1c 显著相关。尽管并非所有研究的结果都是阳性的，但大多数观察结果支持空气污染，特别是与交通有关的来源与 DM 相关。研究中指出的不同关联可能涉及许多差异，其中包括人群特征、风险因素、个体敏感性、队列数据的稳健性、2 型糖尿病的发病率，暴露评估方法的技术层面、污染类型 / 来源及空气污染暴露的程度和持续时间。在这些研究中发现的性别差异可能与真正的生物敏感性差异有关，其他考虑因素还包括社会经济地位低下，压力大，以及城市环境中普遍存在的特征不明的污染物等因素。

● **雾霾**

2015 年，一部名为《苍穹之下》的环境纪录片在网上横空出世，引发了全网乃至全社会的热议。据说这部纪录片是央视前主持人柴静自己筹措经费进行拍摄的，关注于近些年在中国部分省市肆虐的雾霾。该片在网络上点击率惊人，很多人被柴静所提供的关于雾霾的数据所震惊。但也有很多人认为这部片子过度地宣扬了去工业化，过于煽情，不客观。不管对这部片子的评价如何，有一件事情是事实存在、不可否认的：中国的空气污染已经相当严重，尤其是中国的北方地区，雾霾问题确实不容忽视。

雾霾是"雾"和"霾"的组合词，是特定气候条件与人类活动相互作用的结果。高密度的人口经济和社会活动必然会排放大量细颗粒物（PM2.5），一旦排放超过大气循环能力和承载度，细颗粒物浓度将持续积聚，此时如果受静稳天气等影响，极易出现大范围的雾霾。二氧化硫、氮氧化物和可吸入颗粒物是雾霾的主要组成，前两者为气态污染物，最后一项颗粒物才是加重雾霾天气污染的罪魁祸首，它们与雾气结合在一起，让天空瞬间变得阴沉灰暗。颗粒物的英文缩写为PM，中国监测的主要是细颗粒物（PM2.5），也就是直径≤2.5μm的污染物颗粒。这种颗粒本身既是一种污染物，又是重金属、多环芳烃等有毒物质的载体。雾霾有多种来源，包括机动车尾气、燃煤废气、工业废气、建筑工地和道路交通产生的扬尘等，因此雾霾常出现在城市。随着工业化和经济的迅速发展，"雾霾"现象愈演愈烈，让人无法忽视。2013年，"雾霾"成为中国年度关键词。这一年的1月，4次雾霾过程笼罩30个省（区、市）。有报告显示，中国最大的500个城市中，只有不到1%的城市达到世界卫生组织推荐的空气质量标准，世界上污染最严重的10个城市有7个在中国。2014年1月4日，国家减灾办、民政部首次将危害健康的雾霾天气纳入2013年自然灾情进行通报。

雾霾令人恐惧，不只因为其遮天蔽日的能力，还因为其对健康的危害。雾霾对人体多个系统造成损伤，首当其冲的就是呼吸系统。雾霾中的可吸入颗粒物通过呼吸进入呼吸道，会引发支气管炎、哮喘等疾病，并可能增加肺部恶性肿瘤的发病率。雾霾天气空气中污染物多、气压低，容易诱发心血管疾病的急性发作。雾霾天气还会减弱紫外线，影响维生素D的合成；影响人们的心理健康，使抑郁发病率增高。除了这些为人熟知的危害，雾霾还可能会影响人体的代谢，增加糖尿病的风险。

睿眼观糖

2002 年，Alan Lockwood 的一篇生态学研究首次将糖尿病与工业废气联系起来。其后，各种流行病学研究开始出现，探讨糖尿病与空气污染的关系。多篇 Meta 分析显示空气污染可增加糖尿病的发病率，一篇 Meta 分析发现 PM2.5 的浓度每增加 10mg/m^3，糖尿病的发生风险增加 10%；NO$_2$ 每增加 10 mg/m^3，糖尿病风险增加 8%。并且女性较男性受空气污染的影响大。另一篇 Meta 分析显示，长期暴露于空气污染物（包括 PM2.5、PM10、NO$_2$）升高糖尿病发病率。另有几篇 Meta 分析发现，气体污染物和颗粒物与糖尿病发病率和病死率相关，但关联较弱。也有研究经过 9 年的随访，发现大气污染物与糖尿病事件无关。中国相关的流行病学资料来自于南京大学的研究者们，发表于 2016 年。该研究基于全国范围，随访 9 个月共调查 11 847 名成年人，其中 1760 例确诊糖尿病，占总人数的 14.9%，研究期间参与者 PM2.5 的平均暴露浓度为 72.6ug/m^3。研究发现 PM2.5 暴露浓度的升高与糖尿病发病率明显相关，PM2.5 每升高 41.1μg/m^3，空腹血糖增高 0.26mmol/L，HbA1c 升高 0.08%。

空气污染可能增加糖尿病的患病风险，而糖尿病患者的健康更易受到空气污染影响。一些研究比较糖尿病患者和非糖尿病患者在经历短期空气污染暴露后病死率的变化，发现患糖尿病者在短期空气污染暴露后全因病死率更高。不管是短期还是长期暴露于空气污染均能增加糖尿病患者的糖尿病相关病死率。空气污染与糖尿病相关的机制可能包括：PM2.5 会引起全身炎症，能引起线粒体功能障碍和棕色脂肪组织功能异常，并且可以通过氧化应激引起胰岛素抵抗。还有研究指出，PM10 可以引起与胰岛素敏感性相关的基因发生突变，从而增加糖尿病风险。

苍穹之下，有我家园。每个发达国家都有一个工业化的过程，很多国家都经历过雾霾。雾霾或许可以不是发展中的必经之路，也可以不是经济发展一定要接受的副产品。我们不可能因为雾霾长期停工停产车辆限行，重归田园牧歌式的原始农业社会或许不切实际，但我们可以积极对雾霾进行治理，先污染再治理的做法相当的不科学，应当在充分考虑环境保护的基础上施行项目，从个人做起，从点滴做起，节能减排、减少各种污染，才能有环保绿色的生活。

☆ 有机物污染：从"寂静的春天"到糖尿病

1962 年一本书的出版在全世界引起了轩然大波，直到今天，当提到环保议题时，这本书的名字仍在被反复提起——《寂静的春天》。这本书以寓言为开头向我们描绘了一个美丽村庄的突变，并从陆地到海洋，从海洋到天空，全方位地揭示了化学农药的危害，这是一本公认的开启了世界环境运动的奠基之作。我们这个章节的主角就是造成了"寂静的春天"的有机污染物。

持久性有机污染物（Persistent Organic Pollutants，POPs）是指通过各种环境介质（大气、水、生物体等）能够长距离迁移并长期存在于环境，具有长期残留性、生物蓄积性、半挥发性和高毒性，对人类健康和环境具有严重危害的天然或人工合成的有机污染物质。POPs 具备四种特性：高毒、持久、生物积累性、远距离迁移性。POPs 在低浓度时也会对生物体造成伤害，例如二噁英类物质中最毒者的毒性相当于氰化钾的 1000 倍以上，号称是世界上最毒的化合物之一，每人每日能容忍的二噁英摄入量为每千克体重 1pg，二噁英中的 2，3，7，8-TCDD 只需几十 pg 就足以使豚鼠毙命，连续数天施以每千克体重若干 pg 的喂量能使孕猴流产。POPs 具有亲脂性，可以在生物体的脂肪组织中进行生物积累，随着食物链位置的上升逐渐积聚成高浓度，而位于食物链顶端的人类会遭受最大的毒性作用。POPs 不易分解，半衰期长，二噁英类物质在气相中的半衰期为 8～400 天，水相中为 166 天到 2119 年，在土壤和沉积物中约 17 年到 273 年。POPs 还可以通过风和水流传播到很远的地方，目前在北极圈这种远离污染源的地方都发现了 POPs 的污染。

国际 POPs 公约首批 POPs 分为有机氯杀虫剂、工业化学品和非故意生产的副产物三类。第一类有机氯杀虫剂主要包括艾氏剂（aldrin）、氯丹（chlordane）、滴滴涕（DDT）、狄氏剂（dieldrin）、异狄氏剂（endrin）、七氯、六氯代苯（HCB）、灭蚁灵（mirex）、毒杀芬（toxaphene）等。第二类工业化学品包括多氯联苯（PCBs）和六氯苯（HCB）。最后一类生产中的副产品包括二噁英和呋喃。事实上，符合 POPs 定义的化学物质还远远不止上面所提到的这些，还包括开蓬、六溴联苯、六六六、多环芳烃、六氯丁二烯、八溴联苯醚、十溴联苯醚、五氯苯、多氯化萘（PCN）和短链氯化石蜡等。这些化学物质很多已经被多个国际停止生产和使用，或者限制使用。但是因为 POPs 的持久性、远距离迁移性等特性，世界上已很难找到没有 POPs 存在的净土了，相应地几乎人人体内都有或多或少种类，或高或低含量的 POPs。西班牙格拉纳达大学放射医学和物理治疗系的科研人员于 2008 年 1 月公布的一项最新研究结果表明，在他们所检测的 387 名成年西班牙志愿者的脂肪组织样品中，100% 都被检出有一种以上的持久性有机污染物，主要有滴滴涕的代谢物滴滴伊（检出率 100%）、多氯联苯 PCB-153（检出率 92%）、六氯苯（检出率 91%）、多氯联苯 PCB-180（检出率 90%）、多氯联苯 PCB-138（检出率 86%）、六六六（检出率 84%）等。而在北京进行的一项针对持久性有机污染物的调查发现，在北京采集的孕妇的乳汁里，300 多位孕妇的乳汁中有 90% 检出多氯联苯或者有机磷农药等POPs，有 10% 的人处在比较危险的水平。

　　POPs 是有毒性的，它会影响儿童的出生体重，令出生体重降低、发育不良，影响神经系统功能，危害生殖系统；增加恶性肿瘤发病率等。除此之外，POPs 对内分泌系统也有影响。研究发现，二噁英及其他持续有机污染物，如多氯联苯、二氯二苯二氯乙烯（DDE）、杀虫剂的主要代谢产物、滴滴涕（DTT）、六氯苯、六六六等，均为 2 型糖尿病的潜在危险因素，它们还被称为"内分泌干扰化学品"，被环境保护协会定义为"可以干扰维持机体稳态、生殖、发育或行为的生理激素的产生、释放、转运、代谢、结合、发挥功能或清除的外源性物质"。

　　一些流行病学研究为二噁英及其他 POPs 暴露与 2 型糖尿病发病率之间的关系提供了证据。最初的研究多集中在职业暴露人群中，很多越战的退伍军人曾暴露于 2，3，7，8- 四氯二苯并二噁英（TCDD 或单纯二噁英），这是除草剂配方中的污染物——橙色剂，在 1961—1971 年被美国空军广泛用于脱叶。在很多年以后，这些退伍军人的血中仍有明显的二噁英残留，经长期随访，研究者们发现 2 型糖尿病的发生与二噁英暴露有明显相关。1976 年 7 月 10 日，意大利米兰北部 25km 的小镇赛韦索附近的一家化工厂出现了生产事故，导致高浓度的二噁英暴露。研究者对这些受害者们进行了 25 年随访，发现女性中糖尿病病死率明显升高。动物实验也发现，给怀孕肥胖小鼠以含有低剂量 TCDD 或其他 POPs 的饮食，可以诱导性别特异的代谢紊乱。对 1054 名 "油病"受害者的 24 年随访也得到相似结果，这些人在 20 世纪 70 年代晚期不小心暴露于添加了多氯联苯的米糠油。近些年，相关研究的研究对象开始由职业暴露或机会性暴露的人群扩展到普通人群。Fierens 等在比利时一项基于人群的研究中首次发现糖尿病患者血中二噁英和多氯联苯水平明显升高。2006 年，通过分析 1999—2002 年美国国家健康调查的横断面数据，Lee 等发现血 POPs 浓度（特别是氯化合物）与糖尿病强相关，随后将结论推广到血 POPs 水平与非糖尿病成年人胰岛素抵抗、代谢综合征发病率、腹型肥胖的关系。Lee 和同事还发现，血谷氨酰转肽酶（GGT）可能为预测暴露于 POPs 后发生糖尿病的标志物。西班牙的一项基于普通人群的研究发现糖尿病患者或糖尿病前期患者的血 POPs 浓度更高。其他基于普通人群的研究也确认了 POPs 暴露与糖尿病发生率正相关，但目前的研究存在一些共同的局限性，如多为横断面研究，存在选择偏移和混杂因素等。

　　POPs 暴露引起糖尿病发生可能由于其会引起胰岛素抵抗和胰岛素分泌障碍。胰岛素在脂肪组织、肝脏和肌肉摄取葡萄糖的过程中发挥关键作用。胰岛素通过与受体结合，引起一系列级联反应，最终实现葡萄糖转运体从内质网到细胞膜的位置改变，实现葡萄糖摄取。胰岛素与其他配体对受体的竞争，以及级联反应中相关基因的表达异常，可以引起胰岛素抵抗，胰岛 β 细胞过度产生胰岛素以代偿胰岛素抵抗可以引起细胞衰竭及 2 型糖尿病的发生。在人和动物的研究中均发现 POPs 可以影响上述过程。POPs 增加糖尿病或非糖尿病患者群胰岛素抵抗的风险。研究发现，对于曾暴露于 TCDD 的非糖尿病患者群来说，TCDD 暴露水平越高，糖负荷试验后空腹和餐后胰岛素水平更高，这说明高水平 TCDD 可能引起胰岛素抵抗。但是也有研究认为 POPs 不影响胰岛素抵抗，而是通过影响胰岛素分泌导致糖代谢异常。Jorgensen 和他的合作者发现 POPs 与胰岛素分泌指数有明显负相关的关系，POPs 会影响基础和激发后的胰岛素分泌。研究发现，与血糖正常的人相比，糖尿病前期和糖尿病患者血中某些 POPs 的水平更高，而且，在非糖尿病患者群中，更高的 POPs 水平与空腹血糖升高、葡萄糖氧化降低、脂肪氧化升高、血游离脂肪酸浓度升高有关。

动物实验也发现 POPs 会影响胰岛素敏感性。第一项观察 POPs 与胰岛素抵抗关系的动物研究在 Sprague–Dawley 鼠中进行。这些鼠通过摄入含有 POPs 的高脂饮食进行暴露，暴露 28 天后使用高胰岛素 – 正葡萄糖钳夹技术评估其比目鱼肌和附睾脂肪的胰岛素敏感性。该研究发现，POPs 暴露的动物的骨骼肌出现明显的胰岛素依赖的葡萄糖摄取抑制，用 POPs 处理的脂肪细胞也同样出现上述现象。用含 POPs 的高脂饮食喂养 C57BL/6J 小鼠后，也发现其与单纯高脂饮食组相比，空腹和餐后血糖明显升高，这些结果都从动物实验的角度证明了 POPs 影响胰岛素敏感性。

为了推动 POPs 的淘汰和削减，保护人类健康和环境免受 POPs 的危害，在联合国环境规划署主持下，2001 年 5 月 23 日，包括中国政府在内的 92 个国家和区域经济一体化组织签署了斯德哥尔摩公约，其全称是《关于持久性有机污染物的斯德哥尔摩公约》，又称 POPs 公约。2009 年 4 月 16 日，环境保护部会同国家发展改革委等 10 个相关管理部门联合发布公告，决定自 2009 年 5 月 17 日起，禁止在中国境内生产、流通、使用和进出口滴滴涕、氯丹、灭蚁灵及六氯苯（滴滴涕用于可接受用途除外）。尽管这样，已经在人体内的 POPs 还是会持续存在并给人体带来损伤，或许这就是经济发展的代价。

睿眼观糖

☆ 有些食材富含"重金属"

科学技术的发展是一把"双刃剑"，在改善生活状况的同时，对人们赖以生存的环境有可能造成不可逆的破坏。大量的重金属及其化合物随着人类活动进入土壤、大气及水环境，超过其天然浓度，引起严重的环境污染，同时对人体造成危害，此即重金属污染。全球疾病负担研究显示，在中国主要致死致残的前 15 位危险因素中，环境颗粒物污染、燃烧导致的室内空气污染及铅污染均与重金属污染有关。

重金属是指密度 > 4.5g/m³，相对密度 > 5，原子量 > 55 的金属，包括金、银、铜、铁、镉、铅、汞、砷等。除了工业生产如采矿、工业废气废水带来的重金属外，日常生活所接触的海鲜、膨化食品、化妆品、颜色艳丽的餐具等都含有重金属。大部分重金属并非生命活动所必须，但其可通过皮肤、呼吸道、消化道等多种途径侵入人体，并与人体内的有机成分结合，形成稳定的金属络合物或金属螯合物，对人体产生危害。

重金属进入人体后，可与人体内的蛋白质、核酸等结合，发生强烈的相互作用，导致细胞结构及功能异常，同时，可与体内重要的酶的非活性位点结合，使其失去活性。因此，摄入少量的重金属即可产生中毒反应。与其他污染物不同，重金属具有富集性，很难在环境中通过自然界本身物理的、化学的或生物过程降解，因此容易在环境及人体内蓄积。

目前已知对人体危害最大的 5 种重金属包括铅、汞、铬（六价）、镉、砷。国内外研究表明这些重金属可沉积于人体心、脑、肾、骨骼等多种组织器官，造成多脏器损伤，其暴露与多种急慢性疾病密切相关。近年来，重金属污染对糖尿病的影响越来越受到人们的关注。Siyuan 等提出慢性暴露于汞、铅、非金属砷等重金属物质可导致 2 型糖尿病的发病率明显上升，其中研究较多的是砷对糖尿病的影响。

砷是一种非金属元素，一般以三价的形式存在于土壤、水及空气中，可通过呼吸道和消化道进入机体，正常情况下人体每天从食物及环境中摄入少量的砷，在体内通过氧化甲基化反应，最终以五价的二甲基砷酸形式随尿液排出体外。过多的砷摄入可引起以皮肤损害为主的慢性中毒，同时可对心、肾、脾等重要脏器造成严重损伤。长期摄入还可增加患恶性肿瘤的风险。

近年来，砷引起的饮用水污染已在多个国家及地区造成高剂量砷暴露，砷暴露所带来的危害也越来越引起人们的关注。流行病学研究显示，慢性砷暴露与糖尿病密切相关。一项在中国台湾地区西南部沿海的重度砷污染区（饮用水中砷浓度为 700 ～ 930μg/L）开展的横断面研究显示，污染区 2 型糖尿病的发病率为非污染地区发病率的 2 ～ 5 倍，在矫正混杂因素的影响后发现累积砷暴露（饮用水砷浓度 × 饮用时间）与糖尿病患病风险呈剂量依赖性。

瑞典一项研究显示，呼吸道吸入砷可增加糖尿病的患病风险。在孟加拉国、墨西哥等砷暴露地区也发现砷暴露与糖尿病的相关性。同时，一项关于饮用水砷暴露与糖尿病关系的 Meta 分析指出，砷暴露组糖尿病患病率明显高于非暴露组（OR=3.15，95%CI：1.12 ～ 8.88）。以上均提示慢性砷暴露可能为糖尿病发生的危险因素之一。

砷可以通过影响糖代谢的多个环节，导致糖尿病的发生，但其具体发病机制尚未完全明了。研究显示，砷对胰岛素合成与释放过程产生影响，其他重金属可能也有类似的作用。在糖代谢过程中，胰岛通过释放胰岛素及胰高血糖素在维持正常血糖水平的过程中起着至关重要的作用。

胰岛素分泌缺陷和（或）胰岛素作用缺陷是 2 型糖尿病发生的重要原因。研究表明，砷暴露可导致胰岛 β 细胞结构及功能的改变，从而影响胰岛素的释放，导致糖尿病的发生。Andrea 等提出，慢性砷暴露可以导致胰岛 β 细胞损伤，低剂量砷对细胞活性无明显影响，但高剂量砷（10mM）培养 72 小时可使细胞活性降低至 67%，继续培养至 144 小时后可观察到细胞活性降低至 17%，砷暴露对细胞活性的影响呈时间、剂量依赖性，给予低剂量（5mM）砷培养胰岛 β 细胞 72 小时后，可观察到 β 细胞基础胰岛素分泌无明显改变，但葡萄糖激发的胰岛素分泌降低 62%，随培养时间延长，细胞无法识别胞外葡萄糖浓度，从而无法调节胰岛素释放，即葡萄糖刺激的胰岛素分泌减少。因此认为慢性砷暴露可能通过影响胰岛 β 细胞的功能，影响葡萄糖刺激的胰岛素分泌功能，导致糖尿病的发生。

日本学者 Yamanaka 提出，砷暴露可导致体内发生氧化应激反应。Yamanaka 认为砷在体内发生甲基化形成有机砷时可诱导细胞产生氧化应激反应。同时，有机砷可进一步与氧分子反应生成自由基，对人体产生损伤。Barchowsky 等人的研究也发现砷暴露可增加血管内皮细胞的氧耗，从而产生大量的超氧阴离子及氧化氢。动物实验显示，大鼠连续饮用 iAs3+ 溶液（17mg/kg）90 天后，胰岛细胞内 MDA、GSH 升高，细胞发生氧化应激反应。砷暴露使细胞内活性氧自由基（reactive oxide species，ROS）增多，当超过细胞内氧化 - 抗氧化平衡时，可引起细胞内蛋白质、核酸等发生过氧化损伤，影响细胞功能。胰岛 β 细胞内缺乏抗氧化酶，因此易受氧化应激损伤，慢性砷暴露可诱导 β 细胞发生氧化应激反应，细胞内 ROS 增多，诱导细胞膜磷脂的脂质过氧化反应，并损伤 DNA，导致细胞功能障碍，胰岛素合成及释放减少，甚至发生凋亡。

动物实验显示，低浓度砷刺激胰岛 β 细胞时可观察到细胞内胰岛素葡萄糖诱导的胰岛素分泌较对照组明显减少，胰岛素 mRNA 表达较对照组无明显异常。考虑为低浓度砷引起 β 细胞发生氧化应激时，激活 Nrf2，Nrf2 入核后可与抗氧化反应原件 ARE 序列结合，诱导抗氧化蛋白的表达，从而对细胞产生保护作用，胰岛素的合成不受影响。但在胰岛 β 细胞中，ROS 可作为信号分析调节葡萄糖刺激的胰岛素释放，Nrf2 激活可导致细胞内 ROS 减少，影响其对葡萄糖刺激的胰岛素释放信号通路的作用，导致胰岛素释放减少。

砷可促进细胞凋亡。研究表明，砷可上调细胞内 *P53* 基因表达，抑制 *bcl-2*、*bax* 等抗凋亡基因的表达，从而促进胰岛 β 细胞凋亡。同时，三价砷可与细胞中的巯基结合，导致细胞呼吸链中的关键酶结构及功能异常，导致细胞代谢障碍，促进细胞坏死凋亡，导致胰岛素合成与分泌异常。

砷对肝糖异生产生影响。糖异生是指由简单的非糖前体（乳酸、甘油、生糖氨基酸等）转变为葡萄糖或糖原的过程，在糖脂代谢中发挥着重要作用。糖异生的主要生理意义为维持机体饥饿状态时的血糖相对恒定。肝脏是糖异生的主要器官，其糖异生作用受胰高血糖素及胰岛素的共同调节，并通过相互拮抗的作用维持正常的血糖水平。正常情况下，

胰腺 β 细胞合成释放的胰岛素通过激活 PI3K/Akt 通路使 FoxO1 转录因子发生磷酸化，磷酸化的 FoxO1 由细胞核转位至胞质，失去活性，抑制葡萄糖 -6- 磷酸酶（glucose-6-phosphatase，G-6-Pase）及磷酸烯醇式丙酮酸羟化酶（phosphoenolpyruvate carboxykinase，PEPCK）活性，从而抑制肝糖异生。PEPCK 是催化糖异生反应的关键酶，PEPCK 过表达可使肝糖异生增强，肝葡萄糖输出增加，导致糖尿病的发生。

砷可以影响 DNA 的合成与修复过程。研究发现，砷（100μmol/kg）处理 14 天鸡胚胎后，其 PEPCK mRNA 表达水平明显升高，并呈时间依赖性。大鼠肝癌细胞系给予高剂量砷刺激后也可观察到 PEPCK mRNA 表达水平均较对照组增加。Joshua 等人进一步对调节 PEPCK 基因表达的核转录因子 SP1、AP-1、NF-κB 进行研究，发现砷暴露可明显上调 AP-1 的表达（砷对 SP1 及 NF-κB 的影响具有器官特异性），由此认为，砷可能通过作用于细胞核转录因子，进而上调 PEPCK 基因的表达，引起糖异生加强，导致糖尿病的发生，但其具体的机制仍有待进一步探讨。

有研究发现，砷对外周组织摄取利用葡萄糖的过程也产生影响。Nava 等发现，在 3T3-L1 前脂肪细胞中，砷暴露可导致胰岛素信号通路中的 PI3K 激酶活性降低，导致胰岛素刺激的葡萄糖转运蛋白 4（GLUT4）转位障碍。细胞实验发现，10μM 砷处理细胞后，细胞内 GLUT4 的基础表达较对照组减少，给予胰岛素刺激后，砷暴露组细胞膜上的 GLUT4 表达减少，提示其同时出现转位异常。砷暴露可能通过抑制 GLUT4 的合成及转位，阻碍靶器官对葡萄糖的摄取，导致糖尿病的发生。

砷暴露与糖尿病关系的研究相对较多，其他重金属的过度暴露可能通过相同或近似的机制发挥作用，关于此有待进一步的证据积累。随着中国工农业的迅猛发展，越来越多的重金属通过各种途径进入我们周围的环境当中，对土壤、水及大气造成污染，而海鲜、某些鱼类或鱼的一些部位容易重金属聚集，膨化食品、化妆品、颜色艳丽的餐具也常常出现在我们的生活之中，重金属污染离我们不再遥远，甚至有可能存在于我们生活的多个角落。

如何减少重金属的摄入至关重要。日常生活中要注意避免可能富集重金属的食物（或物品）或重金属容易超标的食物（或物品），包括海鲜、鱼头、鱼皮、动物内脏、个别中药长期应用（雄黄含砷、朱砂含汞）、皮蛋、易拉罐装饮料、花色鲜艳的餐具、劣质饮水机里面的水、部分化妆品、铜制或铅制的水龙头等。在日常生活中，我们应注意使用绿色环保建材，使用含铅量符合国家规定的水龙头，购买正规饮水设备，尽量选择花纹、釉彩少的餐具。

在饮食方面，注意多饮水，促进重金属物质的排泄。多饮乳制品，保护胃黏膜，减少重金属物质的吸收。多进食粗纤维食物、富含维生素 C 的食物，以及豆制品、木耳等促进重金属物质排出的食物。少吃动物内脏，内脏是重金属的代谢部位，为重金属富集的部位。在海产品中，海带、紫菜及深海鱼类重金属含量较高，尽量少食用。

目前政府有关部门积极出台相关政策来控制重金属的污染，并对已造成的污染进行治理。同时，每一个人都应充分认识到重金属污染的危害，增强环境保护意识，从个人做起，积极响应国家制定的有关环保的法律、法规。对部分地区已存在的耕地、水环境重金属污染采取适当措施，改善我们赖以生存的环境，以减少重金属污染相关疾病的发生。

睿眼观糖

☆ 地震与糖尿病

2008 年 5 月 12 日 14 时 28 分 04 秒，8 级强震猝然袭来，大地颤抖，山河移位，满目疮痍，生离死别……汶川地震是新中国成立以来破坏性最强、波及范围最大的一次地震。地震重创约 50 万平方公里的中国大地，无数灾民家庭破碎、流离失所。地震改变了这些灾民的人生轨迹，也可能改变了他们的糖代谢情况。

在汶川地震发生 1 年后贾晓利等启动了一项研究，对重灾区移动板房居住人群 3230 名进行筛查，对其中指尖 FBG ≥ 5.0mmol/L 或血压 ≥ 140/90mmHg 者行 75g 葡萄糖 OGTT 筛查，发现与全国 2008 年糖尿病调查结果相比，地震重灾区居民糖尿病的患病率无明显差异，但新诊断率较高（59.7% *vs.* 35.0%），糖调节受损发生率高（85% *vs.* 69%），新诊断糖尿病和糖调节受损合并高血压的发生率较其他地区明显增高。

一项研究将 3 年前四川汶川地震同一灾区临时板房居住的 606 例灾区居民及在四川省人民医院体检中心进行健康体检的 200 例成都居住居民进行比较，地震后板房居住居民的 2 型糖尿病患病率较成都居住居民明显增高并且胰岛素抵抗指数升高，但相关研究的结论并不一致。另一项研究对北川县 600 余名灾民进行血糖筛查，发现灾后糖尿病的患病率并无明显增高。

地震短期对经历者的血糖和糖尿病发生率可能会产生影响，那么地震对经历者远期甚至后代的血糖是否有影响呢？1976年唐山大地震后有人进行过相关研究。来自河北医科大学的研究者们在唐山大地震约40年后，观察地震经历者血糖的情况，发现经历唐山地震的人群远期空腹血糖有增高的趋势，空腹血糖受损及糖尿病发生率增高，并且该变化在女性中明显。经历地震且无亲人丧失者糖尿病风险增加1.9倍，经历地震应激并且有亲人丧失者糖尿病风险增加2.3倍，同时还分析了地震应激对母孕期或婴儿期经历地震的人群成年后糖尿病发生率的影响，该研究发现早年地震应激可以导致个体糖尿病远期风险显著增高，在地震中遭受亲属丧失与远期糖尿病风险显著相关。

除了可能增加糖尿病风险，地震亦会影响糖尿病患者的血糖控制。日本位于环太平洋地震带上，一年到头大震小震不断。关于地震对血糖影响的研究以日本为多。2011年3月11日，日本东北部海域发生里氏9.0级地震并引发海啸，造成重大人员伤亡和财产损失，日本内阁将这次地震称为"东日本大地震"。地震后也涌现了一批关于震后糖尿病患者血糖控制情况的研究报告。地震后糖尿病患者血糖控制变差，HbA1c升高，其中内源性胰岛素分泌受损相对严重的患者、在地震中房屋受损、亲人丧失者血糖更易波动。一项回顾性研究观察东日本大地震后在索玛中心医院门诊定期随访的2型糖尿病患者的血糖控制，随访发现震后患者的HbA1c水平并未恶化，考虑与门诊定期随访、进行药物调整有关。

地震增加糖尿病风险，影响糖尿病患者的血糖控制可能有以下几个原因：①地震灾害会造成家庭财产的损失、个人身体受伤、家庭成员的去世，引起严重的精神应激。精神应激会引起多种应激激素（升糖激素）分泌增多，激发全身炎症反应，引起胰岛素抵抗加重，引起血糖波动。精神应激是地震等灾害引起血糖升高的重要原因。②震后在临时庇护所

睿眼观糖

居住会引起运动量减少。③饮食习惯的改变会影响血糖的控制。震后食物供应有限，以速食食品和肉类罐头等为主，蔬菜水果摄入不足。④很多患者在灾后降糖药使用不规范，条件受限使患者疏于监测血糖。⑤灾后居住环境差，很多灾民休息不好，容易出现睡眠剥夺或睡眠片段化。

尽管地震与糖尿病之间的关联及相关机制还不明确，但很多研究证据都提示地震等自然灾害会影响糖代谢，主要通过生活方式的改变以及精神应激发挥作用。中华医学会组织内分泌专家组（参会专家包括杨文英、陆菊明、肖新华、肖建中等教授、中华糖尿病杂志编辑部杨颖主任及本人）进行讨论，讨论认为地震造成的应激反应有可能恶化原有的糖尿病血糖控制，并使原来的"隐性糖尿病"显性化，糖尿病出现急性并发症或慢性并发症恶化，建议有关部门在地震等重大自然灾害发生后重视对灾区群众进行心理辅导和干预，并重视对新发糖尿病的筛查，关注糖尿病患者的血糖波动、急性并发症的发生及慢性并发症的恶化，尤其应关注女性及有亲属伤亡的人群。在救灾现场应配备有内科（内分泌代谢科）医生，救灾药品应包括胰岛素及其他降糖药物。

☆ 冲动是魔鬼：情绪应激与糖尿病

在影视剧中经常能看到主人公在经历大喜大悲时突然手捂胸口、猝然倒地。清朝的《儒林外史》中也提到了"范进中举"的故事，老儒生范进参加科举多次终于中举后开心得发了疯。这些都说明，当人们经历重大生活事件时不仅情绪上会感受到极大的喜悦或悲伤，机体功能也随之发生了变化，那么情绪应激是否也会影响代谢疾病呢？

长期以来，人们就提出情绪应激（emotional stress）在糖尿病的发生发展中起着重要的作用。400多年前，著名的英国医生 Thomas Willis 指出，糖尿病经常发生在那些经历了显著的生活压力、悲伤或长期处于不幸中的人们身上。直到1935年，美国精神病学家 Menninger 博士第一个验证了 Thomas Willis 的假说，指出心因性糖尿病的存在并描述为"diabetic personality"。30年后，Slawson 等在美国医学协会杂志上描述"25名糖尿病患者中80%都于糖尿病发病前1～48个月当中经历过情绪应激"。然而该研究存在一些重要局限性，例如样本量太小，回顾性研究，未设对照组以致出现较高选择偏倚风险等。最近，许多研究者为了证明情绪应激是2型糖尿病发展的一个危险因素而做了不少研究，越来越多的证据证明情绪应激促进2型糖尿病的发生与发展。

重大生活事件对心理和生理都会造成巨大影响。重大生活事件主要包括家庭生活、工作学习和社交三个方面的生活事件，既包括好的生活事件，也包括坏的生活事件。2000年，Mooy 等对荷兰研究的数据进行分析，发现在过去5年中经历了重大生活事件的人患2型糖尿病的风险是对照组的1.6倍。Kumari 等发现，经历过2次或2次以上生活事件的男性患糖尿病的风险增加，而女性患糖尿病的风险却没有显著差异。

了解心理学的人肯定听说过弗洛伊德和他的精神分析理论。弗洛伊德的精神分析经常把成年后的精神障碍与童年经历相联系，不可否认，童年经历在人们的潜意识中留下深刻的印迹，对人们的情绪应激有深远的影响。Goodwin 等对美国全国共病调查数据分析发现，儿时无人照顾与增加糖尿病风险有关，而在女性当中这种风险更高，但有无自残或性虐待经历与糖尿病无关。

除了突发的重大生活事件，长期的压力和易怒的性格也会增加糖尿病的患病风险。来自丹麦的一项研究显示，存在生活压力的男性其糖尿病患病率增加 2 倍，生活压力大的男性容易患糖尿病可能与他们更易吸烟、缺乏运动、酗酒有关。一项前瞻性队列研究发现，与低压力的人相比，高压力的男性患糖尿病的风险是其 1.36 倍，高压力的女性患糖尿病风险是其 1.22 倍。

总而言之，糖尿病的发病率随着压力程度的增加而增加，在男性中尤其明显。易怒的性格也与糖尿病的发生关系密切。Golden 等对 11 615 名年龄在 48 ～ 67 岁的无糖尿病成年人进行了纵向队列研究，随访 6 年，发现愤怒尤其是易怒的性格与 2 型糖尿病的发生关系密切。另有试验数据表明，在 643 例无糖尿病的平均年龄为 63 岁的男性受试者中，压力程度较高和具有较高敌意的人具有较高的胰岛素抵抗。

谈到长期的压力，就不得不提到现代都市人最大的压力之一——加班。早在 1999 年就有报道称过度加班增加了 4 倍患糖尿病的风险，但研究结论并不一致。在一项前瞻性研究中，男性劳薪失衡、显著的工作压力与增加糖尿病患病风险有关，女性的结果则无统计学意义。在另一个样本量很大的研究中（ n=33 336 ），经过平均 5 年的随访后发现，在女性中工作压力相关的紧张工作状态与糖尿病的发生有关，而在男性中无统计学意义。

慢性工作压力造成的职业疲倦，也被认为是 2 型糖尿病发展的危险因素。在一项受试者为 677 名就业人员的纵向研究中，除去其他因素的影响，职业疲倦增加了 1.84 倍患糖尿病的风险，但目前仍需要更多更大样本的研究数据。

不管是重大生活事件，还是长期的生活、工作压力或者易怒的性格，当我们的情绪发生明显波动时，均可以增加 2 型糖尿病的发病率。情绪应激是如何增加 2 型糖尿病的发生率呢？

首先是通过行为机制。研究发现，情绪应激与不健康的生活方式有关，例如暴饮暴食、缺乏运动、吸烟和酗酒。所有这些因素都是已知的 2 型糖尿病发展的危险因素。

其次是通过生理机制。慢性应激反应可持续激活下丘脑－垂体－肾上腺轴和交感神经系统，导致一系列应激激素分泌增加，血浆皮质醇水平明显高于非应激者。皮质激素分泌失衡容易导致四肢纤细，腹部脂肪增加，应激激素通过 Adamts1 发出信息，让更多的脂肪细胞成熟；同时应激容易使人导致沮丧、进食可以使人大脑内的多巴胺分泌增加，使人感觉到愉悦，所以压力导致的慢性应激容易导致暴饮暴食，以刺激更多的多巴胺分泌，对抗紧张和沮丧的情绪。

应激导致激素异常的这种激素变化特征与腹部肥胖有关，腹部肥胖是胰岛素抵抗的重要原因，也是导致糖尿病的危险因素之一。应激可直接引起升糖激素，包括肾上腺素、皮质醇、胰高血糖素分泌增加与胰岛素分泌减少，导致胰岛素抵抗加剧，导致血糖升高。应激状态还可以引起全身慢性炎症状态，而慢性炎症状态是引起胰岛素抵抗的重要原因之一。

快乐也是一天，沮丧也是一天。每个人都不可能一生平顺，总要有高低起伏、悲欢离合，生活的压力也在所难免。尽管我们不能左右人生的际遇，但我们可以修炼自己的内心，尽可能做到"宠辱不惊，闲看庭前花开花落；去留无意，漫随天外云卷云舒"。

睿眼观糖

☆ 手机、光电污染、夜班与糖代谢异常

● 城市的光污染与糖尿病

伟大的科学家爱迪生发明了电灯，电灯是将电能转化为光能，以提供照明设备，出现于工业革命期间。电灯的发明，更好地为我们照亮了黑暗中前行的路，极大地改变了我们的生活。但时至今天，过多的光出现却给我们带来了相应的伤害。有过多光照射所导致的损害，可称之为光电污染伤害。

一般认为，光污染应包括可见光污染、红外光污染和紫外光污染。可见光污染：①电焊时产生的强烈眩光，在无防护情况下会对人的眼睛造成伤害；夜间迎面驶来的汽车头灯的灯光，会使人视物极度不清，造成事故；长期工作在强光条件下，视觉受损；车站、机场、控制室过多闪动的信号灯以及在电视中为渲染舞厅气氛，快速地切换画面，也可属于眩光污染，使人视觉不舒服。②城市夜间灯光可使夜空亮度增加可造成灯光污染；路灯过亮或控制不当会照进住宅，会影响居民休息及皮质醇的分泌节律。夜间灯光影响天文观测，甚至成为生物危险的杀手。小海龟在出壳孵出后，通常是借助星星和月亮在海洋中的倒影而辨别方向，游向海洋的。由于周围城市中的灯光亮度超过了星星和月亮，小海龟们错把陆地当作了海洋，爬向了相反的方向，最后筋疲力尽的死在沙滩上。很多动物都有趋光本能，城市灯光对迁徙中的鸟类也具有极大的错误的定向吸引力，尤其是在阴天或云层较低的时候，许多鸟类也会因

糖尿病和环境

为人工灯光而丧命。很多在夜间飞行的候鸟会被人工灯光所吸引，而迷失方向，最后累死在寻找家的路上。而还有大量的鸟儿会因为灯光的误导而一头撞上明亮的建筑物而死掉。据估计，每年有数以百万计的鸟类因此丧生。③其他可见光污染，如现代化的商场、写字楼、大厦等，外墙全部用玻璃或反光玻璃装饰，在阳光或强烈灯光照射下扰乱驾驶员或行人的视觉。④激光污染等。其他类型的污染包括红外光污染（在军事、科研、工业、卫生等方面应用较广泛，可灼伤皮肤，损害视网膜，引起白内障等）；紫外光污染（表现为角膜损伤和皮肤的灼伤）。

随着经济发展和生活方式的转变，人工照明广泛应用和环境亮度不断提高，随之而来的光污染逐渐受到人们的重视。目前超过 80% 的世界人口和超过 99% 的美国和欧洲人口生活在光污染下。光污染是继大气噪声和土壤等污染之后的一种新的环境污染源，对包括人类在内的所有生物体的生活行为、工作学习、健康甚至生命等产生诸多危害。现代社会人工照明的普遍使用扰乱了昼夜节律，危害健康。随着科技进步，人们逐渐发现过去许多莫名其妙的心烦、失眠、头晕、精神疾病、骨质疏松、糖尿病、心脑血管疾病、一些皮肤病以及癌症，甚至肥胖都是光污染的直接结果。

受干扰的昼夜节律与肥胖和肥胖相关疾病有关，包括 2 型糖尿病和心血管疾病。Kooijman S 等研究证实，与正常 12 小时光照相比，小鼠暴露于每日 16 小时或 24 小时的长光照增加肥胖，但不影响食物摄取或运动活动。延长白昼时长会影响交感神经与棕色脂肪组织（BAT）的联系，降低 $\beta 3-$ 肾上腺素能细胞内信号传导。同时减少 BAT 从富含三酰甘油的脂蛋白摄取脂肪酸，以及选择性地从血浆中提取葡萄糖。研究结论认为，BAT 活动受损是受干扰的昼夜节律与肥胖之间重要的关联因素。激活 BAT 可能改善受干扰的昼夜节律的不良代谢结局。

● 手机、电脑、电磁污染与糖尿病

高电压瞬变（HFVT）的环境暴露是标准电磁污染的重要组成之一。电能质量差，也被称为"脏电"，几十年以来一直是电力事业值得关注的问题。"脏电"是指电磁能沿导体流动，偏离纯 60Hz 正弦波。它有谐波和非谐波（瞬变）分量，并在 20 世纪 70 年代后期随着越来越多电子设备的使用产生非线性负载而成为一个问题。"脏电"无处不在，它可由（如电脑、等离子电视、节能电器、调光开关等）电子设备产生，以及由于电线松动或与树木接触而导致导电体上产生电弧。移动或广播天线，如果没有正确过滤，也可能促进附近建筑物电线的高频率（图 4）。

Sources of Dirty Electricity

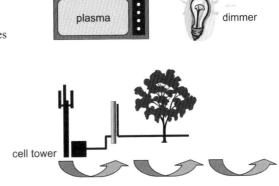

- computers
- variable speed motors
- television sets
- entertainment units
- energy efficient lighting
- energy efficient appliances
- dimmer switches
- power tools
- arcing on hydro wires
- neighbors
- cell phone antennas
- broadcast antennas

图 4 "脏电"来源

注："脏电"来源，包括电子设备、电器、电弧放电电线，以及来自附近天线的未经过滤的手机和广播频率。

研究发现，接触 HFVT 与癌症风险增加相关，从 50 ～ 60Hz 电磁场电路中消除 4 ～ 100kHz HFVT 与健康状况（糖尿病患者的血糖水平、多发性硬化症状、哮喘和其他呼吸系统疾病、失眠），幸福感（疲倦、挫折、一般健康、烦躁、满足感、情绪）和学生行为改善有关。

2006 年，Havas 描述了两例自我报告具有电磁辐射超敏反应的糖尿病患者（一例 2 型糖尿病和一例 1 型糖尿病）血糖水平与 HFVT 水平之间的强相关性。2 型糖尿病患者在电磁"清洁"的环境中（卡车远离电源线和天线和处于荒野时）血糖水平较低；在电磁"肮脏"的环境中，血糖水平会在几分钟内增加。1 型糖尿病患者则在把家里"脏电"水平从 800GS 单位减少到 13GS 单位后血糖开始下降，空腹血糖水平从 171mg/dl 降至 119mg/dl。在此期间，她的胰岛素每日平均注射量从 36U 减少到 9U。

2008 年，Havas 则进一步介绍了"第三种类型"糖尿病，通过密切跟踪 4 例 1 型和 2 型糖尿病患者的血糖水平，发现血糖对电磁辐射有直接应答反应。其中一例患者在产生脏电的跑步机（有变速电机）上运动会增加血糖：当患者在户外走路锻炼 20 ～ 30min 后，血糖水平从 11.8mmol/L 下降到 7.2mmol/L（P=0.045）；但当患者在跑步机上走路时，血糖水平从 10mmol/L 增加到 11.7mmol/L（P=0.058），这些发现可以解释为什么脆性糖尿病患者调节血糖有困难。

基于患有电子过敏症状的人数（3% ～ 35%），估计世界范围内有近亿计的糖尿病患者被影响。暴露于各种形式的电磁污染可能会升高血糖水平并且可能导致糖尿病误诊。避免或采用特别设计的 GS 过滤器减少电磁污染的暴露，可以使一些糖尿病患者通过较少的药物更好地调节血糖，处于糖尿病前期的患者在更长的时间内保持非糖尿病状态。在过

睿眼观糖

去二十年里，手机的使用在发展中国家和发达国家的所有年龄段的个体中有了惊人增长。手机已经成为一种流行的交流手段和日常生活的一部分。全球有大约 73 亿移动电话用户，数量几乎与世界人口相当。手机是低功率无线电设备，发射和接收射频辐射，被认为是人体暴露于射频电磁辐射（RF–EMFR）的最强来源。RF–EMFR 由移动电话基站产生，范围在 400 MHz ～ 3 GHz 之间。新的手机技术的广泛增长和发展导致 RF–EMFR 曝光模式设置的重大改变。

为了向客户提供更好的服务，手机公司在包括校舍在内的住宅区和商业区安装基站，基站产生的射频电磁辐射危害因可能对人体健康造成不良影响而引起争论。RF–EMFR 会引起疲劳、头痛、头晕、紧张、睡眠障碍、听力和视力障碍。WHO 国际癌症研究机构已经将 RF–EMFR 分类为可能的致癌物质。RF–EMFR 通过刺激细胞增殖和抑制凋亡促进癌症。Meo SA 等研究发现，暴露于高 RF–EMFR 学生的平均 HbA1c 水平（5.44 ± 0.22%）比暴露于低水平的学生显著更高（5.32 ± 0.34%）（P=0.007）。此外，相对于那些暴露于低 RF–EMFR 的学生，暴露在高 RF–EMFR 的学生具有显著更高的 2 型糖尿病风险（P=0.016）。

● **夜班与糖代谢异常**

面对经济的发展、技术的进步和诸多社会的压力，24 小时工作的场所应运而生，这种工作模式广泛存在于医疗卫生、交通运输、公共服务、生产制造等行业。根据国际劳工组织定义，凌晨 0：00 ～ 5：00 的工作为夜班工作，包括此时间段的轮班工作则为夜班轮班工作。在工业化国家，约 20% 的工人是轮班工作者。夜班轮班工作干扰了昼夜生物节律，致使该工作性质人群的睡眠时间及睡眠质量均受到影响。

据估计，多达 1/3 轮班工作者会出现轮班工作障碍，国际睡眠障碍

糖尿病和环境

分类第 3 版对轮班工作障碍定义为：报告有失眠和（或）过度嗜睡，伴总体睡眠时间减少，这些表现与覆盖常规睡眠时间的反复工作时间安排有关；症状已存在至少 3 个月且与轮班工作时间安排有关；症状引起了有临床意义的精神、躯体、社会、职业、教育或其他重要功能方面的苦恼或障碍；至少持续 14 日（包括工作日和休息日）的睡眠日记和体动记录监测（如果可能，最好同时测量光暴露）显示睡眠和觉醒模式紊乱；睡眠和（或）觉醒障碍不能由另一种当前的睡眠疾病、躯体或神经系统疾病、精神疾病、药物使用、睡眠卫生不良或物质使用障碍来更好地解释。

与轮班工作障碍相关的健康质量下降及某些严重疾病的风险增加逐渐被人们所认识。最新的一些 Meta 分析显示，夜班轮班工作增加了冠状动脉疾病（$RR=1.23$；$95\%CI$：$1.15 \sim 1.31$）、糖尿病（$OR=1.09$；$95\%CI$：$1.05 \sim 1.21$）、代谢综合征（$RR=1.57$；$95\%CI$：$1.24 \sim 1.98$）、抑郁、肿瘤（$RR=1.19$；$95\%CI$：$1.05 \sim 1.35$）、乳腺癌（$RR=1.089$；$95\%CI$：$1.016 \sim 1.166$）等的风险。

睡眠剥夺（sleep deprivation，SD）是指由于各种原因引起的睡眠丢失状态，可以认为不能按照正常节律的睡眠。研究提示，睡眠剥夺会增加 2 型糖尿病的发病风险，1999 年发表在柳叶刀的一篇关于睡眠剥夺与内分泌及代谢关系的前瞻性研究显示，对 11 名 $18 \sim 27$ 岁健康男性先后进行睡眠剥夺（持续 6 天每晚卧床 4 小时）与睡眠补充（持续 6 天，每晚卧床 12 小时），前者糖耐量、促甲状腺激素浓度明显下降（$P < 0.02$、$P < 0.01$），同时夜间皮质醇浓度、交感神经活性明显增加（$P = 0.0001$、$P < 0.02$）。2010 年发表的一篇关于睡眠障碍与 2 型糖尿病发病风险的 Mtea 分析共纳入了 10 个大型研究，该研究对 107 756 例参

与者进行为期 4.2 ～ 32 年的随访，其中 3586 例发生 2 型糖尿病，进一步分析显示睡眠时间与 2 型糖尿病发病关系呈 U 型曲线。

夜班轮班工作是睡眠剥夺的一种形式，轮班工作者也可能会因为要履行家庭和社会义务而减少自己的睡眠时间，也就是不能"补觉"。2016 年 Meta 分析发现轮班工作与糖耐量异常相关。一项关于日本钢铁工人的研究显示，夜班轮班工作与四个不同的 HbA1c 终点显著相关，接下来的研究还发现轮班工作时间与 HbA1c 水平增加成剂量 – 反应关系，Morigawa 等人对 2860 名工人进行为期 8 年的随访发现，连续夜班工作的工人在调整潜在混杂因素后，其发生糖尿病的 *RR*=2.01，该研究发现，轮班工作是糖尿病发生的一个危险因素。Pan 等人对 177 000 名 25 ～ 67 岁的护士进行随访发现，与固定工作的护士相比，轮班工作的护士在轮班工作 1 ～ 2 年、3 ～ 9 年、10 ～ 19 年、> 20 年后患糖尿病的风险分别为 5%、20%、40%、60%。

多个大型前瞻队列研究发现夜班工作者代谢异常风险增高，那么夜班后如何补充睡眠才使风险最大程度降低呢？用研究雄性 Wister 大鼠进行研究，把夜班工作后睡眠补充方式分为：①早期睡眠补充组；②晚期睡眠补充组；③间断睡眠补充组。对照组为正常作息大鼠。研究发现，与对照组相比，睡眠剥夺组摄食量增加，体重减少，糖耐量异常并且出现了胰岛炎，其中间断睡眠补充组代谢紊乱程度最轻，差异有统计学意义。提示夜班工作后间断睡眠补充有利于代谢改善，但不断睡眠补充方式之间存在差别。

● **夜班轮班工作引起糖代谢异常的机制**

（1）**光照及皮质醇、褪黑素、胰岛素异常**

Alexander C 等通过观察动物光照周期改变与内在生物钟及相关疾

病的关系发现，外界光环境与内在生物钟关系的改变是引起轮班工作相关病理变化的始动因素。光照与褪黑素产生相关，褪黑素是昼夜节律的一个重要媒介，将夜班工作与昼夜节律紊乱连接起来。黑暗环境中褪黑素产生，夜间持续光照时褪黑素产生收到抑制，因此夜班工作可以抑制褪黑素产生。动物研究发现，褪黑素的减少与代谢异常，包括糖代谢障碍相关，当补充褪黑素后，可以预防代谢异常的发生。Mirick 等人报道夜班轮班工作者皮质醇分泌水平及尿 6- 羟基硫酸褪黑素水平降低。

一项关于昼夜节律失调的随机对照研究显示，参与者的皮质醇节律与正常状态相比完全相反，并提示糖尿病前期状态。Chaput 等人报道，皮质醇与葡萄糖稳态失调相关。以上两种激素的变化对糖代谢的影响可能是因为皮质醇及褪黑素的节律变化不仅与胰腺的生物钟相关，还与 β 细胞的功能相关。除此之外，无论血糖水平如何，夜间早时相及晚时相胰岛素分泌反应均比白天降低，且昼夜节律失调介导胰岛素的敏感性下降，这些因素本身可能就与夜班工作影响糖代谢相关。

（2）代谢及时钟相关基因表达异常

视交叉上核是哺乳动物最重要的昼夜节律起搏器，一系列时钟基因（*Per*，*Cry*，*Clock and Bmal1*）的相互作用驱动了细胞的昼夜节律。在休息和禁食期间，肝糖原异生，内源性肝葡萄糖产生，使葡萄糖水平维持在一个相对狭窄的范围内，因此血糖的稳态和生物钟相关。研究发现，时钟基因与代谢基因相互作用并调节后者的转录，以适应机体昼夜代谢需求，同时摄食或者活动引起的激素变化可以影响视交叉视上核，进而驱动基因节律。

夜班轮班工作干扰正常生物钟，通过活动和摄食两种形式，以上述机制作用于代谢基因引起代谢相关问题。部分研究认为调节糖和脂肪酸氧化基因节律性的表达与时钟基因相关。体外研究已经证实时钟基因与肝细胞中调节代谢功能的基因相关。现有研究表明，在正常休息时间强迫工作不仅打乱了视交叉上核与肝脏之间的正常节律，而且扰乱了肝脏中分子内部的节律，尤其是时钟基因与代谢基因之间的关系，动物研究发现，白天活动大鼠 *Clock*、*Bmal1*、*Per1* 的表达节律与正常大鼠相反，通过腹腔注射葡萄糖耐量试验及肝脏病理切片可发现白天活动大鼠出现糖耐量异常及肝脏异常脂肪沉积，进一步分析发现小鼠 *Nampt*，*Sirt1*、*Pgc-* α1、*Ppar* α 等基因下调。这或许可以解释为什么夜班工作会引起糖尿病，因为夜班工作者代谢调节相关基因发生下调。因此，时钟基因与代谢基因相互作用的异常可能是昼夜节律紊乱引起糖代谢异常的分子学基础。

（3）食欲及体重增加

睡眠时间与肥胖成正相关，睡眠少容易导致女性腹部及腰部肥胖，持续 2 年的研究结果显示，每天睡眠时间少于 5 个小时和多于 8 个小时的人平均腰围增加 9cm。血糖主要取决于营养的摄入，代谢，激素，自主神经等多方面因素可以调节食欲，其中瘦素、Ghrelin 是两种主要的激素。生理状态下，Leptin 在夜间明显升高，Ghrelin 在午夜后下降。睡眠缺乏可以通过提高 Ghrelin 水平或者刺激某种生长激素释放肽降低瘦素来增加食欲。2015 年有研究对广州市某中医院轮班护士进行为期 3 天的膳食记录发现，轮班工作护士营养摄入不均衡，肉类、脂类摄入明显增高。夜间食物的摄入与内在代谢节律的不同步会影响能量平衡及体重管理。

Van Drongelen 进行的一项系统回顾为夜班轮班工作引起体重增加这一观点提供了强有力的证据，此外，与轮班工作相关的行为变化，比如体力活动减少，也会引起体重增加，这些均会引起 2 型糖尿病的

糖尿病和环境

发生。多项研究发现在随访的 10 余年间，轮班工作与体重 /BMI/ 腰围增加相关（$P < 0.05$），与超重，特别是腹型肥胖明显相关（$RR=1.14$，$95\%CI$：$1.01 \sim 1.28$）。但是，Meta 分析中所包含研究的异质性如随访方法、周期、混杂因素控制、轮班工作定义等，限制这一结论的推广。Di Lorenzo 等人对意大利南部工厂工作的 319 名男性进行横断面研究发现，相比于白班工作者 9.7% 的肥胖发生率而言，轮班工作者肥胖发生率高达 20%，其中 BMI 的差异在校正尿量和轮班工作时间后仍有统计学意义。

夜班轮班工作可以改变能量平衡，引起食欲增加和低热量消耗，从而导致体重增加，过度的体重增加会引起胰岛素抵抗，增加疾病的易感性，促进糖尿病的发生和发展。虽然多个高质量研究发现，轮班工作与肥胖相关并增加糖耐量异常的风险，但这些因素之间的机制仍有待进一步研究。

☆ 你在职场还好吧?

职场欺凌一般是指会造成与工作相关的人际关系方面冲突的行为、语言、现象，这种现象在全球范围内各个行业中都普遍存在。调查显示，欧美的公开表达或投诉遭受职场欺凌的比例明显高于亚洲国家。但并不能说明亚洲职场的问题小于欧美，有研究者认为可能与亚洲人性格内向或不愿如实回答问题有关，因此有学者估计亚洲职场欺凌的发生率不低于欧美。一个职场欺凌现象普遍的工作环境会严重影响员工的士气和工作效率，但在这里重点讨论的是职场欺凌或暴力也导致承受者更加容易患糖尿病。近日发表在 *Diabetologia* 上的一项研究表明，职场受到欺凌或暴力，会使糖尿病风险增加 46%，研究包含了 45 905 名男性和女性，年龄 40 ~ 65 岁，基线排除糖尿病，研究数据来源于瑞典、丹麦、芬兰。职场的欺凌或暴力来自基线职场人员自报。糖尿病的诊断来自于国家卫生和药物记录和死亡登记，采用了年龄、性别、出生国、婚姻状况、受教育水平等，用 Cox 模型进行分析。在 11.7 年的随访期间，确定发生了 2 型糖尿病 1223 例，调整各种因素后，在工作中受到欺凌和暴力者 2 型糖尿病的发生风险明显升高（*HR*=1.46，95%*CI*：1.23 ~ 1.74），男性的关联为（*HR*=1.61，95%*CI*：1.24 ~ 2.09），女性为（*HR*= 1.36，95%*CI*：1.06 ~ 1.74）。

　　研究显示，大约有 10% 的员工报告自己受到了欺负或暴力或暴力威胁，经常被欺负的人估值低于偶尔被欺负的人，研究并没有发现职场欺凌与糖尿病发生明显的剂量 - 反应关系趋势，可能是由于受到欺负的人中发生糖尿病的事件有限，产生了宽的可信区间，也难以发现量 - 效关系。

　　Xu 等人的研究显示，虽然欺凌和暴力都代表消极的人际关系，但它们是截然不同的应激源。骚扰和欺凌指的是心理攻击，包括不公正的批评、羞辱的工作任务、孤立、语言攻击和散布谣言等行为。暴力或暴力威胁更容易被理解为与身体有关的暴力或口头威胁。

　　在某些情况下，欺凌和理由特征的行为是重叠的，特别是观察到负面的行为持续存在并长期重复时。大多数情况下，工作中的欺凌往往来自同事、主管、上司，有时也来自客户。在工作中的暴力往往来自客户、学生、顾客、患者等。欺凌和暴力可能激活应激系统，并导致糖尿病等一系列的下游生物学过程，该研究中调整了基线 BMI 后，欺凌和暴力与 2 型糖尿病之间的关系稍减弱，可能的解释是应激激素与食欲相关的内分泌分泌异常相关。肥胖的员工更大可能成为职场中欺凌和暴力的目标，或者是暴露在欺凌和暴力之下的员工更容易肥胖。

欺凌和暴力也易于使承受者出现舒适的(更高热量的)饮食(comfort eating behaviour)，并导致体重的进一步增加，出现胰岛素抵抗和糖代谢异常。在这项研究中，10% 的人自报遭受职场的欺负（ 这其中 42.86% 的人称受到过职场欺凌，57.14% 表示遭遇职场暴力或暴力威胁 ）。具体说来，职场的欺凌和暴力行为对于男性患糖尿病的风险可增高 61%，在女性增高 36%。

总体而言，职场暴力或暴力威胁会增加 46% 的糖尿病风险。研究中使用自我报告有一定的主观性，工作场合的欺凌和暴力只是基线测量，忽略了暴露状态随时间变化的可能性。研究中 2 型糖尿病的诊断是在不同国家不同时间点被确诊，可能对结果也有影响。另外，在观察环境中不可避免地有混杂因素存在，包括受试者的人格因素、遗传因素等，所以对于这个结果应该谨慎地解释。

☆ 夫妻共患糖尿病

"夫妻相""夫唱妇随"是描述夫妻关系的褒义词，提到这个词，人们的脑海中多会浮现"你耕田来我织布，你挑水来我浇园，夫妻双双把家还"的美好景象。但殊不知，有时候疾病也会"夫唱妇随"。我们经常看到一起多年的夫妻在神色和眉目面相都非常神似，有人称之为"夫妻相"，为什么会有夫妻相？且结婚时间越长越有夫妻相？有人认为，从婚姻一开始，人们就会本能地选择和自己相似的人，这是性选择的规律，在长期的对事情的共同经历、相互影响，除了外在的趋同，思维方式、无意识的动作和表情模仿，一起微笑、一起快乐、一起愤怒和伤心，一颦一笑等共同的情感体验对面部肌肉的影响也是一样的，这样就形成了逐渐相似的面部曲线、皱纹等，因此，面貌会逐渐趋同，而相近的生活习惯、饮食结构、作息规律，更有可能是相同的微环境、肠道菌群一致等，使得夫妻不仅相貌渐渐趋同，也会出现除了夫妻相，还有夫妻病，也就是夫妻易于患相同的疾病。

"夫妻共患病"的概念最早出现在 20 世纪 70 年代初，由美国著名的性学权威马斯特和约翰逊夫妇提出。但在当时，人们对"夫妻共患病"的了解还仅限于性传播疾病和性功能障碍。2002 年，英国诺丁汉大学的茱莉亚·考克斯教授在《英国医学杂志》上发表了首篇详细阐述"夫妻共患病"的文章。她发现，糖尿病、高血压到缺血性心脏病、哮喘、肾病、抑郁等，如果夫妻一方患病，另一方的患病率就会提高很多。

2003 年，*DIABETES CARE* 上发表了一篇文章，探讨配偶患糖尿病的人是否有更高的糖尿病风险。该研究发现，配偶患糖尿病的人出现糖尿病的风险是配偶无糖尿病的人的 2.11 倍，出现糖耐量异常增加 2.32 倍，这是第一篇专门探讨"夫妻共患糖尿病"的文章，另一篇重要的文章来自于加拿大麦吉尔大学的研究者们。他们分析了，来自全世界不同地区的 6 项研究共 75 498 对糖尿病夫妇的数据，发现若夫妻一方患有糖尿病，另一方患上糖尿病的风险会增加 26%。

共同的不良生活习惯是导致"夫妻共患"糖尿病的重要原因。夫妻长期一起生活，饮食、运动习惯基本相似，当生活习惯不健康时也就容易出现相同的代谢异常。举例来说，当下大城市的中青年上班族普遍生活节奏快，工作繁忙，下班后经常为了图省事吃快餐、点心、方便面等高热量食品对付，仅有的休息时间还要花在看电影、玩游戏上，或者索性在家里补觉。

不健康的饮食结构，久坐少动的生活方式，长期缺乏体育锻炼，使血糖随着体重一路走高。中国一项研究调查 36 对患糖尿病的夫妻的生活方式，发现其饮食结构中主食、甜食和烹调用油摄入量过多，蔬菜等膳食纤维摄入过少，且这些夫妻普遍运动量过小，体型偏胖。

环境因素包括生活方式可以影响基因表观遗传的改变，即基因序列不改变，但通过 DNA 甲基化、非编码 RNA、基因组印记等改变导致基因表达水平的变化，并且可以遗传到下一代。表观遗传的改变在 2 型糖尿病的发生中发挥作用，但在"夫妻共患"糖尿病中是否发挥作用还没有研究。

这些结果对于糖尿病的早期发现和治疗有着重大的意义。糖尿病有明确的家族遗传性，医生在问诊时经常需要询问患者的家族病史，以前我们只会关注患者的直系亲属，如今配偶的糖尿病史也能成为糖尿病早期筛查的潜在工具。夫妻一方如患有糖尿病，另一方就应加强血糖监测。此外，与女性相比，男性在童年期后较少定期接受医学检查，这或许会延迟糖尿病的发现。因此，和有糖尿病史的女性生活在一起的男性配偶，更应该及早并定期进行糖尿病筛查。

"夫妻共患糖尿病"的发现还有助于医生制定涉及夫妻双方的治疗策略。单独一个人要改变生活习惯很难，有生活伴侣的配合则会容易很多。"夫妻同治"糖尿病的理念最初来自于美国，中国近来也开始接受这种新型防病治病的模式。患有糖尿病的夫妻可同时就医，在医生的指导下同时接受治疗和糖尿病健康教育。

夫妻双方可以互相监督、相互鼓励，共同做好糖尿病的自我管理，如共同抵制高能量、高蛋白、高脂肪、低纤维的不良饮食习惯，互相监督进行血糖监测和体育锻炼，共同学习糖尿病的健康知识等。长远来看，若在一个家庭中，父母双亲均选择健康的饮食方式并规律运动，那么他们的子女也会更加健康，可以有效地预防青少年的超重、肥胖和糖尿病。

糖尿病的治疗和控制之路是漫长的，单靠患者自身的坚持显得势单力薄。作为配偶，有必要在生活上关心、关爱另一方，给其以心理上的支持，坚定患者的治疗信心。这不但有利于患者的病情控制，还可以使夫妻关系变得更加亲密。一个家庭需要和谐，同样需要健康。我们应警惕糖尿病的夫妻同患、家庭同患，形成健康的生活习惯，只要"夫妻相"，不要"夫妻病"！

☆ 四季变幻与糖化血红蛋白

这个世界不变的就是变化。前面谈到了肥胖对代谢的影响，谈到了减肥，一定程度上来说，减肥就是减轻身体重量。减轻体重很困难，但也可以很简单。我们知道同一个物体所处的位置不同，其质量不变，而重量则愈近地球的两极和愈靠近地面越大。也就是说，对于海拔来说，随着海拔的增大同一物体的重量会减少；对于纬度来说，同一物体的重量会随着纬度的增加而增大。所以，你只要到高海拔地区或地球的两极去称重，就会发现你减重的效果。那么，血糖和糖化血红蛋白在同一地区的不同季节里会有什么变化吗？糖化血红蛋白（glycosylated hemoglobin，HbA1c）对于糖尿病患者是一项十分重要的指标。长期以来，HbA1c 均用于监测长期血糖变化。近些年来，用 HbA1c 诊断糖尿病也写入了各项指南。那么，HbA1c 到底是什么呢？

HbA1c 是血红蛋白的 A 组分与葡萄糖发生非酶促反应而形成的酮胺结构化合物，其合成过程缓慢且不可逆，不受血糖浓度暂时波动的影响。它能反映患者过去 2～3 个月的平均血糖水平，影响 HbA1c 测定结果的因素很多，如血糖水平、年龄、血红蛋白水平、饮食和药物等。

近来有研究报道，HbA1c 还有季节性变异。在健康志愿者和慢性疾病的人群的观察发现，许多生理和病理过程都存在着季节性的变异，包括葡萄糖、皮质醇、肾上腺素、胰岛素、血脂、血压和心率等。这些指标相关疾病的发生率亦有明显的季节性波动，包括心血管疾病、中风和病死率。而有经验的内分泌科医生知道很多甲状腺功能减退症患者的补充治疗剂量在冬季和夏季可能不同。

HbA1c 有季节性变异的发现最早可追溯到 1985 年。Mortensen 发现，与其他月份比较，HbA1c 水平在 6、7 月份最低。对 295 例英国糖尿病患者为期超过 2 年的随访研究表明，春季 HbA1c 最高，秋季最低，差值为 0.47%～0.69%。对日本 2 型糖尿病患者的研究中发现，冬季与春秋季相比，HbA1c 水平高出 0.5%。同样在日本，有人对使用胰岛素治疗的 2 型糖尿病男性患者的研究中发现，HbA1c 水平在 2 月份最高，7 月份最低。瑞典对 1 型糖尿病儿童患者的研究发现，HbA1c 有季节性的差异，秋冬季节比较高，春夏季节比较低。他们还注意到，HbA1c 季节差

异比较大的糖尿病患者更容易发生严重低血糖。同样在瑞典，Aspenlund
发现 HbA1c 在 7 月份比较低，秋冬季节比较高。葡萄牙一项对于住院患
者的观察也发现，HbA1c 在 1 ～ 2 月最高（7.1%），8 ～ 10 月最低（6.8%）。
在美国有研究发现，冬季与夏季相比 HbA1c 水平高出 0.22%，HbA1c 平
均水平在 1、2 月份最高，9、10 月份最低。研究发现，一些冬季比较冷
的地区与冬季比较温暖的地区相比，冬夏季节之间 HbA1c 水平的差异更
大。韩国的一项研究发现 2 型糖尿病患者的 HbA1c 有季节性差异，寒冷
季节 HbA1c 更高，并且这种现象在口服降糖药患者中尤为常见。

中国也有相关的研究数据。中日医院分析了 2004—2011 年该院
内分泌科门诊 17 857 例糖尿病患者 HbA1c 检测结果，该调查中患者
HbA1c 较高值出现在 4 ～ 9 月，最低值出现在 1 ～ 3 月及 10 ～ 12 月。
北京医院内分泌代谢科实验室选取 2013 年 1 月—2015 年 12 月数据，
对其中有连续冬夏 2 年以上的数据进行分析，也得出了类似的结论：
HbA1c 冬季（12 月—次年 3 月）高、夏季（7 ～ 10 月）低，且这种差
别与 HbA1c 水平高低、性别及年龄无关。

HbA1c 随季节变化的原因可以分为两类：其一是随季节变化生
活方式的改变；其二是随季节变化机体内分泌激素的变化。冬季天气
寒冷，雨雪天气不易出行，人们体力活动偏少，多在室内，对于农民
来说，冬季为农闲季节，日常生活以休息娱乐为主。由于天气寒冷，
人们喜食高热量食物，甜食、肉类、油炸食品等，饮食热量明显增
加。另外，对于中国人来说每年 1 ～ 3 月份有元旦、春节和元宵节多
个传统节日，不可避免地会摄入很多高脂高热量食物，"每逢佳节胖
三斤"在很多人身上都有应验。来自中国台湾地区的报道提示假期是
全年 HbA1c 变化的主要阶段。另一方面，机体分泌的激素随季节发

生变化，这些激素包括皮质醇、维生素 D、褪黑素等。冬季皮质醇等升糖激素水平增高，组织对糖皮质激素的敏感性增加，同时对胰岛素敏感性降低，容易出现血糖升高。维生素 D 是近几年比较热门的一种激素，它主要是在紫外线的作用下，在皮肤合成。维生素 D 在物质代谢、免疫功能调节中均发挥作用，可以提高胰岛素敏感性。冬天光照时间短，雾霾天气多，导致人体维生素 D 合成减少，间接影响血糖代谢。另一种大家了解比较少的是褪黑素。褪黑素由松果体分泌，有一定的生物节律，它能够降低胰岛素敏感性、减少胰岛素分泌，从而升高血糖。褪黑素主要在夜间分泌，与白天及夏天相比，它的水平在夜间及冬天分泌相对增加，也可能是冬季 HbA1c 升高的原因之一。

世界多地的研究显示，HbA1c 有明显的季节性变异，气温对 HbA1c 起着重要的影响。这就需要实验室工作人员及临床医师意识到，在制定糖尿病患者 HbA1c 治疗目标以及调整降糖方案时，要考虑到 HbA1c 的这种季节性变异。

☆ 你烧过尿糖吗？

通过一定方式检测体内葡萄糖的水平是糖尿病综合治疗的一项内容，是制定或更改治疗方案的依据。最早的时候人们只能通过检测尿糖间接判断血糖，也可以说这是今天每个年龄超过 50 岁的内分泌科医生当年经常做的一件事。每天早早地去病房，用酒精灯班氏液根据尿液颜色变化确定尿糖浓度，记录下并等待上级大夫查房。尿糖检测无创、相对便捷、价格低廉，是在血糖检测不方便、不普遍、经济欠发达地区常选择的间接判断血糖水平的检测方法。

血液经过肾脏的滤过、重吸收和分泌，形成尿液，进入肾盂、输尿管，最后进入膀胱。尿糖就是尿中葡萄糖的含量，正常情况下，尿中仅有微量葡萄糖而不能常规测出。当血糖超过人的肾糖阈值后，糖的滤过超过肾脏对糖的重吸收能力，尿液中便有了过多的葡萄糖，并且血糖超过肾糖阈值越高，尿糖的浓度也就越高。反过来，当血糖在肾糖阈值以下时，肾脏对滤过的糖能够完全重吸收回血液，尿糖便自然消失了。

最初尿液检查采用的是班氏液烧灼法。班氏试剂是一种在碱性溶液中含有铜离子、枸橼酸钠的复合剂。当班氏试剂与尿液共沸时，葡萄糖或其他还原性物质能使 Cu^{2+} 还原成为亚铜离子（Cu^+），形成黄色的氢氧化亚铜或红色的氧化亚铜。这种方法只能定性，比较麻烦，不够准确，目前已逐渐被氧化酶试纸法取代。葡萄糖在葡萄糖氧化酶的催化作用下可形成葡萄糖酸和过氧化氢，过氧化氢在过氧化氢酶的催化作用下

睿眼现糖

形成水和原子氧，而原子氧可以将某种无色的化合物氧化成有色的化合物。将上述两种酶和无色化合物固定在滤纸条上，就可以制成测试尿糖含量的酶试纸。这种酶试纸与尿液相遇时，很快会因为尿液中葡萄糖含量的少到多而依次呈现浅蓝、浅绿、棕或深棕色，通过与标准色板比较即可得出结果，不仅可以定性，还可以初步定量。

除此之外，尿糖的定量检测还可采用血液葡萄糖测定的方法，以邻甲苯胺法最为方便、实用。在正常或某种疾病状态时，尿液中除葡萄糖外，尚可能出现其他糖类，如乳糖、果糖、戊糖等。班氏试剂不能鉴定尿糖属何种糖类，还易受到其他还原性物质的干扰。葡萄糖氧化酶试纸法可将葡萄糖与其他还原性糖类相区别，因为半乳糖、戊糖和其他还原性糖与氧化酶试纸不发生反应。为了试验尿液中是否含有这些糖类，还可以通过特殊的显色试剂或层析手段加以分离和鉴定。例如，果糖可利用 Scliwanoff 反应鉴定，其原理为果糖与溶于硫酸内的间苯二酚溶液加热后显红色沉淀反应，而其他糖类不产生显色反应。戊糖可利用 Bial 试验检测，其原理是戊糖与盐酸共热时，生成糖醛，后者与 5- 甲基间苯二酚反应形成绿色化合物。若溶液变成绿色，表示有戊糖存在。

血糖的测定方法按测定原理可分为无机化学方法、有机化学方法和生物化学方法三类。此外，还有固相酶法、电化学法及质谱法等。常用的是分光光度法和酶学方法。分光光度法中常见的是邻甲苯胺法，是利用葡萄糖在加热的有机酸溶液中与某些芳香族胺类，可生成有色衍生物这一原理建立的。酶学方法有葡萄糖氧化酶法、己糖激酶法和葡萄糖脱氢酶法等。目前医院的全自动生化仪多采用酶学方法检测血糖。

尿糖与血糖检测的方法与原理均不同，其应用中也有一些需要注意的地方。首先需要明确的是，尿糖不能作为糖尿病诊断的依据。尿糖升高只是反映血糖是否超过肾糖阈值的一个指标，并不是血糖的真正反映。有的人血糖正常，但是其肾糖阈值低，就有可能出现尿糖，如妊娠妇女或儿童，肾脏阈值较低，因此在正常血糖浓度下，也会出现尿糖；相反，长病程的糖尿病患者肾糖阈可能升高，即使血糖已经很高了，尿糖仍然可能是阴性。这样在不检测血糖的情况下，很可能忽视病情，甚至带来危险。其次，血糖反映的是一个点，而尿糖反映的是一个面。尿糖反映尿液潴留在膀胱中这段时间内的平均血糖水平，如果糖尿病患者同时伴有膀胱自主神经病变，则导致新近形成的尿液与潴留的尿液的混合，影响尿糖检查结果。

虽然尿糖检测有不少缺点，但其也有自己独特的临床意义。如联合尿糖与血糖检测可以大致评价肾脏功能是否正常，大致判断肾糖阈值。另外，当尿酮体阳性时，尿糖还可以帮助临床医生判断出现酮体的原因，是糖尿病胰岛素作用不足导致的酮症还是饥饿性酮症。

临床检测技术服务于临床，我们应该了解临床检测的基本原理、影响因素和意义，更好地选择临床检测方法并解读其结果。

☆ 有创血糖检测与微创血糖监测

糖尿病管理离不开血糖监测，血糖监测是糖尿病管理中的重要组成部分，目前的血糖监测技术主要有三类，第一类是应用静脉血液进行的生化检测；第二类是采用毛细血管血样进行的干化学法检测；第三类就是以组织间液为检体的持续或动态葡萄糖监测。

近年来动态葡萄糖监测的发展非常迅速，其可以提供连续、全面、可靠的全天血糖信息，了解血糖波动的趋势，发现"隐匿性"高血糖和低血糖，为临床决策提供有力线索。

组织间液葡萄糖浓度的检测设备目前主要有两大类。一类是微创技术，用埋在皮下的葡萄糖传感器，可连续监测组织间液葡萄糖含量，也叫 CGM 系统，这类监测系统可以分为回顾性 CGM 系统、实时 CGM 系统及扫描式葡萄糖监测系统。另一类是无创技术，用微弱电流电极紧贴皮肤，使葡萄糖渗透出皮肤，再行检测，即反向离子泳或微透析技术，该技术无须刺破皮肤，故属于无创技术。

目前医院的静脉血糖检测多使用全自动生化分析仪，该仪器多采用酶法测定血浆葡萄糖，主要是己糖激酶法和葡萄糖氧化酶法。己糖激酶法准确度和精密度高，特异性高于葡萄糖氧化酶法，为葡萄糖测定的参考方法。轻度溶血、脂血、黄疸、氟化钠、肝素、EDTA 和草酸盐等不干扰本法测定。葡萄糖氧化酶法的准确度和精密度都达到临床要求，操作简便，也适用于常规检验。目前国际上糖尿病的诊断都是以实验室静脉血浆血糖测定作为标准。

20 世纪 70 年代快速血糖仪的发明被认为是糖尿病治疗史上的一个里程碑。自此，患者可以通过一滴毛细血管全血实行自我血糖测定，快速得出结果，大大缩短调整治疗方案所需时间，对住院患者，缩短了住院时间。早期的血糖仪用葡萄糖氧化酶比色法，试纸与血液反应后改变颜色，到时间后抹去血滴再放入血糖仪，通过测量色谱得到血糖值。

目前市场已基本淘汰该方法，现在市面上的主流机型大多应用葡萄糖氧化酶电极测量法。该方法通过测量血液中的葡萄糖与试纸中的葡萄糖氧化酶反应产生的电流量测量血糖，较生化仪和化学法测量更快（30

秒以内），用血量更少（5 微升以下），但该方法也有缺点。由于空气中的氧含量比氢含量大得多，所以相较脱氢酶法而言，含氧化酶的试纸更容易受空气影响，所以严格要求在封闭干燥的环境下储存。一般试纸从容器中取出后要在 5min 之内使用完毕，否则因试纸受潮而测量不准的可能性更大。桶装试纸一般要求开盖将试纸取出后立即盖紧瓶盖，试纸开封后要求 3 个月内用完。

除了避免试纸氧化，使用便携式血糖仪时还应注意以下几点：酒精消毒后要待酒精完全风干再测血糖，否则测量值将偏低；手指取血正确方法为从手指根部朝指尖方向挤血，切不可掐指尖取血，这是因为血液分为血清和血浆，掐指尖取血会导致血清多，使测量值偏低。天冷时，可将手在温水中浸泡 10min，使手指血和静脉血一致，否则由于天气寒冷影响血液循环，进而影响测量结果的准确性。

美国 ADA 不但推荐患者自用便携式血糖仪，还建议将其用于住院患者床边检查，尤其在急诊室，手术室，特护病房（ICU、CCU）等。但采用血糖仪测定时由于所用标本不同、电极干扰、患者不正确的操作等原因会造成 15% ～ 20% 的偏差，因此一般仅用于血糖的动态观察，以观察饮食、运动、药物治疗效果及监测点血糖的波动。权威指南对糖尿病的诊断推荐采用自动生化分析仪以葡萄糖氧化酶法或己糖激酶法准确测定，而且明确是静脉血浆血糖。

便携式血糖仪虽然方便，但属于有创检查。在每日多次测血糖时需要多次扎破手指，给患者带来痛苦。为了更方便地监测血糖，微创血糖监测应运而生。人体中除了血液以外，还有大量的体液（如尿液、泪液、组织间液等），在这些体液中也可以检测到葡萄糖的存在。通过极微小的创伤即可以检测其中的微量葡萄糖，然后通过与血糖建立的关联来反映血糖的数值。目前相对成熟的方法为通过测量组织间液中的葡萄糖浓度来测量血糖。其理论依据是组织间液中的葡萄糖和血糖通过毛细血管壁进行持续扩散，因此，两者的关联性较高，由此测得的血糖数据也较为可靠。

2016年中国国家食品药品监督管理总局（CFDA）批准上市的扫描式葡萄糖监测系统，兼顾了回顾性CGM和实时性CGM的核心功能，无须指血校准，最长可以佩戴14天，可以洗澡及游泳，扫描时不受衣物的影响，并可根据需求随时读取数据，免除了传统指尖采血带来的痛苦和不便，极大地改进了临床实践。同时，其产品附带的动态葡萄糖图谱的AGP报告，是1987年国际糖尿病中心IDC发明的一款简单易读的连续血糖监测的图谱，这些年来经临床不断的探索，证明了这款图谱的有效及易读性，确实给临床带来了极大的方便。这款图谱由最少5天的葡萄糖波动曲线经运算得出，将整天的葡萄糖波动趋势表达为24小时的葡萄糖中位数，10%～90%的十分位区间，25%～75%的四分位区间。研究证明，14天的AGP图谱预测患者30天的葡萄糖波动趋势，可靠性达到90%。同时，十分位区间与患者的生活方式相关性好，四分位区间与患者本身生理状态相关性高。在阅读这款图谱时，推荐的读图方法分成三个步骤，第一步看葡萄糖的达标时长；第二步看葡萄糖波动性情况；第三步看低血糖风险。了解患者这三方面情况后，给予患者相应的治疗方式调整。

Free Style Libre Flash血糖监测仪是目前体积较小的穿戴式血糖监测设备，已经通过欧洲CE认证，在欧洲上市。该血糖检测仪由一个两欧元大小的一次性圆形传感器组成，通过一个长5mm、宽0.4mm的微型针头和小胶贴固定于上臂外侧。该传感器具有防水功能，持续时间长达 14 天，读数时将配套的手持阅读器置于传感器上方，即可在一秒钟内扫描获得血糖测试结果。这款监测仪属于实时血糖监测，监测原理与回顾式血糖监测技术类似，均具有良好的准确性和安全性，个人版需要每 8 小时扫描一次才能实现血糖的连续监测，也无法提供预警、低血糖报警等。国内微泰器械有限公司正在研发一项类似的产品，据悉其可连续佩戴 14 天，且可以设置高低值报警。

Dexcom 公司的 G5 移动连续血糖监测系统在 2016 年 12 月通过了 FDA 扩大使用范围的申请，允许其在 2 岁及以上的糖尿病患者中替换指尖针刺血糖测试来决定糖尿病的治疗方案。这款产品由三部分组成：感应器、传感器和接收器。感应器可嵌入皮肤下，持续测量组织液中的葡萄糖浓度。传感器紧贴在感应器上，负责将数据传送给接收器，实时结果每 5min 通过无线发送到专用接收机和运行移动应用的兼容移动设备上（如智能手机或平板电脑，以及 Apple Watch）。接收器可将血糖水平展示给用户，其水平高低伴随着颜色变化。G5 系统最多可以允许 5 名"跟踪者（Follower）"远程监控患者的血糖水平。当数据出现异常时，系统还会向"跟踪者"发出警告。G5 系统的结果现在可以直接用于糖尿病患者的治疗决策，不需要传统手指针刺测试的确认。使用 Dexcom G5 系统相关的风险包括低血糖或高血糖、信息不准确、硬件或设置问题使警报失效，以及贴片装置周围皮肤刺激或红肿，并且在佩戴系统时服用含有对乙酰氨基酚的任何药物可能会错误地提高血糖读数。

随着血糖检测技术的不断进步，我们掌握了越来越多的血糖检测方法。在临床中，我们需要根据不同的目的和临床情况选择最合适的血糖检测方法。

☆ 无创血糖监测

血糖监测是糖尿病管理的重要组成部分，糖尿病控制与并发症试验（DCCT）及英国前瞻性糖尿病研究（UKPDS）证实，适度增加频度的血糖监测，帮助实现血糖强化控制达标，可减少和延缓糖尿病并发症的发生。因此，加强血糖监测，制订个体化治疗方案，对于实现把血糖控制于合理范围这一目标至关重要。

血糖检测方式按其对人体的影响可分为有创、微创及无创。传统的有创血糖检测方式是指抽取患者静脉血样，运用大型生化分析仪进行检测，该方法准确度高，结果稳定、可靠，糖尿病诊断标准中的血糖值要求就是静脉血浆血糖。但生化检测血糖方法复杂，耗时较长，取血量较大，不能作为日常监测手段。在 20 世纪 60 年代，1968 年第一台微创血糖监测仪上市，仅采取患者指尖末梢血即可完成血糖检测，该方法具有快速、需血量少、方便易行的优点，以后微创血糖检测所使用的仪器、试剂、检测原理和方法多次改进和完善，是目前临床上常用的血糖检测方法，并广泛用于患者的自我血糖管理。指尖血糖和静脉生化血糖两种血糖监测方式均属有创操作，不仅为患者带来痛苦，还有造成伤口处感染的风险，限制了血糖检测频率，并导致患者对血糖检测产生抵触情绪。中国血糖监测临床应用指南推荐糖尿病患者应加强血糖的自我管理，行每日多次血糖监测，推荐根据患者实际情况进行个体化处理。血糖未达标（或治疗刚开始时）的患者或应用胰岛素治疗的患者，适度增

血糖波动与糖化血红蛋白波动

加监测频率，已达标患者减少监测次数；而对于多次胰岛素注射或胰岛素泵治疗的患者，则建议在正餐和加餐前、后、睡前、运动前、怀疑低血糖时均应监测血糖，以明确血糖控制情况，以便及时调整治疗方案。在中国 50 家医院 5953 例糖尿病患者的调查中，发现仅有 18.98% 按照推荐进行自我血糖监测。

无创血糖监测是指在不损伤皮肤的前提下进行血糖浓度测定的新技术。与传统血糖检测方法不同，无创血糖检测不会对人体造成损伤，同时不会造成血液传染病的传播，操作简单，无须耗材，可提高患者血糖监测频率，实现血糖变化的连续监测，为临床医生提供更充分的治疗依据。

无创血糖检测技术是整合生物传感技术、自动化技术、信息技术、光谱成像技术等多种技术及原理对机体血液或体液成分中的葡萄糖浓度进行检测的技术。根据分析技术，目前可将其分为两类，一类是光谱分析，包括近红外光谱分析、远红外光谱分析、旋光法分析等；另一类为非光谱分析，包括电阻抗分析、经皮反向离子抽吸技术等。

在众多分析技术中，红外光谱分析技术是目前最有发展潜能的无创血糖检测手段，并已成为国内外的研究热点。光谱分析技术主要通过光源发射光信号，透过机体角质层、表皮、真皮、皮下组织、组织液及血管，并对透射光、反射光进行分析比对而对血糖进行定量检测的分析技术。红外光是波长介于微波与可见光之间的电磁波，波长在 760 ～ 1000nm。按照其波长的不同可划分为若干区域，波长 700 ～ 2000nm 的区域称为近红外区，波长 3000 ～ 5000nm 的区域称为中红外区，波长 8000 ～ 14 000nm 的区域称为远红外区。红外光照射穿透身体时，葡萄糖及其他成分会吸收一部分光波，光谱分析仪收

睿眼观糖

集被人体某部分透射或反射的红外光谱，再根据光波被吸收的程度计算出葡萄糖值。实质是通过光学信息来测量患者血糖浓度。1992年，美国Sandia国家实验室及墨西哥大学医学院的联合研究组利用近红外光谱仪进行血糖检测，结果表明，对同一受试者的平均预测误差为1.1～1.2mmol/L。但研究发现此分析方法受体表温度、测试部位及组织液成分等干扰，目前仍处于研究中。Robinson等率先使用红外光谱仪对手指进行无创血糖检测，实测血糖误差在1.1～2.1mmol/L，但检测结果并不稳定。Katsuhiko等采用在前臂表面相距0.65mm的一组发射光纤和探测光纤选择性测量近红外散射光获得真皮组织的微小葡萄糖信号，其预测血糖值与实测值相关系数r=0.928，标准误差为32.2mg/L。Wolfgang等提出利用近红外光检透过角膜检测眼前房房水中的葡萄糖浓度，在试管中的校准模型中能较好地预测血糖浓度，然而在体测时预期误差较大，目前仍在改进中。

近年来，日本的Yuji Matsuura等人使用远红外光对口腔黏膜葡萄糖浓度进行检测，发现该技术能够灵敏准确地反映血糖水平，其误差在20%以下，认为可用于临床血糖检测。Steinar Salid等应用近红外光谱检测及时研发出GlucoPred无创连续血糖检测系统，该检测仪器可对血糖进行实时检测，同时将检测数据上传至手机或电脑，具有无创无痛、方便易行、可持续存储等特点，目前已在欧美国家开始应用。中国对于无创血糖检测技术的研究起步较晚，李刚等采用一种基于近红外光谱的动态光谱法的检测方法，利用动脉充盈程度对吸光度的影响，以减少个体差异及测量条件对结果的影响。后来有学者进一步通过动态光谱法进行人体血红蛋白无创检测，研究发现，其预测值与实测值的相关系数r=0.936，最大预测误差为7.5%，在临床允许范围内，可用于临床检测。

无创血糖检测技术具有无创、便捷、快速等优势，可对血糖进行实时监控，是血糖检测技术的未来发展趋势。目前仍处于研发阶段，尚未达到稳定的临床需求，测量时易受身体因素如水分、脂肪、皮肤状态（厚度、湿度）、肌肉、骨骼、体温及营养状态等的影响，环境状况、温度湿度等也有影响。因此，现阶段无创血糖检测的精确度、灵敏度等仍有待提高，如何减少个体差异，减少人体其他成分对检测的干扰仍是无创血糖监测手段的主要研究方向。方便、精准的无创血糖检测有着巨大的应用前景，会极大改善目前血糖监测频率低的状况。

☆ "维稳"的重要性

● 所谓血糖波动

血糖波动指血糖水平在其高峰和低谷之间变化的不稳定状态，不仅包括短期血糖波动，即日间血糖波动和日内血糖波动，还包括长期血糖波动，即 HbA1c 变异性。糖尿病患者血糖波动的主要原因包括胰岛 β 细胞功能状态、饮食、运动和药物等。糖尿病患者自身 β 细胞功能减退甚至衰竭，导致体内胰岛素水平不足，血糖调节能力低下，导致血糖容易波动，并且 β 细胞功能越差，血糖波动幅度越大。饮食的"质"和"量"均可影响血糖波动，摄入高升糖指数食物及食物摄入量过多均可引起餐后血糖迅速升高，导致血糖波动的幅度增加。应用降糖药物所带来的低血糖也是血糖波动增加的诱因之一，如促进胰岛素分泌的药物或胰岛素本身等均会增加患者的低血糖风险，增加血糖波动。此外，饮食和运动不规律、治疗依从性差、情绪应激、睡眠障碍、酗酒、感染、胰岛素不规范注射等多种因素也可增加血糖波动，而应对餐后血糖的药物作用不足也是导致血糖波动的原因之一。

血糖波动对于糖尿病慢性并发症的危害甚至比持续性高血糖更为严重。血糖波动通过激活氧化应激通路，损伤内皮细胞功能，加剧慢性炎症状态等造成血管损伤，增加糖尿病并发症的发生风险。血糖波动与糖尿病患者冠心病严重程度显著相关，其作用独立于血糖水平本身，平均血糖波动幅度（mean amplitude of glucose excursions，MAGE）与患者急性心肌梗死后的事件再发显著相关。Meta 分析提示血糖波动与心血管疾病的发生风险显著相关。动态血糖监测系统（continuous glucose monitoring system，CGMS）测得的血糖波动与尿微量白蛋白排泄率具有相关性，并且血糖波动也是糖尿病视网膜病变的相关危险因素，这说明血糖波动与糖尿病微血管并发症密切相关。

临床中通过检测评估血糖波动：①糖化血红蛋白（hemoglo bin Alc，HbA1c）可反映 3 个月内血糖的平均水平，是反映血糖长期波动的指标，但 HbA1c 控制相似的糖尿病患者可能因血糖波动的程度不同，发生并发症的风险也不相同，HbA1c 无法反映短期血糖波动的情况。②动态血糖监测（continuous glucose monitoring，CGM）有效评估短期血糖波动情况，CGM 常用的血糖监测指标包括血糖水平标准差、平均血糖波动幅度、最大血糖波动幅度、日间血糖平均绝对差。CGM 能够准确、全面地反映血糖波动的特征，血糖在目标范围的时间监测成本较高，操作相对复杂，不易普及。③自我血糖监测（self monitoring of blood glucose，SMBG），SMBG 的检测指标主要包括血糖水平标准差、餐后血糖波动幅度、最大血糖波动幅度。SMBG 灵活方便、易操作、相对经济、可行性高，通过每日 7 ～ 8 次 SMBG 值能够较为准确地估计 2 型糖尿病患者的日内血糖波动，且与 CGM 有较好的相关性。但 SMBG 测定的血糖结果变异性大，除非患者有自觉症状，自选的测定时间不一定是血糖值变动大的时间，用以评估血糖波动时所采用的个别指标计算复杂，现阶段缺乏用点血糖评估血糖波动的方法，也缺乏"正常"参考值。除此之外，一些生化指标也可以反映短期血糖波动，如 1，5- 脱水葡萄糖醇（1，5-AG），可反映近 1 ～ 2 周血糖波动，特别是餐后血糖的波动。血糖波动对糖尿病并发症危害较大，临床中应加强对血糖波动的重视，更好地改善糖尿病患者的预后。

● 有效维持血糖稳定减少波动

血糖波动是人体为适应环境在体内精密的神经内分泌系统调节下的一种生理反应。糖尿病患者血糖波动的原因可能是多方面的。正常情况下，血糖随着体内激素分泌的日节律分泌变化呈一个波动过程。研究表明，中国正常成年人 24 小时平均血糖波动幅度＜ 3.9mmol/L，标准差＜ 1.4mmol/L，并将此作为中国成年人血糖波动的正常参考范围。然而对于糖尿病患者，其 24 小时平均血糖波动幅度明显增加，且难以控制。

正常情况下，人体在肝脏、激素及神经系统共同作用下，可维持血糖的动态平衡。空腹血糖一般在 3.9 ～ 6.1mmol/L，于进餐开始 10min 后血糖水平开始上升，进餐 1 小时后血糖浓度达到高峰（＜ 7.9mmol/L），2 ～ 3 小时后逐渐降至基线水平。日内血糖波动范围为 2 ～ 3mmol/L，日间血糖波动幅度为 0.8mmol/L。糖尿病患者除基础血糖水平升高外，其血糖波动幅度明显增大，表现为日内血糖波动幅度和日间血糖波动幅度明显增加。同时糖尿病患者餐时第一时相胰岛素分泌障碍，可伴有血糖高峰的延后。导致血糖波动的原因可分为短期效应与长期效应。糖尿病患者血糖波动的主要原因为：未经合理控制的餐后高血糖，以及治疗不当引起的低血糖。

餐后高血糖是导致血糖波动的主要原因。正常情况下，胰岛素的分泌分为基础分泌与刺激分泌。胰岛素的基础分泌为 0.5 ～ 1U/h，用于维持基础（主要影响空腹和餐前）血糖水平。摄食或静脉应用葡萄糖后胰岛素刺激分泌具有两个时相，第一时相为快速分泌相，在进餐 5 ～ 10min 后形成第一个高峰，持续时间 5 ～ 10min，可迅速抑制内源性葡萄糖的产生，同时抑制胰高血糖素的释放，从而抑制餐后血糖的升高及后期胰岛素的持续升高。第二时相为延迟分泌相，于餐后 30min 出现高峰，持续约 1 小时，使升高的血糖降至正常水平。中国台湾地区的一项研究显示，随着空腹血糖的升高，胰岛素第一时相分泌明显减少，可导致餐后血糖升高。同时，第二时相胰岛素分泌增加，高峰后移，可导致下一餐前的低血糖，引起较大的血糖波动。此外，中国人饮食多以碳水化合物为主，胃排空较快，为了避免下一餐前或误餐导致的低血糖，部分人进食主食量较大，这种饮食习惯更易导致餐后高血糖的发生，而进食混合餐后胃排空减慢，刺激的胰岛素分泌减少，下一餐前低血糖的风险下降。低血糖是糖尿病治疗，尤其是胰岛素强化治疗中最常见的伴发状况。高龄、饮食不规律、运动量过大、酗酒、妊娠等均可导致低血糖的发生。同时，对于血糖控制欠佳的糖尿病患者，给予胰岛素促泌剂或胰岛素治疗的过程中，若不能根据患者血糖情况及时调整剂量，则很容易引起低血糖。低血糖时的进餐或葡萄糖应用、低血糖后的高血糖反应（Somogyi Phenomenon，苏木杰效应）也造成血糖波动幅度的进一步增大。

需要对血糖波动的幅度进行监测，以便改进治疗策略，减轻血糖波

血糖波动与糖化血红蛋白波动

动带来的损害。目前相对公认的方法是应用动态血糖监测（CGMS）计算相关数据进行判断。CGMS是指通过植入皮下的葡萄糖感应探针实时监测皮下组织间液中葡萄糖浓度，能持续、动态地监测血糖变化，同时提供血糖的实时波动趋势，是传统血糖监测的有效补充。目前CGMS被广泛用于评价血糖波动情况，其反映的指标有：第一，平均血糖水平（MBG）及其标准差（SDBG），即24小时监测的所有血糖值的平均值及其标准差。第二，血糖波动幅度（ACE）的评价，①日内平均血糖波动幅度（MAGE），即所有血糖波动幅度大于1个SDBG的有效血糖波动幅度的平均值，为评价日内血糖波动的"金标准"。②日间血糖平均绝对差（MODD），即2个连续24小时动态血糖监测期间相匹配的血糖值间的平均绝对差。③高血糖曲线下面积（AUC），即组织间液血糖浓度 ≥ 10.0mmol/L 的曲线下面积。研究表明，HbA1c联合血糖波动幅度能够更好地预测糖尿病并发症的发生风险。

血糖波动加剧糖尿病慢性并发症的发生。研究已经证实严格控制血糖可延缓和减少糖尿病相关并发症的发生。UKPDS研究显示，HbA1c水平与糖尿病并发症密切相关，HbA1c每降低1.0%，糖尿病微血管并发症发病率下降37%、心肌梗死发病率下降14%、糖尿病相关病死率下降21%。然而，随着对糖尿病研究的深入，研究者发现血糖波动亦与糖尿病并发症的发生密切相关，且相对于慢性持续性高血糖，波动性血糖异常更能增加糖尿病并发症的发病风险。下面分别讨论血糖波动对糖尿病常见并发症发生的影响。

（1）糖尿病引起的心血管疾病

糖尿病患者高病死率的主要原因之一。研究表明，血糖波动是糖尿病患者发生心血管事件的独立危险因素。在同等HbA1c下，相比持续性

睿眼观糖

高血糖，波动性血糖异常对血管内皮细胞的损伤更为严重。Monnier 等人提出，与慢性持续性高血糖相比，餐后血糖波动对细胞产生的氧化应激损伤更显著，运用 CGM 对受试者进行动态血糖监测发现，尿样中的 8-iso-PGF2α（自由基损害脂质细胞膜上的花生四烯酸发生过氧化反应后的特异性产物，用于反映氧化应激的指标之一）与 MACE、AUC 密切相关 [MACE（r=0.86，$P < 0.001$），AUC（r=0.55，P=0.009）]，与 HbA1c 无明显相关性，认为与持续性高血糖相比，餐后血糖波动对氧化应激的作用更显著。动物实验显示，急性血糖波动大鼠模型心肌细胞中 MAD、SOD 及 MDA/SOD 比值等反映氧化应激指标表达增多，且高于持续高血糖大鼠模型，与持续高血糖状态相比，血糖波动诱导细胞氧化应激的作用更强。血糖波动引起低血糖激活交感肾上腺系统，刺激儿茶酚胺释放，引起心率加快，外周血管收缩，冠状动脉供血不足，导致心肌细胞缺血缺氧。Osorio 等观察到缺氧可导致心肌细胞发生氧化应激损伤，细胞内 ROS 增多，进一步激活 NF-κB，细胞内致炎因子及黏附因子表达增多，导致血管内皮细胞损伤，促进动脉粥样硬化形成，同时影响心肌细胞的结构及功能。急性血糖波动可通过激活蛋白激酶 C（PKC）促进氧化应激的发生，进一步导致线粒体损伤，钙离子通道激活，从而诱导内皮细胞及心肌细胞凋亡，增加心血管疾病的发生风险。

（2）糖尿病视网膜病变（DR）

常见的糖尿病微血管并发症之一，也是成年人低视力和失明的主要原因。美国 Wisconsin 糖尿病视网膜病变流行病学研究（Epidemiologic Study of Diabetic Retinopathyw，ESDR）显示，病史＜ 5 年的 1 型糖尿病患者，DR 的发生率为 13%，10 ～ 15 年者则高达 90%。2 型糖尿病患者，病史＜ 5 年需用胰岛素治疗者 DR 的患病率为 40%，不用胰岛素者为 24%。病史 10 ～ 19 年需用胰岛素治疗者 DR 的患病率为 84%，不用胰岛素治疗者为 53%。长期高血糖状态可导致视网膜血管内皮细胞损伤，促进眼底病变的发生。DR 的严重程度与血糖水平呈正相关，严格控制血糖可减少或延缓 DR 的发生。临床试验显示，MACE 是 DR 的独立危险因素，通过眼底血管荧光造影将 2 型糖尿病患者分为正常组、眼底渗出组、眼底增值组，并对其进行动态血糖监测，结果显示眼底病变组 MACE 较正常对照组明显升高，且随病变严重程度逐渐增高。Gimeno 等研究发现，空腹血糖变异系数（CV-FBG）可作为 DR 的预测指标之一。对 120 例无 DR 的 2 型糖尿病患者进行 5.2 年的随访发现，与 CV-FBG < 16% 组相比，CV-FBG > 29% 组发生 DR 的相对危险度为 3.68。体外培养视网膜毛细血管周细胞，给予间断高糖刺激可导致细胞内的葡萄糖转运蛋白 1（GLUT1）表达下降及葡萄糖转运功能障碍，导致细胞内葡萄糖浓度迅速下降，诱导细胞凋亡。血糖波动还可通过激活 PKC 通路，引起氧化应激反应，激发血管内高凝状态及内皮炎症反应，加速 DR 的发展。有研究者指出，外源性胰岛素可上调血管内皮细胞内生长因子水平，同时增加微循环内白细胞数量及其黏附性，加重微循环缺血缺氧，继而出现渗出、出血、新生毛细血管生成等病理改变，最终导致 DR 的发生。

（3）糖尿病肾病

糖尿病常见的微血管并发症之一，以微量白蛋白尿排出增加为早期表现。有学者通过对 176 例 HbA1c 控制理想的 2 型糖尿病患者研究发现，MAGE 与 2 型糖尿病患者发生微量蛋白尿独立正相关（$OR=1.357$，$P < 0.05$），证实血糖波动是发生微量白蛋白尿的危险因素。在糖尿病控制与并发症试验（Diabetes Control and Complications Trial，DCCT）

研究中，通过对1441例1型糖尿病患者随访发现，长期的血糖波动可以增加糖尿病肾病及糖尿病眼底病变的风险。目前，血糖波动增加糖尿病肾病发生风险的机制尚不明确，可能为血糖波动增加蛋白激酶C和核因子κB活性，增强机体氧化应激反应，通过线粒体电子传递链导致ROS生成过多而直接损害或者通过一系列过氧化链式反应引起广泛的生物结构的破坏。Risso等学者研究表明，血糖波动对肾脏血管内皮细胞损伤可能比持续高血糖更严重。间歇性高浓度葡萄糖培养可以导致肾小球系膜细胞胶原Ⅲ和Ⅳ的合成增加，还可影响小管间质细胞的生长、胶原合成及细胞因子的产生，并加速肾小管上皮细胞凋亡。

（4）糖尿病周围神经病变

糖尿病常见的远期并发症。目前关于血糖波动对1型糖尿病患者周围神经病变影响的研究较少，对其危害性的重视程度有待提高。DCCT研究中，Siegelaar等学者发现血糖波动对1型糖尿病发生周围神经及自主神经病变并无影响。而J.Bragd等学者则通过对100例1型糖尿病患者11年的随访发现，SDBG是1型糖尿病发生神经病变的独立危险因素（P=0.004）。研究发现，即使HbA1c控制均良好，合并周围神经病变的2型糖尿病患者较无周围神经病变患者的SDBG、MODD及MAGE血糖波动指标均更高（$P > 0.05$），多元logistic回归发现，MAGE升高可显著增加2型糖尿病发生周围神经病变的风险 OR=2.05，95%CI: 1.36～3.09，P=0.001。另外，有研究还发现，与无痛性周围神经病变相比，血糖波动更容易引起疼痛性周围神经病变。糖尿病周围神经病变发病机制复杂，目前认为可能同高血糖、微血管病变、血脂异常等血糖依赖或非血糖依赖因素相关。多项研究发现，同持续高血糖相比，血糖波动对神经纤维的危害更大。其机制可能为，神经纤维在一段时间的低血糖刺激下对随之而来的高血糖状态更加敏感，并通过诸如多元醇／山梨醇等通路加重高血糖对神经纤维的损伤。血糖波动是糖尿病及其慢性并发症的独立危险因素之一，与糖尿病患者预后密切相关。因此，糖尿病的最终治疗目标不仅是控糖，而是降低高血糖，防范低血糖，减轻血糖波动，将血糖控制于较窄的范围内。最终达到"精细降糖，平稳达标"的治疗目标，改善糖尿病的远期预后，提高患者生活质量。

睿眼观糖

☆ 血糖控制的艰难时刻：朝霞初升和夕阳西下

糖尿病控制的理想状态是尽可能地减少血糖波动。很多情况下这是非常困难的，即使是正常人也会出现因为激素的日节律分泌变化而出现血糖波动，当然是在有序、可控的范围内，也就是生理状态下的微小变化。对于糖尿病患者，血糖波动的幅度明显加大，而且在朝霞初升之时与夕阳西下之际会出现两个特有的"黎明现象"和"黄昏现象"。

● 在朝霞初升的清晨："黎明现象"

所谓"黎明现象"是指糖尿病患者在不受进食、活动等因素影响的状态下，夜间血糖控制良好，并且夜间无低血糖发生，而于清晨短时间内出现血糖升高或胰岛素需要量增加的现象。"黎明现象"的概念最早由 Schmidt 首次提出并命名。他们在研究 24 小时的血糖变异性和胰岛素关系时发现入组的 11 例 1 型糖尿病患者中有 10 例出现了晨间空腹血糖升高的情况，并延续影响着早餐后血糖，Schmidt 等人把这种晨间血糖显著升高的现象命名为"黎明现象（Dawn Phenomenon）"。基于 CGMS

监测，"黎明现象"的诊断标准如：计算空腹血糖与夜间血糖最低点的差值 ≥ 20mg/dl（1.11mmol/L）（部分研究界定为差值 ≥ 10mg/dl），或清晨胰岛素需要量增加 ≥ 20%，同时夜间没有低血糖发生。"黎明现象"在 2 型糖尿病患者中发生频率很高，"黎明现象"的存在不仅影响整体血糖控制，也加剧了血糖波动，使平稳血糖控制变得更加困难。

导致空腹血糖升高的常见原因：一是口服降糖药或胰岛素剂量不足，不能够抑制肝脏葡萄糖生成；二是夜间低血糖，低血糖后的高血糖反应，所谓的"苏木杰效应"；三是"黎明现象"。既往认为，1 型糖尿病易于出现"黎明现象"，国内杨少华等人的研究显示即使是 2 型糖尿病，"黎明现象"依然有很高的发生率。以清晨血糖升高 ≥ 10mg/dl、20mg/dl 或胰岛素需要量 ≥ 20% 为"黎明现象"标准，通过 CGMS 进行连续血糖监测，住院 2 型糖尿病患者发生"黎明现象"的发生率分别是 85.2%、64.8%、59.4%。

"黎明现象"对糖尿病患者的危害表现在多个方面，其一可导致早餐后血糖明显升高，部分学者定义为"黎明现象"的延伸，当然也有一部分是与餐前降糖药物剂量不足导致的血糖的叠加，其发生依赖于"黎明现象"的后续作用，此时早餐进食食物的性状和升糖指数非常重要，并且"黎明现象"和叠加的血糖升高影响全天的血糖。Monnier 的研究认为，"黎明现象"组较对照组 HbA1c 升高可达 0.4%。相对于慢性持续性高血糖，波动型血糖异常对并发症带来的危害更加巨大。

评价血糖波动的指标：①平均血糖水平（MBG）及其标准差（SDBG）：即 24 小时监测的所有血糖值的平均值及其标准差。②平均血糖波动幅度（MAGE）：为评价日间血糖波动的"金标准"，根据"滤波"的方法筛选血糖波动幅度 > 1 个 SDBG 的有效血糖波动，根据第 1

血糖波动与糖化血红蛋白波动

个有效波动的方向计算所有有效血糖波动幅度的平均值。③高血糖曲线下面积（AUC）：计算组织间液血糖浓度 ≥ 10mmol/L 的曲线下面积。④日间血糖平均绝对差（MODD）：即 2 个连续 24 小时动态血糖监测期间相匹配的血糖值间的平均绝对差。⑤根据 CGMS 记录，计算每小时平均血糖，绘出 24 小时持续血糖波动曲线图。

在出现"黎明现象"的患者组，其 24 小时平均血糖水平标准差（SDBG）、高血糖曲线下面积（AUC）、平均血糖波动幅度（MAGE）等反映血糖波动的指标均明显高于对照组（$P < 0.05$），因此，"黎明现象"可同时影响整体血糖水平及血糖波动程度，对糖尿病患者与血糖相关的并发症也有明显影响。"黎明现象"的发生频率与 HOMA-IR、HbA1c 及空腹 C 肽水平呈正相关（$P < 0.05$）。

"黎明现象"发生的具体机制尚不清楚，研究表明生长激素的日节律变化可能是最主要的原因，糖皮质激素及其他"升糖激素"共同参与了清晨的血糖增高。这就意味着"黎明现象"的发生与多种激素的昼夜日节律有关。在健康人群中 1：00～4：30 生长激素分泌达到高峰，4：00～6：00 皮质醇、肾上腺素和去甲肾上腺素分泌增加，5：30 以后肝葡萄糖生成增加，但由于胰岛素分泌增加和外周组织对葡萄糖利用增加，健康人在黎明时分血糖基本维持稳定。糖尿病患者升糖激素在夜间分泌增加，且肝葡萄糖生成增加更早，由于胰岛素分泌及作用缺陷致外周葡萄糖利用并未同时增高，因此出现明显的"黎明现象"。在黎明时的胰岛素敏感性降低，同时肝葡萄糖生成增加和外周葡萄糖利用减少，是"黎明现象"的主要原因。多项研究结果提示，糖尿病患者的"黎明现象"与近黎明时生长激素的分泌有关。生长激素增加胰岛素抵抗，降低肝和外周组织胰岛素敏感性，因此有升血糖作用。有学者研究，生长激素缺陷的 1 型糖尿病患者黎明时的胰岛素需求量下降 46%，而生长激素正常的 1 型糖尿病患者黎明时胰岛素需求量上升了 36%。除生长激素的影响外，"黎明现象"可能还与胰岛素样生长因子 1（IGF-1）水平降低及胰岛素样生长因子结合蛋白（IGFBP-1）水平升高有关。有人研究报道"黎明现象"和胰高血糖素不恰当的分泌增多有关。胰高血糖素 / 胰岛素比值异常升高是糖尿病发生的机制之一，而胰高血糖素拮抗胰岛素作用，不能有效抑制肝葡萄糖输出，从而导致"黎明现象"。

胰岛素抵抗可解释部分 2 型糖尿病患者的空腹血糖升高原因：清晨肝脏和肌肉等胰岛素靶组织对胰岛素敏感性暂时降低，同时夜间生长激素的分泌加重胰岛素抵抗，最终导致肝葡萄糖生成增加、葡萄糖利用减少而造成清晨血糖升高，而 1 型糖尿病可能晨起高的升糖激素水平贡献更大，主要是胰岛素的绝对缺乏所致。

需要明确的是，"黎明现象"并非仅仅在 1 型糖尿病中高发，在 2 型糖尿病患者中的发生率也很高，而且一定程度上是全天血糖控制好坏的关键。控制"黎明现象"有利于减少血糖波动、改善整体血糖水平，减少并发症的发生风险，其理想的治疗方案是改善体内的激素失衡。降低生长激素水平、抑制皮质醇均可明显降低糖尿病患者"黎明现象"幅度。在药物选择上，应用二甲双胍抑制肝葡萄糖输出可一定程度上控制"黎明现象"，应用长效磺脲类药物通过刺激内源性胰岛素分泌，或选用基础胰岛素也有利于"黎明现象"的控制。

● 夕阳西下几时回："黄昏现象"影响血糖平稳

高血糖发生在傍晚时叫作糖尿病的"黄昏现象（Dusk Phenomenon）"，"血糖不太好，只因近黄昏"。黄昏现象并不少见，也是糖尿病患者血糖控制不稳的原因之一，但目前尚缺乏规范的诊断标

血糖波动与糖化血红蛋白波动

准，更未能引起足够的重视。甚至有的医生坚持认为是患者额外加餐或出现了无症状性低血糖才导致晚餐前后血糖难以解释的升高。通常认为，在排除低血糖状态、额外加餐，经常出现晚餐前血糖高于午餐后两小时 1.11mmol/L 以上者，即可考虑该患者有所谓的"黄昏现象"。但也有的患者黄昏现象发生较晚，表现为晚餐后血糖难以解释的增高，甚至是睡前血糖高于晚餐后。诊断黄昏现象时需排除饮食、运动、情绪和低血糖等因素的影响。两种高血糖现象的发生机理相似，都是与糖尿病患者体内的胰岛素和升糖激素（生长激素、肾上腺皮质激素、儿茶酚胺、胰高血糖素）在 24 小时内的节律性分泌不协调有关。其实任何人都存在这两种现象，只不过正常人的基础胰岛素分泌会随着其体内升糖激素的增加而增加，对抗了升高的血糖，因而不会出现如此两个高峰，保证了血糖维持在正常水平上。

"黄昏现象"容易发生于下列人群：1 型糖尿病患者；肥胖，胰岛素抵抗严重的 2 型糖尿病患者；抑郁症、肝硬化、肾上腺皮质功能亢进、反复发生低血糖反应者；急性心梗、脑出血、大手术后应激反应明显者；糖尿病白内障手术后球结膜下注射地塞米松的患者或骨关节封闭的患者等。对于习惯于午休的患者，如果突然取消午休或中午睡眠休息不好也可引起"黄昏现象"。

黎明现象的发生率高于黄昏现象。糖尿病患者由于其体内的基础胰岛素分泌不足，加上降糖药物使用不到位，不能有效地抵消升糖激素升高的血糖，因而就出现了糖尿病的黎明现象或黄昏现象。糖尿病患者出现黎明现象和黄昏现象，一定程度上提示降糖药物或胰岛素剂量不足，应当进行治疗方案的调整。

睿眼观糖

Part 14

低血糖才是糖尿病防治的重点

胰岛素的发现：巧合还是传奇？

品茗能减重和降低血糖？

吸烟与戒烟：糖尿病相关指标的变化令人眼花缭乱

汽车尾气、雾霾、空气污染天到糖尿病

无

大国怎

年龄是

饮料与糖尿病

降糖治疗可以让你看起来更年轻

地震与糖尿病

四季变幻与糖化血红蛋白

胰岛素制剂的发轫－郁勃－繁盛

新型降糖药为什么那么贵？

抑郁和焦虑弥漫在糖尿病的世界里

内分泌领域的又一个神药

夜班轮班工作相关糖代谢异常

糖尿病眼部损害：远超出你关注的视网膜病变

年龄是否应该成为糖尿病诊断标准的一个考虑因素？

至少三千多年的慢慢长夜

打针不用针？胰岛素给药方式的改进

无意插柳出磺脲 糖尿病第六并发症：重要但未被认识

辟谷治疗糖尿病：不吃主食、少吃主食、间断禁食 你开的药他们服用了吗？

☆ 糖尿病患者绕不开的噩梦

2015 年国际糖尿病联盟（International Diabetes Federation，IDF）发布数据称糖尿病病死率大于艾滋病、结核病和疟疾病死率的总和，全世界大约每 6 秒就有 1 个糖尿病患者死亡。因此，如何加强糖尿病的预防、有效地控制血糖、延缓糖尿病相关并发症、延长生命、改善生存质量是糖尿病治疗的重点。

糖尿病患者未能控制的高血糖导致患者预后恶化，良好的血糖控制可延缓糖尿病患者并发症的发生发展。然而，人们却往往忽视比高血糖更为危险的低血糖事件。早有学者指出：一次严重的低血糖，或其诱发的心血管不良事件，可使长期将血糖维持在正常范围所带来的益处毁于一旦。低血糖反复发作导致的血糖波动及患者对降糖药物产生的抵触情绪，是导致糖尿病患者血糖难以控制达标的重要原因。同时，低血糖可诱发严重的心脑血管病变，甚至威胁生命，因此，糖尿病患者真正的噩梦是绕不开的低血糖。

低血糖症是一组多种病因引起的静脉血浆葡萄糖浓度过低，临床上以交感神经兴奋和脑细胞缺氧造成脑损害为主要特点的综合征。非糖尿病患者群低血糖的界定标准为血糖 < 2.8mmol/L（50mg/dl），2017 年美国 ADA 指南将糖尿病患者低血糖诊断标准定义为血糖 ≤ 3.9mmol/L（70mg/dl）。同时，ADA 指南按危险程度降低血糖分为三级：①血糖警戒值（1 级），血糖 ≤ 3.9mmol/L（70mg/dl），需要补充

快速分解吸收的碳水化合物纠正低血糖，降糖药物剂量需要调整；②临床显著低血糖（2级），血糖＜ 3.0mmol/L（54mg/dl），为严重的临床显性低血糖；③严重低血糖（3级），无特指范围，至导致严重认知障碍的低血糖，需要他人援助才能缓解。

低血糖是糖尿病治疗，尤其是胰岛素治疗过程中最常见的伴发状况，其症状和体征是由于神经元缺乏葡萄糖所致。其临床表现主要分为两种类型，一种为肾上腺素能症状（交感神经兴奋症状），患者主要表现为饥饿、心悸、大汗、面色苍白等；另一种为中枢神经系统症状，包括行为异常、视力障碍、认知障碍、癫痫、昏迷，甚至死亡。一项来自莱斯特糖尿病中心的回顾性研究显示，在其纳入的 532 542 例 2 型糖尿病患者中，近 50% 糖尿病患者经历过轻度低血糖事件，6% 的糖尿病患者经历过严重低血糖事件。轻度低血糖的发生频率 19 人次 / 年，重度低血糖的发生频率为 0.8 人次 / 年。有资料显示，中国 1 型糖尿病患者严重低血糖事件发生率为 115 ～ 320 人次 /100 患者年。2 型糖尿病患者严重低血糖事件发生率为 35 ～ 70 人次 /100 患者年，而未被察觉的低血糖发生率可能更高。反复低血糖发生可对机体脑、心、肾等多脏器造成严重损伤，甚至是不可逆性损伤。

● **心血管系统**

低血糖发生时，体内生长激素、胰高糖素等升糖激素大量释放，交感神经兴奋，释放大量肾上腺素及去甲肾上腺素，引起心率加快、血管强烈收缩，导致冠状动脉供血不足，诱发心肌缺血缺氧，进而可引起心律失常、心绞痛，甚至急性心肌梗死。心肌酶是心肌损害特异而灵敏的指标，研究发现，低血糖发生时心肌酶水平明显高于对照组，提示低血糖可诱发或加重心肌损害。

Khunti 等人研究发现低血糖事件增加糖尿病患者的心血管事件和全因病死率的风险，不论是在 1 型糖尿病还是在 2 型糖尿病其结果是一致的，且这种影响是长期的，可以作为预测心血管事件风险的间接标志。

● 对中枢神经系统的影响

葡萄糖是脑细胞唯一的供能物质，因为脑细胞中储存的糖原较少（＜0.1%），所以中枢神经系统能量供应依赖外周血葡萄糖。严重低血糖可导致脑细胞能量代谢障碍，引起行为异常、认知功能障碍、视力障碍等，持续的低血糖状态将引起不可逆的脑损伤，甚至死亡。糖尿病患儿早年出现严重低血糖，可导致患儿成长后出现注意力不集中、学习能力及执行能力的下降。低血糖发生还与长时记忆有明显相关性，这种影响可能是长期存在的。

● 低血糖对情绪的影响

低血糖可导致患者产生紧张、焦虑、恐惧、抑郁等负面情绪，影响患者的日常生活。研究表明，低血糖反复发作可使患者依从性下降，因害怕再次出现低血糖反应，产生抵触治疗的不良情绪，预防性加餐、故意漏服药物或减少胰岛素应用的次数和剂量，影响血糖控制达标。因此，深入探讨低血糖的成因，规避低血糖的发生，对糖尿病的治疗至关重要。

● 低血糖的主要危险因素

关注低血糖的主要危险因素有利于减少低血糖的发生风险。包括：①降糖药物，尤其是胰岛素及胰岛素促泌剂的不恰当使用，是引起低血糖的最常见原因。②高龄：老年患者随着病程延长，常合并自主神经系统受损，对低血糖的对抗调节能力差。老年人胰高糖素、生长激素等升糖激素释放减少，使老年患者对血糖的敏感性及反应性下

睿眼观糖

降。③饮食不规律：糖尿病患者在使用胰岛素或降糖药后未能及时进食、进食量过少及进食时间延长均都可导致低血糖的发生。④运动量过大、运动时间过长、运动强度改变等可导致低血糖的发生。⑤酗酒：酒精是高热量物质，1g 酒精可产生 7kcal 热量，促进胰岛素的释放，同时酒精与胰岛素有协同作用，可增强胰岛素的降糖作用。⑥肝肾功能不全：口服降糖药物几乎全部经肝肾代谢，肝肾功能不全可导致药物蓄积中毒，或发生低血糖。⑦肾上腺、甲状腺、垂体功能减退：体内升糖激素（糖皮质激素、甲状腺素、生长激素）分泌减少，导致低血糖发生。⑧妊娠。⑨既往有反复低血糖发作史。⑩自主神经系统病变：交感神经对低血糖的反应性差，不能及时刺激肾上腺素、胰高糖素等升糖激素的释放，易导致无感知性低血糖。⑪其他：如年龄＜5 岁也是低血糖的危险因素之一。

低血糖是内科常见急症之一，因其临床表现复杂，且不具有特异性而容易被忽略，处理不及时，可能产生严重不良后果。因此，我们应注意对低血糖的预防及诊治。只有充分重视低血糖，才能减少低血糖带来的危害。

要充分认识到低血糖发生的普遍性及后果的严重性，大部分糖尿病患者均经历过一次甚至多次低血糖，而一次严重的低血糖不仅能让控糖努力全白费，还可能造成不可逆的机体损害，影响患者生活质量，甚至危及生命。所以，医务工作者应当予以低血糖足够的重视，特别是对有危险因素的患者更要提前预防，制订更为个体化和精准化的治疗方案。每次随访时应该询问有低血糖风险的患者症状性和无症状性低血糖。如发现认知功能较低和（或）认知功能下降，建议持续评估其认知功能，临床医生、患者和看护者应高度警惕低血糖。

作为临床医生应充分认识到低血糖对人体的危害，为患者制订个体化治疗方案。特殊患者适当放宽血糖控制目标，2017ADA 指南推荐非妊娠成年糖尿病患者血糖控制目标为：餐前血糖 4.4 ～ 7.2mmol/L，餐后血糖峰值＜ 10.0mmol/L，HbA1c ＜ 7%。对有严重低血糖病史，预期寿命有限，合并晚期大血管和微血管伴发病，有较多的伴发病，以及尽管实施了糖尿病自我管理教育、适当的血糖检测、应用了多种有效剂量的降糖药物（包括胰岛素），而仍难达标的病程较长的糖尿病患者，血糖控制目标适当放宽更为适宜，推荐目标 HbA1c ＜ 8%。

2017ADA 指南建议，对所有具有严重低血糖（＜ 3.0mmol/L）风险的患者应进行处方胰高血糖素。胰高血糖素可通过皮下注射或肌注的方式给药，非医护人员在院外即可给药，但该药物不易获得，因此口服葡萄糖（15 ～ 20g）仍是治疗首选。对使用胰岛素治疗的患者（如有无症状性低血糖或严重低血糖发作），建议放宽血糖控制目标，严格避免至少数周内再次发生低血糖，以部分逆转无症状性低血糖并减少发生低血糖的风险。对于特殊患者，如高龄、儿童、合并有严重慢性并发症的患者、长期卧床患者、恶性肿瘤患者、血糖波动较大（如脆性糖尿病）患者等，可适当放宽血糖控制标准（推荐 HbA1c ＜ 8.0% 或更为宽松），以减少低血糖对机体造成的损伤。

对低血糖频发或严重低血糖发生者应重新评估控糖目标是否合适，并根据具体情况适当调整治疗方案。2017ADA 指南指出，对于无症状低血糖、一次或以上严重低血糖发作的糖尿病患者，应该重新评估和适当调整其治疗方案。如调整胰岛素方案以维持目标血糖水平，应用速效胰岛素类似物来降低餐间低血糖风险，应用基础胰岛素类似物以降低夜间低血糖风险，若有需要适当应用动态皮下胰岛素泵，可考虑进行动态血糖监测。对磺脲类药物治疗的患者出现低血糖，可考虑其他口服药物。相比磺脲类、格列奈类药物或胰岛素，新一代的降糖药物（如DPP-4抑制剂、GLP-1受体激动剂、SGLT-2抑制剂），具有更低的低血糖发生率。

缺乏糖尿病自我管理是发生低血糖的主要原因之一，对患者及其家属进行糖尿病健康宣教，提倡患者进行自我血糖管理，根据情况可选择每日多次末梢血监测血糖、72小时CGM，以及14天佩戴的扫描式葡萄糖监测系统，及时发现低血糖，在确诊低血糖时就应该告知患者及其看护者低血糖的危害、症状、预防及自救方法，及时发现和纠正低血糖，帮助患者进行有效的自我管理，改善临床结局及生活质量。

注意对患者进行饮食指导及运动管理。患者最好做到生活规律，按时、定量进食，在注射胰岛素或服用降糖药物后切勿延误进餐；对于每天应用固定胰岛素剂量的患者，保持稳定的碳水化合物的摄入时间和量可以改善血糖控制，减少低血糖风险。运动时间和运动量相对固定；鼓励在运动前、运动过程中和运动后自测血糖，如发现血糖下降应及时摄入食物。对于低血糖性自主神经功能障碍的患者，若运动前血糖＜140mg/dl建议摄入食物，运动中和运动后若血糖＜140mg/dl建议补充能量 。

ADA指南推荐所有的1型糖尿病和2型糖尿病患者接受由注册营养师制定的个体化的医学营养治疗，目前在中国普遍推行还有困难，有条件的患者可以咨询营养师对自己的饮食方案进行指导。临床医师不仅要给患者处方药物，也应指导患者规律饮食，定时、定量进餐，避免误餐。鼓励糖尿病患者进行适量运动，根据患者个体情况控制运动时间及运动量。

另外，指南推荐将心理治疗整合入以患者为中心的综合治疗方案。建议临床医生在首诊时评估患者糖尿病忧虑、抑郁、焦虑、饮食障碍和认知能力，并在治疗过程中定期评估。对于老年糖尿病患者（≥65岁）应考虑进行认知功能及抑郁症的筛查。及时对患者进行心理疏导，帮助患者树立治疗信心，优化健康结局。重视对患者及家属的教育，有研究表明，血糖自我管理的缺失及既往低血糖均是严重低血糖的独立危险因素。告知低血糖相关感受及症状、相关危险因素、后果的严重性及自救方法，以便预防、及时发现和纠正低血糖。加强血糖自我管理，可提高医疗工作者和患者对血糖控制计划管理的有效性和安全性。

低血糖是糖尿病治疗过程中最常见的伴发症之一，可导致心、脑、肾等多器官功能障碍。常言道，高血糖"要钱"（治疗并发症的花费），低血糖"要命"（严重低血糖甚至导致患者猝死）。低血糖是阻碍血糖控制达标、使预后恶化的重要因素之一，因此，低血糖的防治需要大家给予广泛的重视。

☆ 低血糖的"能量"超出想象

认知是机体认识和获取知识的智能加工过程，涉及学习、记忆、语言、思维、精神、情感等一系列随意、心理和社会行为。认知障碍指与上述学习记忆以及思维判断有关的大脑高级智能加工过程出现异常，从而引起记忆障碍，同时伴有失语或失用或失认或失行等改变的病理过程，包括轻度认知功能障碍至痴呆。

认知的结构基础之一是大脑皮层。海马结构与认知功能密切相关。海马是指人类大脑颞内侧以及腹侧卷曲的海马回及齿状区，其性状弯曲貌似海马。人有两个海马，分别位于左右脑半球，是组成大脑边缘系统的一部分，主要担当着记忆与空间定位的作用。

海马是学习、记忆的重要解剖基础和神经中枢，是近记忆的重要结构，与认知功能密切相关。海马在记忆的过程中充当转运站或中转站的作用，我们在日常生活中及主动学习中的各种信息是储存还是抛弃都是由人脑中的海马来处理，对于反复刺激的信息或刺激强度大的信息，海马会在处理后转存至大脑皮层的特定部位，作为永久记忆，而存入海马的信息如果一段时间内没有被使用或没有再次的相同信息传入，就会自行被"删除"，也就是我们日常所说的"忘记"。

海马比较发达的人，其记忆力相对会较强。任何引起大脑皮层结构及功能改变的损伤因素、任何损伤海马结构的因素均可引起认知功能障碍，如脑内神经递质及受体异常、神经营养因子缺乏、脑组织蛋白质异常集聚、脑组织能量代谢异常等均可以不同机制引起不同程度的认知障碍。

胰岛素广泛应用于糖尿病患者的治疗，尤其是 1 型糖尿病患者，必须依靠外源性胰岛素替代以维持糖和多种物质的代谢正常。同时，作为胰岛素治疗的常见并发症之一，反复低血糖发作也成了胰岛素治疗的常见并发症，由反复低血糖引起的脑损害以及认知功能障碍也越来越引起人们的重视。糖尿病引起的认知功能障碍主要表现为记忆力减退和学习能力下降，同时语言能力、理解力、定向力、判断力和逻辑推理等能力均受影响，但由于其临床表现多样且缺乏特异性常被临床忽视，且目前尚无诊断的金标准，容易引起漏诊、误诊，延误患者的治疗。

据统计，在 1 型糖尿病患者中，有 12% ～ 30% 的患者经历过严重低血糖导致的认知障碍甚至意识丧失。Luchsinger 等人报道以成年人为基础的 2 型糖尿病患者研究中，轻度认知障碍的发生率为 25%。另外，Meta 分析研究结果表明，与未患糖尿病患者群比，糖尿病患者发生轻度认知功能障碍、血管性痴呆、阿尔茨海默症以及各种痴呆的风险显著增加，相对危险度（RR）分别为 1.46、2.48、1.21 和 1.51。

轻度低血糖发作时临床表现可不明显，若血糖反复或者持续下降时可造成认知功能障碍。有研究指出，血糖低于 3.0 ～ 3.5mmol/L 时，即可出现渐进性认知障碍。低血糖时大脑皮层首先受抑制，继而皮层下中枢脑干相继累及，出现意识障碍。成年人低血糖性脑损害影像学资料显示，低血糖最易累及部位主要有大脑皮层、基底节区和海马。

目前认为，低血糖导致的认知功能障碍主要与神经元的能量代谢受损相关。葡萄糖是脑组织的主要供能物质，低血糖发生时，脑组织能量供应不足，星形胶质细胞储存的有限糖原以糖酵解的形式为神经元供能，对维持神经元基本功能起到代偿作用。当供能不足时，大脑皮质层发生广泛神经元退行性病变及坏死，胶质细胞增生，进而会引起不同程度的认知功能障碍。长期反复低血糖发作可导致低血糖相关性自主神经功能衰竭，患者无法意识到低血糖的发生，亦不能对低血糖产生正常的反馈调节，严重时可导致昏迷甚至死亡。

葡萄糖是大脑的主要供能物质，大脑在发育过程中对葡萄糖的需求比成年期更高，Christopher Kuzama 等人研究显示，脑组织对葡萄糖的需求在 2 岁时即接近成年期水平，5.2 岁时脑葡萄糖需要量是成人消耗量的约 1.88 倍，而 10 岁时，其需葡萄糖为成年期的 2 倍，此后逐渐下降直至成年期水平。因此青少年时期，处于发育状态的脑组织更易受到

睿眼观糖

低血糖的影响。有学者提出，儿童时期频繁发生低血糖可影响其认知功能，尤其是记忆及注意力，同时可对其学习能力产生影响，且出现低血糖的时间越早，对其产生的影响越大。Tamara 等人在研究中发现青少年 1 型糖尿病患者中，低血糖发生与长时记忆有明显相关性，同时发现在 5 岁前发生第一次低血糖事件对儿童长时记忆的影响更大。

目前对儿童及青少年糖尿病患者脑功能研究较少，动物实验表明，严重低血糖发生首先影响大脑皮层颞叶内侧区，包括海马的神经元，进一步影响海马与前额叶皮质的连接，导致长时记忆受损。低血糖还可导致青少年中枢神经系统发育异常，具体机制不明，有研究显示脑组织长期低血糖可引起线粒体氧化应激，导致大脑皮层细胞坏死、凋亡，皮层下组织很少受累。

Perantie 等人发现，1 型糖尿病患者组中，有严重低血糖发作史的患者大脑灰质明显减少，其顶叶、颞叶的白质亦较对照组减少。有学者通过对青少年 1 型糖尿病患者进行为期 2 年的 MRI 检查发现，从总体来看有低血糖发作史的青少年 1 型糖尿病患者大脑白质及灰质与无低血糖发作史及正常对照组无明显差异，但研究同时发现，排除混杂因素影响后，其顶枕部白质明显减少。

在青少年患者中，严重低血糖常发生于不规律饮食或过于严格的饮食控制。因此，我们应及时对青少年患者及其监护人进行健康宣教，指导其合理控制饮食，同时可适当放宽血糖控制标准，以减少低血糖对青少年的危害。

低血糖对脑的损伤不仅体现在认知过程，同时也可导致行为及情绪的改变。研究表明，当血糖 < 3.0mmol/L 时可引起焦虑、恐惧、紧张、抑郁等多种负面情绪。杏仁核是产生、识别和调节情绪的脑组织，研

究发现低血糖可刺激杏仁核释放更多地去甲肾上腺素，从而产生焦虑情绪。有学者纳入 16 例 1 型糖尿病患者，用高胰岛素正血糖钳夹技术使血糖维持于 2.6mmol/L 产生急性低血糖，可明显引起受试者焦虑、恐惧、痛苦等负面情绪，患者紧张感增强，并且观察到愤怒、挫折感有加强的趋势。

低血糖还与抑郁情绪密切相关，研究显示 2 型糖尿病患者群中抑郁的患病率为正常人群患病率的 2 倍之多。一项多中心流行病学研究显示，在中国的 2 型糖尿病患者中，抑郁症的患病率为 6.1%，其中大陆地区抑郁症的患病率为 5.3%，香港地区的患病率为 8.9%。同时有研究显示，有低血糖反应史的 2 型糖尿病患者抑郁发生率高于无低血糖反应史患者（48.0% *vs.* 21.7%，$P < 0.05$），低血糖反应为抑郁的危险因素之一。

动物研究显示，急性低血糖可导致动物产生抑郁行为。研究发现注射胰岛素致使小鼠发生低血糖时，小鼠可出现抑郁样行为，表现为强迫游泳实验中停滞时间较注射胰岛素前延长。糖水偏爱实验中低血糖组小鼠对糖水的偏爱度较对照组下降。这种低血糖诱导的抑郁样行为可被抗抑郁药物改善。抑郁的发生机制目前尚不明确，单胺假说是目前大多数人接受的机制。单胺假说认为大脑突触间隙中的去甲肾上腺素、5- 羟色胺及多巴胺等单胺类神经递质的耗竭是抑郁症产生的主要原因。但研究发现，抑郁动物模型血浆去甲肾上腺素及 5- 羟色胺较正常对照组明显增高，可能为抑郁产生的应激刺激交感 - 肾上腺髓质系统，导致大量去甲肾上腺素释放入血。同时，中枢去甲肾上腺素及 5- 羟色胺可抑制其在外周的释放，抑郁发生时，其对外周的抑制作用解除，导致血中激素水平升高。

睿眼观糖

另一个研究中同样发现，小鼠在给予去甲肾上腺素后，亦产生抑郁样反应，其在强迫游泳实验中的停滞之间延长。同时发现给予肾上腺素能受体拮抗剂可改善低血糖诱导的抑郁样行为。因此，目前认为低血糖可能通过应激刺激交感－肾上腺髓质系统，促进儿茶酚胺，尤其是去甲肾上腺素的释放，从而产生抑郁情绪。

"床上死亡综合征"（dead-in-bed syndrome）是指发生于青少年1型糖尿病患者的无明显病因的猝死，因患者多在睡梦中无症状死去而得名。其最早在1991年由Tattersall等人提出，研究者发现在英国，患有1型糖尿病的青年患者的猝死率明显升高。该实验最终纳入34例猝死的青少年1型糖尿病患者中，有22例生前身体健康，尸检未发现明显病因，被归为床上死亡综合征。随后研究者在对22例患者进行死因分析时发现有14例患者在死前6个月内经历了一次或多次的夜间低血糖发作。在9例尸检进行了玻璃体液葡萄糖浓度监测的患者中，7例患者葡萄糖水平低于1.0mmol/L。

研究者认为，低血糖可能为床上死亡的主要原因。无独有偶，在一项病例分析中，一例23岁伴反复低血糖发作的男性1型糖尿病患者在接受动态血糖监测的第二天发生床上死亡，动态血糖监测显示，其死亡时的血糖水平低于1.7mmol/L。据统计，在青少年糖尿病患者死亡中，床上死亡综合征占5% ～ 6%，但其具体死因尚存在争议。

有学者提出心脏自主神经病变可能为床上死亡综合征的主要死因。认为长期糖尿病可引起自主神经病变，副交感神经活性降低，交感神经处于持续兴奋状态，心室负极异常，导致QT间期延长，产生严重室性心律失常，引起猝死。然而在以往的研究中，床上死亡综合征往往发生于40岁以下的青少年1型糖尿病患者，其患病时间较短，死亡时多未合并严重糖尿病并发症，因此多数学者并不认为自主神经病变为床上死亡综合征的主要原因。

有学者提出低血糖可直接引起 QT 间期延长，进而导致的恶性心律失常为其主要原因。M. O'Reilly 等学者发现，低血糖可直接引起心脏电生理异常，与基线水平相比，低血糖可引起 QT 延长高达 60ms，与正常对照组相比，1 型糖尿病患者 QT 延长更加显著。而 QT 间期延长是导致致死性室性心律失常的主要原因。

与此同时，低血糖可引起 QT 间期差异（即 12 导联心电图中最长 QT 间期与最短 QT 间期的差值）增大，后者亦可产生致死性室性心律失常。但是，以往研究中的葡萄糖水平检测多是在尸检时完成，血液及组织液中的葡萄糖浓度在死后数小时内即可发生降低，因此对于床上死亡患者是否在死亡时出现低血糖仍存在争议。

我们仍需对低血糖引起床上死亡的潜在机制进行进一步的探讨，以预防和减少床上死亡综合征的发生。除 1 型糖尿病外，其他类型的糖尿病也可以出现由于严重低血糖导致的"床上死亡综合征"，特别是老年、长病程、已有心脏病变或心脏自主神经病变者。

HbA1c 是反映糖尿病控制的"金标准"，目前美国 ADA 及中华医学会糖尿病学分会均将 HbA1c ＜ 7.0% 作为血糖控制达标的标准。一项纳入中国 81 个城市，414 所医院的多中心流行病学调查研究显示，中国单纯口服降糖药治疗的糖尿病患者平均 HbA1c 约为 8%，仅有 35.1% 的患者 HbA1c ＜ 7.0%，且随病程延长，HbA1c 达标率逐渐下降。研究同时发现，尽管大多数患者的 HbA1c 已超过指南推荐应用胰岛素的标准，但仍继续使用口服降糖药物治疗。推测其可能原因为患者甚至医生对胰岛素治疗抱有一定的抵触情绪，未能合理及时地启动胰岛素治疗，

睿眼观糖

而在应用胰岛素治疗的部分患者中，由于生活方式未能很好地配合或胰岛素 / 口服药方案不合理而导致低血糖频发。一项关于患者抵触胰岛素治疗原因的调查研究显示，40% 的糖尿病患者因害怕出现低血糖反应而抵触胰岛素治疗。部分患者因曾在胰岛素治疗过程中出现过低血糖反应而自行停药。

因此，我们首先应根据患者病情，为患者制定个体化治疗方案，以减少低血糖的发生。其次对患者及其家属进行糖尿病教育，嘱其注意加强血糖的自我检测，告知其低血糖症状、临床表现及自救方法。将血糖控制在理想状态，有效地预防和延缓并发症的发生，提高患者的生活质量。

☆ 避免低血糖后的"二次打击"

葡萄糖是脑组织唯一的供能物质，由于脑细胞不能合成葡萄糖，且储存葡萄糖较少（< 0.1%），因此是人体器官中唯一需要不断供应葡萄糖的器官。生理状态下，脑组织的葡萄糖水平与血糖水平呈线性关系（正常情况下，血糖水平在 3.9 ～ 7.2mmol/L 范围内波动，相应的脑组织葡萄糖水平在 0.8 ～ 2.3mmol/L）。

当血糖水平低于正常时，脑组织葡萄糖的需求大于血糖的供给，同时星形胶质细胞储存糖原有限，大脑获取能量受限，导致大脑功能受损。因此当发生低血糖时需要及时补充葡萄糖，恢复血糖水平，从而恢复脑组织葡萄糖的供应。

指南及专家共识建议推荐通过加强患者的管理和教育、自我血糖监测（SMBG）、个体化治疗等手段减少低血糖的发生。对于有症状的低血糖，患者应该确保速效碳水化合物的即时供应，然后再使用长效碳水化合物预防症状复发。1 型糖尿病患者及病程长的 2 型糖尿病患者应加强血糖浓度的监测，及时发现无症状的低血糖，避免血糖进一步降低，造成不可逆性中枢神经损伤。

所有的指南都建议严重低血糖发生后应立即给予葡萄糖输注进行救治，有些甚至是静推葡萄糖后持续输注葡萄糖。给低血糖的患者推葡萄糖以求血糖迅速回升的结局是什么？对患者是有利还是有弊？这的确是应该深思和关注的问题。

有研究表明，严重低血糖发生后给予葡萄糖再灌注同时会引起一定的消极影响，低血糖后的葡萄糖输入过程可能会加重中枢神经系统损伤，即有可能对脑组织造成"二次打击"，并且这种损伤与葡萄糖输入的速度及浓度有关。在一项针对 1 型糖尿病患者的研究中发现，低血糖后再灌注高浓度葡萄糖反而会加重低血糖引起的氧化应激和炎性反应，进而导致内皮功能障碍，类似于缺血后再灌注损伤。近几十年来，大部分研究关注脑损伤与血糖水平的关系，却忽略了"脑糖"水平的改变。脑内葡萄糖与脑组织直接接触，脑糖水平的变化对脑组织有着直接的影响。

一些学者对这一领域进行了关注。研究发现，低血糖葡萄糖再灌注对中枢神经系统的影响有类似缺血缺氧后再灌注的表现。实验证实，葡萄糖输入过程有可能加重中枢神经系统损伤，并与葡萄糖的输入速度和浓度相关。葡萄糖再灌注时高糖诱导的 ROS 产生增加对脑细胞的损伤，体内实验在链脲佐菌素诱导的糖尿病大鼠的海马细胞中检测出高于基线的 ROS 水平，NADPH 氧化酶主要来自于己糖磷酸旁路，葡萄糖可以促进 NADPH 氧化酶亚基 p22phox 的 mRNA 的表达、PKC 的合成和 ACE 的形成。

Suh 等人的体外脑细胞实验观察到：缺乏 NADPH 氧化酶 p47phox 亚基的低血糖大鼠在经历葡萄糖再灌注后表现出较少的过氧化物生成和较轻微的脑损伤。证实 ROS 的产生主要发生在低血糖后的葡萄糖再灌注过程中，而 NADPH 氧化酶的激活是产生 ROS 的主要因素。Suh 等的另一项实验证实，低血糖 / 葡萄糖再灌注促进了血管内皮中 NO 的产生，从而引发了血管中锌离子的释放，反过来又会激活 NADPH 氧化酶，该氧化酶诱导的活性氧（ROS）的产生又会使得锌离子不断蓄积、PRAP-1 的激活、ROS 的不断生成，从而导致细胞坏死。故提出高选择性锌离子螯合剂的使用会减少再灌注过程中锌离子的释放和易位，但目前这类的药物有待开发。

Ceriello 等观察 15 例持续 2 年内无低血糖病史的 1 型糖尿病患者，予以低血糖钳夹至血糖（2.9 ± 0.1）mmoL/L，持续 2 小时后再予 20% 葡萄糖静脉注射提高血糖水平，纠正血糖水平至正常范围（4.5mmol/L）时，后检测到反映内皮细胞氧化应激的标记物可溶性细胞间黏附分子 1（sICAM-1）、异前列腺素 F2α（8-iso-PGF2α）、硝基酪氨酸和 IL-6 较基础值升高，内皮氧化应激加重。这些标志物在更高灌注水平（15mmol/L）时增加更为显著，而再灌注时血糖升高速度与是否发生损害也密切相关。褚秀丽等的大鼠实验发现，极低血糖（＜ 1mmol/L）后给予葡萄糖再灌注治疗，实验组较对照组大鼠神经元死亡均严重，＞9mmol/L 组大鼠海马 CA1 区和 DG 区可见明显的 TUNEL 和 FBJ 染色阳性细胞，且＞9mmol/L 组大鼠行为学上表现为更为明显的神经损伤状态，提示低血糖后再灌注速度越快，水平越高，脑损害越严重。

赵维元等人的实验观察到极低血糖大鼠模型中，再灌注组的神经细胞在 HE 和 TUNEL 染色中有坏死的表现。血糖迅速升高 10 ～ 15mmol/L 组与迅速升高 1 ～ 2mmol/L 组比较，神经元表现为更明显的肿胀、核仁染色加深等凋亡表现。

以上实验均证明了血糖升高速度对极低血糖大鼠神经元的影响，血糖升高过快组相比过慢组，神经元坏死程度较重，且其机制可能为激活了细胞凋亡。在体外培养的小鼠脑神经瘤细胞 Neruo2α 中，低血糖引起神经细胞死亡，且低血糖时间越长，细胞死亡越多。葡萄糖再灌注诱导细胞自噬。低血糖发生期间，细胞自噬相关蛋白——微管相关蛋白 1 轻链 3（LC3）剪切程度增加、p62 蛋白降低、剪切后的 caspase3 增多、PARP 增加均反映出细胞自噬增强。

如果低血糖后给予葡萄糖再灌注时可以观察到神经细胞中细胞自噬的标志物 caspase3、溶酶体蛋白酶、组织蛋白酶 B/D 的异常活化，给予溶酶体蛋白酶抑制剂可使得自噬现象减轻。因此通过对自噬过程的阻断可以减轻葡萄糖再灌注损伤。

面对低血糖患者给予葡萄糖再灌注可能导致脑损害这一进退维谷的局面，我们应当怎么办？目前对于低血糖后葡萄糖再灌注脑再次损伤的时机及灌注水平尚无统一结论，同时也没有研究专门针对葡萄糖再灌注损伤的治疗。如何才能一定程度减少葡萄糖再灌注带来的脑损害呢？

有学者研究发现，随着颅内温度的降低（由 40℃降至 33℃），大鼠神经元中的锌离子释放减少，ROS 的合成相应减少，神经胶质细胞的损伤减轻，说明葡萄糖再灌注脑损伤是温度依赖性的，通过对颅内温度的调节可以减轻葡萄糖再灌注引发的氧化应激损伤。

睿眼观糖

另有研究者在给予 15 例 1 型糖尿病患者葡萄糖再灌注的同时，给予 GLP-1 的灌注，之前检测到的氧化应激相关标记物明显减低，而在 GLP-1 灌注基础上给予维生素 C，标记物几乎接近基线水平，提示 GLP-1 和维生素 C 对于葡萄糖再灌注内皮损伤的修复作用。

大量研究证实转录因子 Nrf2（nuclear factor–erythroid 2 p45–related factor 2）是细胞防御机制中的重要调节因子，能抵御广谱的毒性物质和病原体对细胞的损伤，Alison 等观察到，反复中度低血糖的 1 型糖尿病小鼠认知功能出现损伤，同时测到 Nrf-2 和靶基因 *Hmox-1*、*Nqo1* 的表达增强，而 Nrf-2 表达敲除的小鼠，在 1 型糖尿病状态和低血糖状态时均会发生海马的氧化应激损伤和炎症反应，从而得出结论，低血糖会诱发 Nrf-2 依赖的抗氧化反应，以此对抗氧化应激损伤。这是否意味着可以以 Nrf-2 为靶点治疗反复低血糖及葡萄糖再灌注诱发的氧化应激损伤，有待进一步研究。

低血糖后高血糖再灌注引起的脑糖水平变化对脑功能产生了消极的作用，简单总结其可能的作用机制目前认为主要包括以下几个方面：

（1）葡萄糖再灌注诱导 ROS 产生

葡萄糖再灌注诱导 ROS 产生，引起过氧化损害，加重对脑组织的损伤。Suh 研究发现体外培养的神经元细胞在低血糖诱导后给予高葡萄糖灌注会促进还原型烟酰胺腺嘌呤二核苷酸（NADPH）亚基 p22phoxmRNA 的表达，氧化酶活性增高。NADPH 氧化酶的活化促使活性氧簇（ROS）自线粒体中释放，消耗胞质中的还原型谷胱甘肽（GSH）以及 NADPH，发生氧化应激反应，直接损害细胞 DNA，从而造成神经元凋亡及坏死。而缺乏 NADPA 氧化酶 p22phox 亚基的大鼠在低血糖后再灌注产生较少的 ROS 并且脑损伤较轻。Suh 的另一项研究发现低血糖葡萄糖再灌注后引起血管内皮一氧化氮（nitric oxicide，NO）产生，从而引起血管内皮锌离子释放，激活 NADPH 氧化酶，进一步证明了低血糖后葡萄糖再灌注会引起氧化应激损伤。

（2）葡萄糖再灌注引起细胞自噬

多项体内实验研究表明极低血糖（< 1mmol/L）给予葡萄糖再灌注治疗后，再灌注组海马 CA1 区和 DG 区神经细胞均可见明显的 TUNEL 和 FBJ 染色阳性，并且血糖迅速升高，神经元表现为更明显的肿胀、核仁染色加深等凋亡表现。证明了血糖升高受神经元的影响，血糖升高过快组相较过慢组，神经元坏死程度较重，且其机制可能为激活了细胞凋亡，葡萄糖再灌注诱导细胞自噬。

（3）葡萄糖再灌注引起炎性反应

高血糖会加重脑缺血再灌注损伤，炎症反应是造成糖尿病加重缺血脑组织再灌注损伤的重要因素。研究发现糖尿病缺血再灌注组大鼠 NF-κB、TNF-α 水平较正常血糖组缺血再灌注组大鼠显著增加，TNF-α 是核因子信号转导的靶点之一，即 NF-κB 可调控 TNF-α 基因的表达，TNF-α 是引发炎症放大效应的一种重要细胞因子，在其作用下白细胞计数增加，提示 NF-κB 和 TNF-α 诱导的炎性反应参与了高血糖再灌注后引起的脑组织损伤。

（4）引起细胞内钙离子超载并导致三羧酸循环异常

利用胰岛素诱导的低血糖大鼠模型，给予静脉升血糖后，发现 1 小时后血糖大于 9mmol/L 组较空白组和对照组钙离子平均荧光强度明显升高，α 酮戊二酸脱氢酶明显降低，且均具有显著性差异，该研究结果提示了葡萄糖再灌注会影响细胞正常的代谢过程。

2017 年美国 ADA 指南推荐低血糖发作时可肌注或皮下注射胰高血

睿眼观糖

糖素迅速缓解低血糖症状，但中国目前并非所有医院都备有此药，因此临床上低血糖的通常治疗方法是及时补充葡萄糖，将患者血糖水平调整至正常范围内。但是，低血糖后高血糖再灌注脑损伤概念的提出对于临床严重或者持续低血糖症的治疗方案提出了新的难题。

目前临床上尚没有针对高血糖再灌注脑损伤积极有效的干预措施，对于引起再灌注损伤的葡萄糖补充量及补充速度尚不明确。一些针对高血糖再灌注损伤机制的干预治疗方案目前仍处在基础研究阶段。降低颅内温度可以减轻高血糖再灌注引起的氧化应激反应，减少对神经细胞的损伤，提示通过调节颅内温度可以对脑组织有一定的保护作用，类似于重度颅脑外伤患者术后及时给予亚低温保护治疗以减轻脑组织的损伤。

针对高血糖再灌注引起的炎性反应进行抗感染治疗也是目前的研究方向之一，高血糖再灌注后，产生的大量炎性介质，包括细胞因子、趋化因子和黏附因子等，促进白细胞黏附，浸润内皮细胞，加重脑损伤。NF-κB 调控 TNF-α 是启动炎性反应以及血管源性水肿的主要因素，研究表明 TNF-α 等细胞因子介导的炎性级联反应，加重神经细胞凋亡，利用佛伐他汀下调 TNF-α 后能够减轻脑损伤，这可能是通过抑制TNF-α 的表达，激发了某些内源性保护机制，进而发挥了保护脑组织的作用。

α-硫辛酸（alpha-lipoic acid，ALA）是一种天然的抗氧化剂，分子量小，易于通过血脑屏障，能清除活性氧和自由基，螯合金属离子，再生体内的抗氧化剂，从而减弱氧化应激。国内的一项针对硫辛酸减轻脑缺血再灌注损伤的研究中，与假手术组相比，再灌注前腹腔注射 α-硫辛酸的大鼠脑组织中的 NO、iNOS 等活性显著降低，推测 ALA 在葡萄糖再灌注所致氧化应激损伤中有治疗价值。

临床上针对低血糖后高血糖再灌注脑损伤的治疗主要是以预防为主，国际糖尿病联盟（IDF）建议首先应加强对低血糖的预防，普及胰岛素及磺脲类药物降糖知识，规范糖尿病的治疗，为患者制定个体化、精准化降糖方案。

提倡患者加强自我血糖管理，对存在认知障碍、合并急性危重疾病的糖尿病患者，应密切监测血糖尤其是夜间血糖，必要时行动态血糖监测以及时调整治疗方案。对于重度和持续低血糖的患者给予葡萄糖纠正治疗时，应尽量避免患者血糖升高过快过高，以防止葡萄糖再灌注引起的进一步脑损伤。

目前国内外针对糖尿病低血糖及葡萄糖再灌注损伤的研究关注重点是脑损伤，而机制方面偏重于细胞内皮的氧化应激，缺乏对其他代谢通路的研究。葡萄糖作为治疗低血糖的第一选择，目前对葡萄糖的灌注时机及怎样的灌注方法可以最大程度避免再灌注损伤尚无定论，将成为未来研究及讨论的重点。

睿眼现糖

Part 15

有关依从性的讨论

胰岛素的发现：巧合还是传奇？　品茗能减重和降低血糖？

吸烟与戒烟：糖尿病相关指标的变化令人眼花缭乱

汽车尾气、雾霾、空气污染天到糖尿病

大国怎么 饮料与糖尿病

年龄是 无 地震与糖尿病

夜班轮班工作相关糖代谢异常 降糖治疗可以让你看起来更年轻

新型降糖药为什么那么贵？　四季变幻与糖化血红蛋白

糖尿病眼部损害：远超出你关注的视网膜病变

内分泌领域的又一个神药　胰岛素制剂的发轫－郁勃－繁盛

至少三千多年的慢慢长夜　抑郁和焦虑弥漫在糖尿病的世界里

年龄是否应该成为糖尿病诊断标准的一个考虑因素？

打针不用针？胰岛素给药方式的改进　糖尿病第六并发症：重要但未被认识

辟谷治疗糖尿病：不吃主食、少吃主食、间断禁食　你开的药他们服用了吗？

无意插柳出磺脲

☆ 谁来与我风雨同行：糖尿病同伴教育计划

同伴教育亦称同辈教学、朋辈辅导或同辈辅导，是指具有相同背景、相似经历或由于某些原因而具有共同语言的人在一起分享信息、观念或行为技能，以实现教育目标的一种教育形式。同伴教育发源于澳大利亚，流行于西方国家。据德国学者瓦格纳考证，其历史可追溯到亚里士多德。

最著名的同伴教育事例要数 18 世纪初英国伦敦 Lancaster 创立的"班长制度"，即老师先教育"班长"，然后由班长教育其他学生。后来同伴教育逐渐被应用于医疗领域，特指对于某种疾病，或是特殊身体状况有切身体验的人，彼此之间提供实质性的帮助以及社会与情感方面的支持。由于地区与文化的差异，卫生保健资源的多寡，以及个人健康状况面临的挑战均不同，同伴教育发展出多元化的模式。提供同伴支持的人，可以是患者、患者家属或者看护，也可以是志愿者。

不管模式如何，同伴教育的功能是相似的，包括协助在日常生活中落实自我管理计划（Assistance in daily management），提供社会和情感面的支持（Social and emotional support），强化与医疗体系和社区资源的联结（Linkages to clinical care and community resources），持续互助（ongoing support）。

同伴教育在医疗领域首先被应用于减少青少年吸烟和药物滥用。1988 年，澳大利亚生殖健康专家 Short 教授将其应用于医学生安全性行

睿眼观糖

为教育。现在，它被广泛应用于艾滋病预防和性健康教育领域。WHO
已经确认其是改变人们行为特别是青少年行为的有效方式，是全世界预
防艾滋病的主要措施之一。此外，它还被广泛应用于哮喘、心血管疾
病、肿瘤等慢性疾病的管理中。糖尿病是最常见的慢性病之一，代谢紊
乱状态如果得不到有效控制，糖尿病产生的并发症不仅将严重影响患者
的生活质量，还将大幅增加患者与社会的医疗负担。

目前糖尿病的控制情况不容乐观，其中很大程度受到患者自身所
接受的糖尿病健康教育程度和对治疗依从性高低的影响。近年来，国外
国内均有学者将同伴教育应用于糖尿病患者的健康教育，取得了较好的
效果。

糖尿病健康教育中同伴教育的常用方式包括：小组式同伴教育、授
权同伴教育、电话干预、志愿者式同伴教育。小组式同伴教育将研究对
象分为几个小组，各小组按照相应的选拔标准选取 1 名组长。

首先，由专业医务人员对组长进行培训，内容包括糖尿病自我管理
的知识、技巧和健康宣教方法，协助同伴教育者备课，指导同伴教育者
将糖尿病自我管理知识与教育者本人自我管理过程中的成功经验有机结
合在一起。培训结束后对组长进行糖尿病相关知识的考核，组织试讲以
检验组长备课内容的准确性、语言表达能力与感染力。

其后，由组长负责组织小组成员举行集体交流，活动形式以同伴教
育者介绍糖尿病相关知识和自我管理经验，并组织同组患者进行讨论为
主，辅以自制食谱、小组运动锻炼、自测血糖等形式。活动过程中由同
伴教育组长负责通过各种方式提醒和督促小组成员按时参加各项活动，
以保证各项活动内容的顺利有效进行，出现疑难问题及时反馈给研究者
以帮助解决。授权同伴教育的核心内容是由糖尿病患者承担自我管理的

完全责任，而专业人员的责任是提供信息、技术和支持，尊重而不是代替患者的选择。授权同伴教育方式是对非专业教育者的糖尿病患者加以培训并授权后进行相关的健康教育工作。

电话干预是国外糖尿病同伴教育中经常采用的一种方式，让同伴教育者每周与研究对象进行电话沟通和交流，就某一主题如情感应对、社会支持及自我控制等进行探讨，通过电话交流发现研究对象目前存在的问题并予以纠正。运用电话进行同伴教育干预研究的特点是打破了距离对研究的限制，使相距很远的糖尿病患者也可以相互交流经验，扩大了同伴教育的范围。

志愿者式同伴教育是从社会中招募血糖控制良好、善于沟通交流的患者作为同伴教育志愿者，对其进行简短的业务培训后，组织志愿者定期去病房探视糖尿病患者，现身说法，分享疾病管理经验。

国内外研究均显示，糖尿病同伴教育计划可以改善糖尿病患者的血糖控制。Peers for Progress 是一个世界性的组织，致力于在医疗卫生领域推广同伴支持计划。其中 4 项糖尿病相关的研究计划在 2012 年 1 月美国著名医学经济学期刊 *Health Affairs* 发表，该文章报道了在不同地区糖尿病同伴支持计划的成果。

在喀麦隆，由受训过的患者带领每月的小组聚会，定期居家访视并举办其他支持活动，受惠病患的体质指数从 $28.6kg/m^2$ 降至 $25.5kg/m^2$，收缩压从 142mmHg 降至 124.4mmHg，舒张压从 84.4mmHg 降至 77.7mmHg，平均 HbA1c 从 9.6% 降到 6.7%。研究前，96 例参与者中有 85 例的 HbA1c＞8%，在研究计划结束后，只有 4 例 HbA1c＞8%，65 例＜7%，达到了血糖的良好控制。

在泰国，同伴支持计划后，患者的体质指数和 HbA1c 也有明显改善，HbA1c 从 8.643% 下降至 7.907%，出现有统计学意义的下降，并且参与者的饮食更加健康，运动量增加。

南非与乌干达的同伴支持计划在研究结束后 2 年，参加的患者和社区诊所仍自发地持续进行相关教育活动。

乌干达研究的问卷回访显示，参与者的平均 HbA1c 从 11.1% 下降至 8.3%，HbA1c < 7% 的人数几乎翻番，从 17% 上升至 32%。

在美国，丹佛和佛蒙特州及 Peers for Progress 14 项初步分析结果都发现同伴支持能带来更好的效果，减少了住院和急诊相关费用。

2009 年起，Peers for Progress 开始在中国探索适合中国人的同伴支持模式。在安徽、南京、上海、香港、台湾均开展了同伴支持项目。安徽省疾病预防控制中心健康教育所的仲学锋教授主持的研究包括来自 3 个社区的 726 名 2 型糖尿病患者，该研究采用小组式同伴教育，结果显示，通过同伴支持教育，糖尿病患者的饮食习惯、运动情况、空腹血糖、餐后 2 小时血糖均得到明显改善。东南大学的孙子林教授在 Peers for Progress 的支持下也开展了南京及全国多中心的 Peer Leader 项目，该项目提出了详细的在中国进行同伴支持教育的模式，对实践具有重大的指导意义。

随着社会的进步与发展，中国老龄化进程不断加快，心脏病、高血压、糖尿病等慢性疾病已经成为威胁人类健康的主要问题。面对中国众多的糖尿病患者，在卫生资源尤其是社区健康教育的人力资源严重不足的情况下，开展同伴教育可有效缓解医疗卫生事业的压力。同时，同伴教育可以大幅度提高糖尿病患者对糖尿病的认知水平，增强其对疾病的自身管理能力，有效改善血糖，降低医疗花费。推广普及同伴支持必将是糖尿病教育的重要手段。

☆ 你开的药他们吃了吗?

给患者开具处方并嘱患者按时服药的医生自己患病后能按时服药吗? 很多观察研究显示医生护士并没有完全遵嘱用药。在这里,我们讨论自律与依从性的相关问题。

自律指在没有人现场监督的情况下,通过自己约束,自己要求自己,主动自觉地遵循法度和规定,并拿它来约束自己的一言一行。它包括自我制定相关法则,设立良好的模式和程序,避免任何借口,以目的为导向进行改进等。

社会学家认为,解决人生问题的首要方案,就是自律。网络鸡汤里面有一句话,说是那些自律到极致的人都拥有"开挂的"人生。正如泰迪·罗斯福所说:"有了自律能力,没有什么事情是你做不到的"。有睿智者言,以为自由就是想做什么就做什么,后来才发现自律者才会拥有自由。当然,自律给我们带来的是极其复杂的感受。

自律的前期是兴奋的,中期是痛苦的,而后期是享受的。如果我们每个人都能完全自律,克己复"礼",当然这个"礼"是健康生活方式的"礼",我们就会极大地减少生活方式相关疾病。即使患疾病,也会自律地坚持按照医生和护士的要求遵循治疗方案,也就是说自律性良好的人往往对医嘱有良好的依从性。

● 依从性的特点

依从性(Patient compliance/Treatment compliance)也称顺从性、顺

睿眼观糖

应性，指患者按医生规定进行治疗、与医嘱一致的行为。依从性可分为完全依从、部分依从和完全不依从 3 类。药物依从性是指患者用药与医嘱的一致性，而从药物治疗的角度，药物依从性是指患者对药物治疗方案的执行程度。依从性是当前慢性病治疗中决定患者临床结局的关键性因素之一，医生群体在关注药物疗效的同时，也要重视患者自身对于医嘱的依从性。

● 用药依从性

通常所指的药物治疗依从性，包括两个不同的方面：用药依从性（medication adherence）和用药持久性（medication persistence）。用药依从性是指患者对于医生提供的日常治疗建议的遵从程度，如用药时间、剂量和频率。它可以定义为"患者对于规定的间隔和剂量方案的遵从程度。"用药持久性是指在规定的时间内患者继续治疗的行为，也可以定义为"从开始到停止治疗的时长"。

美国糖尿病协会将符合医嘱 80% 的治疗遵从性（在一定时间范围内，服用由医生处方药物的百分比）定义为依从性良好。然而，全球 2 型糖尿病患者的治疗依从性状况并不乐观。

有学者对过去 10 年中发表在 Pubmed、MEDLINE 等数据库中使用口服降糖药（oral anti hyperglycemic agents）的研究进行 Meta 分析，结果显示，用药依从性好的患者为 67.9%（95%CI：0.596～0.763），而中位用药持久性降至 56.2%（95%CI：0.461～0.663），中位停药率为 31.4%（95%CI：0.176～0.453）。由于依从性和持久性不佳引发的后果是显而易见的。

新加坡的研究证实，在新发 2 型糖尿病患者中，与依从性好的患者相比，依从性差的患者在两年治疗过程中，HbA1c 水平上升 0.4

（95%*CI*：0.2 ～ 0.5），而且他们有更高的住院率 *OR*=2.6，95%*CI*：1.7 ～ 3.8 和急诊就诊率 *OR*=2.4，95%*CI*：1.7 ～ 3.4。美国每年医生开出的处方只有 50% ～ 80% 能到达药品（这意味着有一部分患者从未取药），而能够按照处方再次取药的患者不足 1/4。

从患者的角度来讲，病情不能得到有效的控制，并发症发生率甚至病死率随之升高；同时，不好的疗效会让患者对治疗失去信心，对医生产生不信任感；从药物经济学的角度来说，治疗失败导致的更换治疗方案以及重复检查或者住院，不仅加重了患者自身的经济负担，也加重了国家医疗保险的负担。

有证据表明，患者对二甲双胍的依从性低于磺脲类和噻唑烷二酮类，而对后两者的依从性又低于 DPP-4 抑制剂类，只有不到 10% 的患者服用了推荐剂量的二甲双胍。

● 依从性差的因素

WHO 将导致患者依从性差的因素分为五类：社会经济学因素、治疗相关因素、患者相关因素、环境相关因素及医疗系统相关因素。一项横断面研究证实，上述五类因素中，患者相关因素占主导地位，而依从性差的患者中有 43% 的患者有精神疾病，沮丧和焦虑是较为常见的不良情绪。有研究显示，患者对于治疗和疾病的信念以及态度、患者对于治疗本身的目的和获益，以及对疾病的了解程度均对治疗依从性产生一定的影响。在 2013 年全球健康采访调查中，14% 的成人糖尿病患者提到，导致依从性差的原因与治疗费用相关。

● 依从性的有利提高

在临床实践中应该如何做才有利于依从性的提高呢？首先，医生、糖尿病教育护士应该加强对患者的健康教育。在现阶段国内患者的就医模式中他们对医生最为信任，因此医生应承担相对重要的角色。应主动与患者沟通，了解患者的具体情况，个体化并详细地与患者讨论适合他们的生活方式，改进策略，最好是简单易行、便于长期坚持、患者喜欢的方式。告知患者如何通过生活方式调整预期带来的变化，让患者能够感受到这种变化，使患者能够得到体内"喜悦激素"分泌增加所带来的"犒赏"。

在药物治疗方面，较其他疾病而言，糖尿病的治疗方案较为复杂，应尽可能选择适合患者的最优选最简单方案。医生应详尽地解释方案的服用方法，确保患者记住并遵从。另外，应着重介绍按时服药和坚持服药的重要性，解释疾病进程和发展规律。强调适时自我监控血糖的重要性。

为了方便沟通和管理患者，提高其对医嘱的遵从，研制衡量患者治疗依从性的工具是非常重要的。需要注意的是，多项研究显示对患者用药进行问卷调查其结果并不准确，患者在自我报告时经常高估自己的药物使用情况。医生随机或规律地对患者血液、尿液中的药物代谢物浓度进行监测可以直观地看到患者的用药情况。

然而，此方法有一定的局限性，如检测手段较为昂贵，只能观察单药治疗方案和部分患者的欺骗性行为等。另外，我们发现可以使用一些模型、问卷等辅助工具，对患者的用药行为进行督促和监测，可以明显改善血糖的控制、控制并发症的发生，从而节约了治疗费用。

中国的手机普及率非常之高，在手机上装载一些应用程序可以记录患者用药的时间、频率或者生化指标的变化。这种以数据为基础的间接检测手段，不仅可以提高患者自身的用药主动性，记录下的数据也可以直观地呈现给医生，方便为治疗方案的维持或修改提供依据。

在中国，智能手机应用程序已经为糖尿病患者不断延伸的药物需求研发出多种 APP 方便其疾病的管理。已有很多研究者对智能手机应用程序干预 2 型糖尿病患者的自我管理进行了探索，证实了此方法对于患者的血糖控制、治疗依从性、并发症发生率等均有很好的改善。

● **提高患者依从性非常重要**

来自社会团体的支持对于提高患者依从性也是非常重要的。社会支持分为三个维度：主观支持，如患者通过感受来自社会的尊重、支持与理解而产生的满足感；客观支持，指患者通过参与社会团体的活动，或者求助于网络就可以获得直接的物质方面的帮助；患者对于帮助的应用，一方面患者是否能够自主寻找求助的途径；另一方面患者是否有意愿从家人、朋友甚至更大的群体找寻方法。

一项来自中国的研究通过回归分析，发现社会支持尤其是主观支持，对于患者治疗依从性起到积极的作用，而通过改善社会环境来提高患者依从性，也有了不错的成果。

● **提高依从性的社会效益**

提高依从性以后，社会各方可以得到哪些获益呢？最大的获益者是患者本身，研究者发现好的依从性不仅与糖尿病患者的生活质量（quality of life）之间存在明显正关联，而且可以有效控制糖尿病的血糖水平，延缓疾病进展，减少并发症的发生。患者看到入院的治疗结果会增加信心，坚定治疗信念；医护看到患者的疾病得到控制，会有职业成就感，会进一步提高工作的积极性，也为以后对该患者或其他患者的诊疗增添信心。患者的病情得到控制，并发症发生减少，就可以减少相应的医疗花费，减轻了中国医疗保险系统的负担，由经济发展积累下的财富就可以用于研发、治疗其他疾病，救治其他的患者。

睿眼观糖

纵观依从性在糖尿病治疗过程中的种种影响及其引发的结果，可以得出以下几点结论：

①临床工作者在日常诊疗过程中，应主动尝试如详细告知药物服用信息、布置问卷填写的作业、指导使用应用程序等多种途径，尽可能提升患者的依从性，并且向其宣教积极治疗可以达到的获益，消极治疗将导致的临床结局；还要关注患者的情绪变化，在适当的时机给予鼓励与支持，使患者对治疗前景充满信心。

②患者在被动接受治疗的过程中，应遵从医嘱按时服药；积极调整自己的情绪，在充分了解疾病的情况下，对长期的治疗保持乐观的态度。如果对于治疗方案有任何疑问，应及时与医生沟通，提高自身对于疾病的认知，为长期治疗做好心理准备；同时寻求来自家人、朋友乃至社会群体的帮助。

③社会大环境在这个过程中，扮演了同样重要的角色。医疗工作者应加强基层社区的疾病预防宣教工作，在众多的媒体平台上，按时按需地播放或者发表一些关于糖尿病的科普信息，让更多的患者充分了解这种疾病，做到心里有数、遇事不慌。

④随着国家医疗保障系统的完善和国家经济的进一步发展，在综合考虑实际情况后，将更多的降糖药物纳入医保范围，为那些中低收入的人群提供更多的选择。社会群体对于糖尿病患者不能抱有歧视的态度，做到理解、平等与尊重。

复杂的药物治疗方案往往是造成患者不依从的主要原因之一。因此，药物治疗方案符合"安全、有效、经济"的原则，而且医生应尽量设法优化治疗方案，做到尽可能少的药物种类、尽可能少的药物不良反应、合适的剂型、剂量方案简单。适度减少用药次数。

医务人员与患者的有效沟通是指导用药的前提，患者对医生是否信任非常影响治疗的依从性，因此在沟通时注意采取科学的方法，包括个人形象、语言表达、动作神态等。

有效的沟通有利于与患者建立起良好的关系，赢得患者的信任与合作，提高患者药物依从性。对部分容易健忘和理解力差的患者坚持持续督导可以有效地提高药物依从性，设置提醒物或利用现代技术有利于依从性的提高。

最后需要强调的是，疾病的治疗需要医患双方的共同参与及配合，提高患者药物依从性需要医生、护士和患者及患者家属，甚至社会医疗保障体系的共同合作才能有效地完成。关键不是你是否开了药，而是他是否按照要求合理使用了药。

睿眼观糖

Part 16

特定人群的特殊问题

胰岛素的发现：巧合还是传奇？　品茗能减重和降低血糖？

汽车尾气、雾霾、空气污染天到糖尿病

吸烟与戒烟：糖尿病相关指标的变化令人眼花缭乱　饮料与糖尿病

无　大国怎　年龄是

夜班轮班工作相关糖代谢异常　胰岛素制剂的发轫－郁勃－繁盛　四季变幻与糖化血红蛋白

糖尿病眼部损害：远超出你关注的视网膜病变　降糖治疗可以让你看起来更年轻

新型降糖药为什么那么贵？　地震与糖尿病

内分泌领域的又一个神药　抑郁和焦虑弥漫在糖尿病的世界里

年龄是否应该成为糖尿病诊断标准的一个考虑因素？

至少三千多年的慢慢长夜　无意插柳出磺脲　糖尿病第六并发症：重要但未被认识

打针不用针？胰岛素给药方式的改进

辟谷治疗糖尿病：不吃主食、少吃主食、间断禁食　你开的药他们服用了吗？

☆ 儿童及青少年：学校表现、学习成绩与心理问题

糖尿病发病率呈不断上升趋势且发病年龄越来越趋于年轻化，糖尿病的儿童和青少年患者也越来越多。3/4 的 1 型糖尿病患者均在 18 岁之前发病。近 20 年来 2 型糖尿病的未成年患者也在不断增多。

儿童期和青春期是身体、智力、心理均快速发育和发展，从幼稚走向成熟的时期，这给糖尿病患者本人及其家庭，以及糖尿病治疗团队都带来了严峻的挑战。相对于成年患者，儿童及青少年糖尿病患者易出现很多特殊情况，包括各种急慢性并发症早发、心理问题、学习问题、依从性和血糖控制差等。糖尿病治疗方案的制订和实施必须考虑家庭状况、发育阶段、生理差异、心理状态等因素。

儿童及青少年患者血糖控制往往难以达标，主要原因有以下因素：青春期激素剧烈变化导致胰岛素抵抗加剧、情绪波动、不稳定的饮食及运动模式，治疗依从性差，危险及冒险行为增加等。未成年患者低血糖、酮症酸中毒等急性并发症发生率也明显高于成年患者。儿童及青少年糖尿病患者病情较成人进展迅速，早期并发症发生率高，包括糖尿病肾病、视网膜病变、周围神经病变、心血管自主神经病变、高血压、动脉粥样硬化等。研究表明，儿童及青少年在平均 7.9 年糖尿病病程后，32% 的 1 型糖尿病患者和 72% 的 2 型糖尿病患者出现至少一种并发症或合并症，且随着病程的延长而增加。其次，儿童及青少年 1 型糖尿病患者易合并其他自身免疫性疾病，如甲状腺功能减退、甲状腺功能亢

睿眼观糖

进、乳糜泻、白癜风、原发性肾上腺功能不全等。2 型糖尿病未成年患者还应注意是否合并血脂异常、高尿酸血症以及睡眠呼吸障碍、肝脏脂肪变性等疾病。青春期女性还应注意是否合并多囊卵巢综合征。

● **心理问题**

与正常同龄人相比，年轻糖尿病患者发生焦虑、抑郁、心理压力和饮食紊乱的概率显著升高。研究表明，1 型糖尿病儿童在诊断之初的适应期存在高风险的适应困难。15% 的年轻糖尿病患者存在更高水平的心理压力和行为问题，对糖尿病的自我管理存在负面影响。抑郁及焦虑与低频率的血糖监测和较差的血糖控制呈正相关。美国 SEARCH 研究发现，14% 的年轻糖尿病患者存在中度抑郁，8.6% 存在重度抑郁，且相对于男孩，女孩有更多的抑郁症状。抑郁导致血糖控制不良，糖尿病住院率增加，治疗依从性下降。反复发生酮症酸中毒的儿童更容易发生精神疾病。抑郁的年轻人同时存在更高风险的饮食失调。青少年糖尿病患者，特别是女孩，存在高发生率的不正常饮食习惯和饮食失调。据估计，7% 的 1 型糖尿病女孩符合饮食失调的诊断标准，发生率是正常女孩的两倍。饮食和胰岛素的紊乱如果不予干预，将随着时间恶化，并增加发生严重并发症的风险。而反之，血糖控制不良的同样也易引起一些社会心理问题，包括焦虑、低自尊、糖尿病相关的悲痛。

● **神经认知功能和学校表现**

年轻糖尿病患者的信息处理劣势和学习问题出现的概率增加，特别是在早期发病，有低血糖史、慢性高血糖的患者。研究证明，年轻糖尿病患者易出现学习困难，而且男孩比女孩更常见。代谢控制不佳的儿童，学习成绩、学校表现和课堂注意力都表现较差。前瞻性研究显示新诊断糖尿病的儿童，诊断 2 年内出现轻微的神经认知缺陷，信息处理速度减慢，推理能力和新知识习得能力减弱。早期发病（4岁以前）的糖尿病儿童持续及分散注意力，心理效率均表现较差，而那些有反复严重低血糖的患儿在语言能力、记忆和非语言处理速度等方面表现较差，慢性高血糖患儿则显示记忆较差。酮症、严重低血糖和慢性高血糖均能影响大脑发育及功能。

● 家庭因素与社会支持的影响

家庭因素是儿童及青少年糖尿病管理的重要部分。国外横断面及前瞻性调查结果显示高水平的家庭凝聚力、父母权威、糖尿病管理责任协议、支持行为及合作解决问题与更好的治疗依从性、血糖控制呈正相关；家庭冲突、责任分散及治疗机构相关冲突则与治疗依从性差和血糖控制不良相关。家庭冲突、消极情感与患者血糖管理差和抑郁相关。当朋友和同龄人对患者自我管理有负面反应时，他们更容易出现依从困难和糖尿病治疗压力增加，从而导致血糖控制变差。惧怕同龄人或同学知晓，害怕被污名化和自主感似乎是阻碍青少年向同伴寻求支持的主要障碍。研究证实社会人口因素如单亲家庭、低收入与糖尿病控制不良有关。同时值得指出的是，在孩子被诊断糖尿病后，许多父母出现心理问题。最近的综述报道平均33.5%的父母诊断抑郁，19%的父母在诊断后抑郁持续1～4年。在孩子被诊断糖尿病后，母亲更易出现心理适应问题，1/3的母亲被诊断为临床抑郁症，而大部分的适应问题能在一年内有所缓解。来自父母及其他家庭成员的社会支持对糖尿病儿童和青少年至关重要。家庭成员对糖尿病照护提供高水平的支持，患者对医疗机构的依从性更好。整个青少年时期，父母维持参与和支持显示更好的结局。在卫生保健专业人员和青少年患者间建立一种信任和激励的关系，并保持连续性能够获得更好的患者自我管理。

● 治疗目标

对于未成年糖尿病患者的治疗目标是尽可能安全地降低血糖。确定血糖目标时，要着重考虑患儿的低血糖风险，因为他们不能识别、表达和管理低血糖，特别是 < 6 岁的患儿（研究显示年龄 < 6 岁本身就是低血糖的重要危险因素之一）。2017 ADA 指南推荐儿童及青少年控制目标为：HbA1c < 7.5%，餐前血糖 5.0 ~ 7.2mmol/L，睡前及夜间血糖 5.0 ~ 8.3mmol/L。如果能达到 HbA1c < 7.0% 而不增加低血糖风险时，该目标也是合理的。儿童及青少年糖尿病的诊断和治疗应该联合糖尿病我管理教育（DSME）和糖尿病自我管理支持（DSMS）、医学营养治疗（MNT）和社会心理支持，并注意成人监督和自我管理之间的平衡。

1 型糖尿病患者的胰岛素剂量设定及调整应高度个体化，应用包含基础和餐时胰岛素的强化治疗方案是推荐方案。应尽量避免胰岛素治疗过程中发生低血糖。对于未成年 2 型糖尿病患者，一定要重视调整生活方式，包括平衡的饮食及规律运动。目前对于 2 型糖尿病的儿童及青少年患者，主要药物限制为二甲双胍（限 10 岁以上）和胰岛素。血糖目标值应该是个性化的，而较低的血糖目标应该是基于收益 – 风险评估后的合理的目标。对儿童及青少年的糖尿病治疗和管理要综合考虑其特殊性，包括身体发育及性成熟相关的胰岛素敏感性的改变，自我管理的能力，学校及托儿所的监管，低血糖及高血糖对神经的易损性，酮症对认知功能的影响等。当选择儿童和青少年的血糖目标时，应该权衡较低的 HbA1c 水平带来的长期健康收益与低血糖风险及治疗方案对发育的影响之间的关系。目前，随着速效及长效胰岛素类似物、动态血糖仪、开环 / 闭环胰岛素泵的广泛应用，自我管理教育的开展，越来越多的未成年糖尿病患者达到了理想的血糖控制。

☆ 老年糖尿病

糖尿病是老年人的一个重要健康问题，中国年龄 ≥ 60 岁的老年人约 20.4% 患有糖尿病，占患病总人数的 38.1%。老年糖尿病患者与未患糖尿病的老年人相比，发生伤残、早逝的比例较高，且伴高血压、冠心病、脑血管病等的比例也明显升高。

● **预防老年综合征**

老年糖尿病患者发生"老年综合征"的风险较高，包括同时应用多种药物、认知障碍、尿失禁、跌倒、持续性疼痛等。相比其他年龄段的糖尿病患者，老年患者慢性并发症多、合并症常见、易发生低血糖且对低血糖耐受差。随着年龄的增长，老年糖尿病患者的视力、认知能力、行动能力均下降，为血糖管理带来了挑战。因此，科学合理的管理老年糖尿病患者的血糖对减少糖尿病并发症、提高老年人生活质量、延长预期寿命极为重要。

● **做好血糖管理**

老年糖尿病患者应如何做好血糖管理呢？美国 ADA 在 2016 年提出了老年糖尿病患者管理指南，老年糖尿病患者的血糖管理应遵循以下 3 个原则：①个体化降糖目标；②避免低血糖发生；③个体化治疗方案。

● **制订科学合理个体化的降糖目标**

制订一个科学合理个体化的降糖目标，老年人大致可分为 3 种

睿眼观糖

情况：

①健康的老年人，这些人身体状况良好，思维相对敏捷、认知功能良好，乐于接受新事物。

②身体有一定或相对程度的机能下降，重要器官功能有所减退，有一些慢性疾病，需要他人帮助或维持医疗者。

③慢性疾病已经濒临终末期，预期寿命≤5年，或临终前状态的老人。

因此，老年糖尿病患者的血糖控制目标应因人而异，需要通过综合评价患者自身情况而确定。对于预期寿命较长、健康状态良好、合并症较少的老年糖尿病患者，长期严格的血糖管理可使其受益，这部分老年患者的治疗方法和目标与一般成人患者一致或稍微宽松一些，控制目标为空腹或餐前血糖 5.0 ～ 7.2mmol/L，睡前血糖 5.0 ～ 8.3mmol/L，HbA1c ＜ 7.5%。伴慢性疾病或轻中度认知功能障碍的患者可放松血糖控制的要求，因为这些患者并不一定能从血管并发症的风险降低中受益，严格控制反而会产生低血糖等不良事件。

血糖控制目标至少要避免因高血糖而引起相关的症状或急性并发症。推荐的血糖控制目标是空腹或餐前血糖 5.0 ～ 8.3mmol/L，睡前血糖 5.6 ～ 10.0mmol/L，HbA1c ＜ 8.0%。

对预期寿命较短、慢性疾病终末期或中重度认知功能障碍的老年糖尿病患者，治疗重点是避免明显的高血糖症状和急性并发症的出现，推荐的降糖目标为空腹及餐前血糖 5.6 ～ 10.0mmol/L，睡前血糖 6.1 ～ 11.1mmol/L，甚至是空腹血糖 ＜ 11.1mmol/L，随机血糖 ＜ 16.7mmol/L，HbA1c 8.5% ～ 9.0%，还可根据情况制订更为宽松的控制目标。

● **避免严重低血糖**

尽量避免严重低血糖的发生是老年糖尿病治疗的首要原则。在临床实践中，老年患者极易出现低血糖现象，造成这种情况的原因很多，如自身胰岛功能差、胰岛素缺乏、肾功能下降、认知功能下降造成重复用药、合并用药、误餐等等。

老年人对低血糖不敏感，易出现"无症状性"低血糖或称之为"无感知性"低血糖，但低血糖对老年人危害极大，可造成认知功能进一步下降，增加血管性痴呆和阿尔兹海默症的风险，从而形成恶性循环。对已有老年综合征的患者更容易出现意识丧失、跌倒、骨折、心律失常、猝死等严重后果。

● **个体化的治疗方案**

为老年糖尿病患者制定个体化的治疗方案尤为重要。在治疗过程中应注意以下几个问题：

（1）饮食控制要合理，防止出现营养不良等情况

很多老年糖尿病患者因为不合理的控制饮食而出现营养不良、肌肉减少等情况，从而增加了跌倒风险，大大降低了生活质量。老年糖尿病患者的饮食管理应当保证热量供给，合理调配饮食结构（适当限制甜食、多进食能量密度高且富含膳食纤维、升糖指数低的食物）和进餐模式（少吃多餐、慢吃、后吃主食）。

（2）运动方式要科学

很多老年糖尿病患者十分注重运动，但运动并不适合每一位老年患者。如果有以下几种情况应告诫患者不宜运动或限制运动：严重高血压且血压控制不佳；严重心脏病；严重糖尿病并发症，如糖尿病肾病肾功能不全、严重糖尿病视网膜病变及眼底出血、糖尿病足、酮症酸中毒

睿眼现糖

等。应根据患者自身情况和体能选择适宜的运动方式，如慢跑、快走、健身操、太极拳等。举重物、抬腿保持等抗阻运动可在室内进行，并且有助于延缓肌肉量的减少，也是推荐的运动方式。在运动中要掌握一些小技巧，如运动时间相对固定以配合药物治疗，在运动中要注意避免低血糖和运动损伤。

（3）选择药物要慎重

为老年糖尿病患者选择药物时，需要更多考虑其综合情况，如肝肾功能、心功能、合并使用药物等。二甲双胍对老年糖尿病也是一线用药，但应注意使用禁忌。

另外，需要注意的是老年人的血肌酐水平并不能准确反映其肾功能情况，推荐使用肌酐清除率来评价肾功能。噻唑烷二酮类药物使用时应注意其对部分患者有可能增加充血性心衰以及前臂骨折的风险。胰岛素促泌剂会增加低血糖风险，尤其是长效促泌剂，使用时应密切观察。胰岛素的使用要求患者或看护人具有良好的视力、认知功能和动手操作能力，或有其他人员协助。DPP-4抑制剂不良反应较少，对大多数老年人可推荐使用。老年患者经常存在认知功能下降，且共患病较多、基础用药多，临床大夫处方时需尽量减少用药种类和次数，简化用药方案，避免多重用药。

（4）适时、适度监测血糖

对于老年糖尿病患者，应重视血糖的监测和并发症的定期复查，可准备笔记本详细记录用药情况、降糖方案调整、血糖变化及每年复查时并发症的情况，便于监测病情。

（5）鼓励老年患者适度多饮水

由于老年人口渴中枢相对不敏感，容易发生脱水。鼓励老年患者和患者家属参加糖尿病宣教和糖友活动，促使糖尿病患者对糖尿病知识的学习，改善血糖管理。

此外，老年患者高血糖治疗评估研究均显示，尽管高血糖的控制对于老年人极为重要，但糖尿病患者的病死率降低主要得益于心血管危险因素的控制，而不仅仅是严格的血糖控制。故在血糖管理的同时，也应重视降压、降脂等治疗。通过良好的血糖管理，老年糖尿病患者完全可以如健康老年人一样，维持较高的生活质量。

睿眼观糖

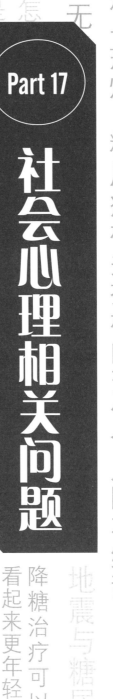

Part 17

社会心理相关问题

吸烟与戒烟：糖尿病相关指标的变化令人眼花缭乱

汽车尾气、雾霾、空气污染天到糖尿病

胰岛素的发现：巧合还是传奇？　品茗能减重和降低血糖？

无

糖尿病眼部损害：远超出你关注的视网膜病变

夜班轮班工作相关糖代谢异常

内分泌领域的又一个神药

新型降糖药为什么那么贵？

降糖治疗可以让你看起来更年轻

地震与糖尿病

饮料与糖尿病

胰岛素制剂的发轫－郁勃－繁盛

四季变幻与糖化血红蛋白

抑郁和焦虑弥漫在糖尿病的世界里

年龄是否应该成为糖尿病诊断标准的一个考虑因素？

至少三千多年的慢慢长夜

打针不用针？胰岛素给药方式的改进

无意插柳出磺脲　糖尿病第六并发症：重要但未被认识

辟谷治疗糖尿病：不吃主食、少吃主食、间断禁食　你开的药他们服用了吗？

☆ 糖尿病的社会心理适应

● 糖尿病心理障碍

众所周知，糖尿病患者心理幸福感下降的风险增高，大约50%的患者在诊断时即出现幸福感降低。这是由于在诊断为糖尿病后，生活习惯需要做出一些有意地或被迫的改变（如生活方式、应酬、人际交往、社会关系、工作和财务问题等）。一项国际调查（Diabetes Attitudes, Wishes and Needs second study ，DAWN2）在四大洲17个国家纳入超过16 000受试者（包括患者、患者家属和医疗服务提供者），报道糖尿病患者的抑郁比例为13.8%，糖尿病引起的相关痛苦（DRD）是44.6%，整体生活质量差的比例为12.2%。抑郁亚综合征和较轻的情绪状况，如心境障碍、焦虑、压力和痛苦，比重度抑郁症更普遍，尤其是在社区水平的调查。

此外，这些情绪障碍与残疾增加、健康下降风险、卫生保健的支持和过早死亡有关。糖尿病患者生活方式的改变、并发症的威胁、复杂而烦琐的自我管理成为生活中的慢性压力源，可引发患者不良的心理应答，如担忧、挫败、愤怒、负罪、沮丧、否认、害怕、孤独等。

Pouwer认为糖尿病相关心理痛苦，包含以下5个方面甚至更多：担心未来发生并发症；担忧糖尿病饮食治疗；负罪感和（或）自责感（例如肥胖、不良血糖控制方面的影响）；否认患糖尿病的事实；社交活动痛苦不适。

DM 对生活的许多方面都有负面影响，糖尿病影响 20.5% 的患者与他们家人或朋友关系，影响了 62.2% 的患者身体状况及自我健康评价。这些患者中约有 40%（18.6% ~ 64.9%）表示药物干扰了他们正常生活的能力。

此外，这些患者经常使用消极的应对策略和抵触心理，包括减少药物服用剂量和次数，主动减少胰岛素注射剂量和频度，并且更频繁地认为糖尿病会对他们的未来产生负面影响。未经治疗的社会心理障碍可能会导致更多的身体症状。

2 型糖尿病患者的心理健康水平普遍较低，情绪异常、抑郁、性格内向，而对自己和疾病及一切事情都缺乏信心，娱乐活动少，特别是并发症比较多的患者终日被病痛折磨更容易引起情绪多变，当治疗无效果或效果不显著且病程较长时，常会引发焦虑、抑郁或病态人格，甚至造成更加严重的后果。

相对而言，年轻患者更易产生糖尿病相关心理痛苦，随着糖尿病发病年龄年轻化，年轻糖尿病患者群不断增长，这些患者正处于事业上升期，糖尿病的治疗要求较多，因工作需要可能无法很好地执行治疗计划，从而造成心理上的负担。另一方面，年轻人较老年人预期寿命长、合并疾病少，导致其应对糖尿病这一疾病的耐受力较差。

尽管抑郁亚综合征和较轻心理问题的普遍存在及其负面影响，但对于患有糖尿病的患者来说，以慢性病为中心的治疗和心理支持的患者比例较低，只有 48.8% 的人接受过教育活动，而教育内容并不一定涉及心理问题，更少的人进行心理咨询或接受心理治疗以帮助他们控制自己的糖尿病，有研究显示仅有 23% 的患者或家庭成员曾参加过与心理相关的教育或咨询。

在成人、儿童及青少年糖尿病患者中，抑郁与血糖控制不良、一系列糖尿病并发症、医疗保健费用增加、功能障碍恶化、反复住院和早期死亡有关。那些在诊断时患有心理疾病的人患心血管疾病（1.7 倍）和死亡（1.8 倍）的风险更高。

● **糖尿病与心理问题的相互影响及机制**

目前的研究表明，糖尿病患者的大脑发生了某些结构或功能性的变化，主要是大脑中负责情感和认知的区域其结构、功能和神经化学方面发生了某些变化，从而增加了 1 型糖尿病和 2 型糖尿病患者的抑郁风险。动物模型显示，高血糖会对海马的完整性和神经发生产生负面影响，减少神经可塑性，并导致情绪症状。在糖尿病患者中观察到海马的神经发生受损和海马萎缩，这将导致学习、维持记忆和控制情绪表达方面的困难。

糖尿病易引起患者的心理问题，而患者的心理问题又会加剧血糖升高，加速并发症形成，加重糖尿病病情，两者形成恶性循环。

目前探讨的心理因素影响糖尿病病情的机制包括：心理应激可引起交感神经兴奋，抑制胰岛素分泌或加剧胰岛素抵抗，诱发胰岛 β 细胞凋亡，使血糖升高和血糖波动加剧，促发糖尿病并发症的形成；心理应激、情绪紧张时引起肾糖阈改变，还可刺激下丘脑－垂体－肾上腺皮质轴，引起促肾上腺皮质激素和肾上腺皮质激素分泌增加，导致血糖升高。

同时，心理应激还能影响细胞免疫和体液免疫，启动自身免疫反应，导致胰岛细胞破坏和胰岛素抵抗。新诊断糖尿病并有抑郁症状的患者，C 反应蛋白、白介素 1β、白细胞计数、单核细胞趋化蛋白 1 等炎症标志均升高。

睿眼观糖

消极的情绪和健康结果之间通过行为和（或）生物媒介相互作用。负面情绪对健康造成各种威胁。压力、焦虑和退化与免疫系统受损、促发细胞因子和炎症反应有关，这些反应也可与衰老有关，包括心血管疾病、骨质疏松、骨关节炎、阿尔茨海默病、虚弱和功能减退、糖尿病、某些癌症和牙周病。

此外，负性情绪可导致长时间的感染和延迟的伤口愈合，而负性情绪会使炎性因子的生成增加。因此，与压力相关的免疫失调可能是一种与负面情绪相关的更大、更多样化的健康风险的潜在机制。情绪障碍与应激反应之间的关系很可能是协同性和双向性的——恶性循环的回路效应。

● 糖尿病患者社会心理适应

尽管有证据表明，社会心理支持有助于自我管理的适应，但社会心理和药物干预并没有被广泛用于治疗糖尿病患者的抑郁症和糖尿病相关心理痛苦等心理疾病之中。社会心理支持通过富有同情心的家人、朋友、健康保健专业人员，甚至其他对糖尿病患者的关心者和社会工作者（如糖尿病同伴支持计划），向糖尿病患者描述并发症可控这一乐观的前景，以提高心理韧性和提升幸福感。积极的社会心理因素是糖尿病这一慢性疾病治疗中临床结果改善的重要正向作用或独立的预测因素，与自我管理行为及管理效果密切相关，对糖尿病患者的健康相关生命质量和主观健康产生直接影响。

最近的一项研究表明，积极的情绪健康（幸福、积极影响、恢复力和感恩）与自我管理（锻炼、治疗依从性和血糖监测频率），与健康相关的结果（HbA1c、健康状况和健康相关生命质量）及糖尿病患者的全因病死率降低相关。

主要的干预措施包括认知干预和糖尿病教育。认知行为干预最初由治疗情绪阻碍发展而来，用于纠正患者不良的认知，改善应对行为。负性的、不切实际的想法会导致和加剧糖尿病相关心理痛苦、动机性下降、自我管理不积极，认知行为干预有助于患者认识这些负性想法，帮助患者发现更多与糖尿病相关正性的、切合实际的想法，并应用这些想法来减轻糖尿病相关心理痛苦、提高动机性、促进积极的自我管理行为。

认知干预主要包括聆听、解释、理解、鼓励、疏导等，具体患者具体分析，积极进行心理疏导。可实施集体糖尿病健康教育讲座，包括糖尿病基础知识、使用药物治疗的注意事项、干预方法的实施及注意事项等。定期集中糖尿病病情相同的患者，让他们进行交流，并积极利用团体的情感支持，从而减轻患者自我不良情绪。对存在否认、侥幸心理的患者，应加强糖尿病健康教育，使其正确认识疾病，更好地发挥患者的主观积极性。

研究显示，全球约 1/5 的糖尿病患者感觉到因为自己的疾病而受到歧视和不公正对待。糖尿病态度、愿望和需求峰会（DAWN）通过讨论，确定以下部分为优先任务：共同为全球数亿糖尿病患者创建以他们为中心的服务体系，在各国以及全球层面让患者及其家属的声音得到更多倾听，在包括糖尿病患者在内的所有利益相关群体间培育互信关系并建立沟通，以促进积极转变。

保证患者及其家属能够得到完全以患者为核心的分享性自我疾病管理教育。保障患者及其家属权益，使其能够拥有支持且没有歧视的生活环境，可设置糖尿病健康教育门诊，实施糖尿病自我管理教育授权，扩大健康教育支持团队源，加强团队协作护理。

☆ 社会剥夺和污名化对糖尿病患者的伤害

社会剥夺（social deprivation）指在其生长的过程中剥夺其社会关系，意思就是与社会相隔离，在孤立的条件下饲育成长，因此社会剥夺又被称为社会隔离。对儿童来说，是采取某种强制性手段不让儿童接受正常社会刺激的现象，它剥夺了儿童进行社会性交往及其对人客体进行认知和评价的机会，从而造成儿童心理发展障碍。这些障碍可表现为心理发展迟钝、发展速率减缓、身体机能控制不良、智力和记忆力的发展水平降低及社会性发展受到阻抑。

人类最大的痛苦包括睡眠剥夺和社会剥夺。剥夺睡眠被认为是人类最黑暗的十大酷刑之一，可追溯至古罗马时期，由于工作生活压力等导致的部分睡眠剥夺也易于出现多种疾病。社会剥夺主要发生在 1 型糖尿病的患儿，主要是由于社会对糖尿病的歧视所导致的。2 型糖尿病这方面的问题相对较轻。糖尿病相关的研究主要集中在病因学和医学诊治的管理上，在过去的 20 年里，人们对糖尿病的社会心理方面的研究兴趣增加了，如抑郁和对生活质量的影响。1 型糖尿病或 2 型糖尿病患者生活中存在一个潜在的严峻问题，就是负面的社会评价或社会污名。虽然罹患糖尿病这一事实通常并不会立即显现出来，但某些身体和行为特征可能会很明显，这可能会导致许多不良的社会、职业和情感后果。

社会歧视和病耻感是一种非常普遍现象，在医疗条件下得到了大量的研究关注，特别是艾滋病、癫痫和肥胖（尤其是女性肥胖或重度肥胖）

等。在糖尿病方面，它的研究却相对较少。在过去的十年里，这个问题逐渐开始得到注意。前面已经提到，全球糖尿病态度、愿望和需求调查（DAWN2™）显示，1/5 的糖尿病患者感到因为自己的疾病受到歧视，并且很少能够得到来自社会的支持。因糖尿病而受到歧视的经历通常会伴随精神痛苦。

糖尿病患者往往需要进行必要的自我保健活动来优化血糖水平，以避免糖尿病相关的并发症。这些活动可能包括但并不仅限于监测血糖水平、注射胰岛素、服用药物、健康饮食，以及定期进行体育锻炼。

在 1 型糖尿病和 2 型糖尿病患者中，与注射有关的社会病耻感是导致不愿使用胰岛素来控制糖尿病的一个主要因素。患有 2 型糖尿病的成年人，当他们需要在拒绝不健康的食物选择时，他们会感到尴尬，这可能会阻碍他们在未来做出健康的选择。两项定性研究提供了对糖尿病患者的详细描述。在一项采访中，来自中国香港的成年人在公开场合注射胰岛素，被认为是非法吸毒者，并感觉别人指责他们造成了自己的病情，这让他们感到被他人"蔑视"。

感知或经历过污名化也会导致社会和就业机会的限制。对患有糖尿病的成年人进行的定性研究揭示了一些工作场所歧视的情况，参与者将其归因于他们的健康状况。从肥胖相关文献中可以明显看出许多此类的例子，并且因为肥胖与 2 型糖尿病之间存在密切联系，可能与糖尿病相关的病耻感有关。肥胖的人，尤其是女性，多经历过不令人满意的甚至是较差的恋爱关系，并且不太可能被认为是潜在的性伴侣。与健康体重的同龄人相比，肥胖人士在工作场所受到偏见和歧视的概率更高，获得面试机会的可能性更低。这些限制和偏见可能会导致社会或职业机能的恶化，并导致或加剧心理上的痛苦和孤独。基于临床观察，中国 1 型糖

睿眼观糖

尿病患者遭受的歧视程度比 2 型糖尿病更为严重。1 型糖尿病患者因多发病较早，有些患儿在学前教育或小学教育阶段就有可能因为糖尿病而被拒绝接纳，即使接纳学习也往往被"另眼看待"，饱受更多的"额外关注"。有的机关和单位用人健康标准将 1 型糖尿病列为不合格，因此现实中 1 型糖尿病往往更多地遭遇到求学、就业、求偶等方面的歧视。

一些定性研究表明，妊娠期糖尿病也可能会被污名化，这可能对幸福感产生不利影响。患有妊娠期糖尿病的女性由于健康和生活方式的选择（如体重超重、饮食习惯不良、营养摄入过多、久坐不动的生活方式等）产生的自责感，这反映了针对这种情况的自我歧视和担心被歧视。此外，当血糖水平波动或升高时，评论婴儿的体重或母亲的饮食习惯时，女性报告感觉受到控制、监督和压力，这反过来又会导致不适当、羞耻和内疚的感觉。同时，他人的控制行为（如家庭、朋友、卫生专业人员）可能是出于对孕妇和她的孩子的健康状况的担忧，但也有可能是出于对孕妇的责备，使得孕妇和胎儿处于与此相关的负面情绪之中。

社会歧视和污名化会导致多种不良后果。几项研究均表明经历污名化易引起抑郁和其他的心理问题困扰。由于以前的经历或预期的负面评价，糖尿病患者可能试图隐瞒自己的病情，从而导致持续的焦虑。隐瞒企图包括不参加社会活动，只在公共厕所或家中注射胰岛素（从而推迟或漏掉注射），或不能进行血糖定期自我监测。其他还包括由于不愿意拒绝提供的食物或不想引起注意而做出不健康的食物选择。由于害怕消极评价而企图隐瞒会损害糖尿病患者的自我管理能力，从而导致血糖控制不良，并可能导致糖尿病的短期和长期并发症。其他证据还表明，在公共场所接受糖尿病自我管理任务时糖尿病患者普遍会感到尴尬，这可能使维持最佳自我管理的可能性降低。

糖尿病患者有时会感觉到自己始终处于一种被监视的状态，这使得他们感觉到不安、不适、焦虑，甚至莫名的愤怒。在一项研究中，糖尿病患者描述了一种"监视文化"，患者需要报告使用一定策略来维持"处在控制范围内"（如血糖日记、饮食等），以避免被其他重要的人和医疗专业人员的批评。有证据表明，部分医生、护士、营养师和医学生对超重和肥胖的人持有指责态度。这种对肥胖的态度可能被作为促进健康的威慑力，但会对健康和幸福造成潜在影响。多达一半的超重或肥胖患者报告说，他们被医务人员"羞辱"或受到"贬损"的评论。这可能导致有关人员不愿意进行糖尿病筛查，以避免未能预防病情相关的羞耻感。

病耻辱感和歧视来源于以下 3 类：①新闻媒体，大众文化媒体，甚至是促进健康或糖尿病意识运动都被认为是对糖尿病误解的驱动力，产生或强化了与糖尿病有关的污名。②糖尿病患者亲近的人包括他们的家人、朋友及同事等被确定为病耻感的来源，研究参与者往往感觉到被评判和排挤，问题通常集中在食物、体重管理或糖尿病的"糟糕的管理"上。据了解，家人和朋友的好意，但患者的行为和言论是指责和嫌弃。③医疗保健专业人员，大多数患者描述与医疗保健专业人员的互动往往是积极、有帮助的和消极、令人沮丧的综合。一些患者认为医务人员的行为和态度总是专注于他们所做错误的事（如减肥失败或 HbA1c 未降低等），而不是利用鼓励方式来改变行为，这让人感觉到沮丧。

社会污名和歧视是糖尿病患者面临的重要问题，并且带来多种有害后果。未来的研究需要把重点放在如何消除污名化的态度和实际做法，特别是在医疗环境中，如何通过减少糖尿病相关污名的影响来提升患者的生活质量和疾病管理。避免社会剥夺和污名化，消除社会对糖尿病患者的歧视，以驱散笼罩在糖尿病患者心中的阴霾。

☆ 养猫还是养狗？

养猫好还是养狗好？这是个非常有意思的话题，有人把支持养猫的称为"猫党"，把支持养狗的称为"狗党"，猫党和狗党之争是长期存在的。对于糖尿病患者，养猫好还是养狗好？你是支持猫党还是狗党？回答这个问题之前，让我们讨论一下糖尿病患者如何对待宠物热，也就是回答糖尿病患者是否应该饲养宠物这个问题。

有研究者对糖尿病患者进行了调查，发现近 70% 的糖尿病患者不赞成饲养宠物，主要原因归于宠物不卫生，可能传染一些疾病，没有经过良好训练的宠物随地便溺，致使室内空气污浊，影响健康，饲养动物耗费太多精力，一旦宠物发生丢失或疾病等情况宠物主人容易产生紧张、担心、沮丧等负面情绪。而赞成者则认为糖尿病患者很多是中老年人，子女多不在身边，疾病缠身，孤独无助，易于出现负性情绪。而饲养宠物能够调节情绪，预防焦虑、抑郁等负性情绪的出现或加重。照顾宠物、带宠物遛弯也是按时进行身体锻炼的一种形式。

糖尿病患者到底该不该饲养宠物呢？从心理学的角度上讲，饲养宠物确实有一定好处，但需要注意的是，糖尿病患者是一个特殊的群体，应该注意其特殊性，如糖尿病患者免疫力低下，容易感染动物身上的病毒、细菌、寄生虫等，糖尿病患者由于微血管病变致神经损害和皮肤易于损伤，动物的毛有时候有可能刺伤患者皮肤，有时候有可能被动物抓伤或咬伤，有些宠物没有预防接种还有可能出现其他问题。

不论是养猫还是养狗，都可以给糖尿病患者心灵慰藉，尤其是老年患者，大多处于空巢状态，为打发时间可以把宠物当作新的感情寄托对象。宠物们憨态可掬的模样会给人带来很大的愉悦感。

个人认为对于糖尿病患者养狗可能更好一些。因为狗与主人能有更多的情感沟通，有助于糖尿病患者的情绪稳定，远离孤独、焦虑、抑郁，部分弥补感情的一些缺失。养狗更能规律地锻炼，促进运动。有很多人不能够坚持按时按量的身体运动。但是一旦养狗，需要每天出去遛狗，这样狗才不会在家中乱吠和随地便溺，直接或间接地提醒主人按时锻炼，甚至是风雨无阻。每天遛狗30min，大多数糖尿病患者可以达到最低的运动要求，有助于降低血糖，保持正常体重，减少肥胖发生。养狗有时还有利于邻里之间的情感交流，增加社交的机会，和谐邻里关系。

国外有研究发现，当狗的主人（糖尿病患者）血糖降低时，有1/3的狗在行为上发生变化，并在主人血糖陡然降低之前发出警告，其行为变化有助于提醒狗的主人及时补充食物以避免或减少低血糖的危险。研究者认为这是宠物（狗）对主人体内生物化学变化的一种特殊反应，具有"低血糖警钟"样功能，尤其是对于独居的糖尿病患者具有一定的意义。狗还可以通过特殊训练，开发其潜力，帮助人们开门、关门、取报纸、递鞋袜，一定程度上帮助行动不便的糖尿病患者独立生活，以提高生活质量。

至于遛猫吗，可能要费太多的周折吧？效果如何只有养猫的主人自己知道。很多方面的结果都提示，与养猫相比，养狗可能更有益于健康，不论是糖尿病患者（当然是适合养狗者）还是一般人群。既往国外已经有研究认为拥有一只狗更有益于健康。2013年，美国心脏协会发

Part 18

其他

表了一份特别报告，认为养狗能够降低心血管疾病的发病风险。而最近的一些新数据似乎确凿地证明了这些由养狗带来的益处。

瑞典乌普萨拉大学 Tove Fall 教授团队对 340 万人进行了调查，研究小组利用完善的国家医保记录跟踪居民的健康数据，筛选了 2001 年 1 月 1 日之前，没有心血管疾病记录的 40～80 周岁瑞典居民的健康数据，结果得到了一个 340 万人的队列，这些人平均年龄 57 岁，男性占比 48%，13.1% 受访者养狗。（自 2001 年 1 月 1 日开始，瑞典政府要求每一只合法的狗都要进行登记，它们将获得一张皮下芯片，狗的数据也和它主人相匹配。）

根据年龄、性别、婚姻状况、居住地等多因素做出调整，在长达 12 年的随访期里，有狗的人，全因病死率下降了 20%，心血管疾病发病率降低了 26%。进一步分析发现，单身的（或者说是一个人生活的）狗主人获得的益处更大，他们的全因病死率降低了 33%，心血管疾病发病率则降低了 36%。研究同时显示，养狗获得的这种健康的益处与犬种也有很大的关系。根据犬种的不同，对其降低的死亡风险重新排序，名列前茅的是指示犬、追踪犬、巡回犬等（主要是一些体型相对大，与人关系亲近的狗类）。研究者认为，除了运动因素，狗的陪伴能够减轻孤独和社会隔离的感觉，研究显示孤独和社会隔离是心血管疾病的危险因素。英国进行的一项调查显示，独自生活的 110 万英国人，与那些拥有良好社交网络的人相比，早死的可能性要高 50%。本项研究的通讯作者 Tove Fall 教授认为："如果你有一只狗，你就能抵消独自生活的影响。""这些流行病学分析找到了大数据中的关联，但是没有提供狗是如何保护我们免遭心血管疾病困扰的答案。狗主人一般有更高的体力活动水平，其他因素也包括增加的社会交往和狗带来的微生物影响。"

睿眼观糖

非常遗憾的是该研究并没有把这样一个 340 万人的庞大人群划分为糖尿病和非糖尿病患者，更没有对糖尿病患者的病程、治疗方案、既往血糖控制情况进行区分。根据医疗经验，倾向于认为对于糖尿病这样一个特定人群，如果没有禁忌，较之于养猫，可能养狗有利于糖尿病患者血糖的控制和心肺功能改善。

☆ 微信运动排名和"周末战士"

有关糖尿病的各种指南一致指出，积极参与各种形式的体力活动并养成规律运动的习惯是糖尿病及糖尿病前期人群血糖和整体健康状况管理的重点。在这里就结合最新指南聊一聊糖尿病患者的体力活动。体力活动作为一种低成本有效治疗策略，应在糖尿病治疗中发挥与药物治疗同等重要的作用，在预防上甚至应当发挥更重要的作用，所以，体力活动应受到医务工作者和患者的共同重视。

● 日常体力活动和运动

体力活动是指由骨骼肌收缩所引起的、导致在静息能量消耗基础上增加耗能的任何身体活动，包括日常生活中的体力活动和运动。家务劳动、遛狗、上下班选择不同交通方式中的体力活动以及办公场所中的微活动都属于日常生活中的体力活动。

运动是一种有计划、有组织、可重复、结构性的、旨在促进或维持健康（fitness）的一种体力活动。多个权威机构提出的每周 150min 中等强度有氧运动就是对运动量的推荐。如果用能量消耗来表示体力活动的量,每周体力活动能量消耗在400～2500kcal范围内都可以观察到剂量依赖性的胰岛素敏感性增强。每周体力活动能量消耗1000～2000kcal时可预防心血管疾病,2000～3000kcal可一定程度上逆转动脉粥样硬化疾病,若单纯依靠体力活动或运动减重的患者则需要达到每周3000kcal以上的能量消耗。

实现能量消耗目标的措施包括:①减少久坐时间,多喝水勤上洗手间是解决方案之一,站着开会、站立乘车都是减少久坐的可行措施,很容易实现每20～30 min起身站立或做短暂活动的目标。②增加日常生活中的体力活动,多参与家务劳动,洗碗、擦地都是不错的选择;共享单车的出现让上班族多了一个健康生活的选择,1km的路途选择步行,3～5km的路途骑个共享单车,更远的距离挤公交、地铁也比自己驾车能量消耗多一点,既环保又经济;如果膝关节没有问题则上班时相差5层楼之内的距离都可以选择走楼梯替代乘坐电梯。③养成规律的运动习惯。每周150min中等强度有氧运动+每周2～3次力量练习是最好的选择。综合考虑安全性和个人兴趣爱好,通过多种运动方式实现能量消耗是最终目标,身体素质好的患者可以选择难度大、运动强度大的方式用较短时间到达与常规中等强度运动类似的效果。

● **微信排名:晒一晒你今天走了多少步**

现在主张非匀速或间歇性高强度运动。平稳地迈着"八字步",匀速地走上两万步所取得的代谢改善收益并不大,而对关节的磨损作用可能不小,所以不要沾沾自喜地在微信群里面炫耀你的步数和排名,我从来没有懊恼我在群里面步数没有进入过前30名。当然并不是我不运动,我日均步数是10 000～12 000步,进入不了前30名的原因是微信运动群里"运动健将"(日均20 000～30 000步者)太多。

睿眼现糖

研究显示良好的代谢收益来自于高强度间歇训练（high-intensity interval training，HIIT）是近些年备受关注的一种有氧运动方式，简单来说就是运动一会歇一会，运动时强度较大，持续时间较短，常见的 HIIT 由开合跳、高抬腿、俯卧撑等 12 个动作构成，每个动作连续锻炼 30 秒，休息 30 秒，一次练习耗时约 7min。HIIT 与力量练习有类似的效果，可以通过增加肌肉线粒体密度和线粒体功能改善 2 型糖尿病患者的肌肉氧化能力、提高胰岛素敏感性、改善血糖控制，1 型糖尿病患者也可用于控制血糖，对于运动中心血管风险低的患者，可以在医生指导下尝试，这种运动方式的安全性还需要进一步的研究。

力量练习也称抗阻运动，是一种通过外部阻力导致肌肉收缩，以增加肌肉力量、肌肉体积和肌肉耐力的运动，如举重、弹力带练习等，可以改善因为肌肉力量下降导致的失能、心血管风险升高、胰岛素抵抗等。得病之后需要静养或者担心运动损伤关节也是不少患者的顾虑，权威机构用数据告诉你跑步到底伤不伤膝盖。①运动是良医，生命在于运动。业余休闲跑步者中膝关节、髋关节炎的发生率为 3.5%，而久坐人群高达 10.2%，规律跑步的习惯有利于骨骼肌肉系统的健康，久坐的生活方式反而是患关节炎的危险因素。②运动虽是良医，然过犹不及。竞技跑者膝关节、髋关节炎的发生率为 13.3%，高于久坐人群及业余跑者，但想要达到竞技跑者每周 92km 的运动量也不是件容易的事，所以，患者大可安心锻炼。

● 周末战士与规律运动

我们把由于工作繁忙仅仅在周末进行较高强度运动者称为"周末战士"。前面已经阐述了运动的益处，但是不同的运动方式或频率对代谢的影响怎么样？Nuray Alaca 等人通过给 Sprague-Dawley 大鼠注射烟酰胺（110mg/kg）与链佐星（65mg/kg）制造糖尿病模型，糖尿病大鼠随机分为3组：①对照组——不参加运动，非糖尿病；②不参加运动的糖尿病组；③糖尿病持续运动组——每天30min，每周5次；④糖尿病短时间运动组——每天3×10min，每周5次；⑤糖尿病大鼠"周末运动组"——每天（35+40）min，每周两次。经过每周总运动时间150min，持续6周的运动后，对各组进行葡萄糖、胰岛素、MPO（myeloperoxidase）、丙二醛（MDA）检测，并进行组织形态学与线粒体酶分析。结果显示，除不参加运动的对照组外，各运动组都能观察到葡萄糖水平、体重下降、肌肉组织、线粒体酶和多个组织的组织形态学分析结果的显著改善。该研究提示运动对2型糖尿病大鼠模型存在的炎症、氧化应激增强、肌病、线粒体损伤的影响及对糖代谢的改善，证实了运动的多种获益，同时提示在总运动时间一致的情况下，各种运动模式之间代谢获益没有明显差异。

☆ 糖尿病患者需要接种肺炎/流感疫苗吗？

糖尿病患者是感染的高危人群。而国内的数据显示肺部感染是糖尿病患者的主要感染类型，占23.4%～44.5%。糖尿病患者感染高发的主要机制包括中性粒细胞功能障碍、细胞和体液免疫功能缺陷、细菌定植率增高等。与健康成年人相比，糖尿病患者感染肺炎的风险升高3～6倍，患肺结核的风险增加3～5倍。对糖尿病及感染流感严重程度的研究显示，较之未患糖尿病者，糖尿病患者感染流感后住院率升高6倍以上，而入院后进入重症监护室（ICU）的风险升高4倍。全身性的感染，使得血糖难以控制，从而恶化糖尿病症状，患有糖尿病的人死于流感和肺炎的可能性是正常人的3倍以上，且感染后显著增加糖尿病患者的住院医疗费用，感染后易并发急、慢性并发症，预后也远差于普通感染者。

流感和肺炎是最常见的两种可预防性感染性疾病。通过接种流感和肺炎疫苗，可以安全有效地降低糖尿病患者的住院率和病死率。由于认识到流感和肺炎疫苗对糖尿病患者的重要性，多个国家和地区相继出台了相关文件或指南，推荐所有年龄＞6个月的糖尿病患者接受规律流感和肺炎疫苗接种。但目前中国疫苗接种的现状并不理想。

流感是一种累及鼻腔、咽喉和肺部的病毒感染性疾病。自20世纪初始，人们便认识到流感等传染性疾病在糖尿病患者群中有更高的发病率和病死率。Allard对比了2009年H1N1流感大流行期间，住院患者的基础疾病与流感病情的关系，认为糖尿病是流感发病的独立危险因素。流感不仅使糖尿病患者基础疾病的病情加重，还会导致病毒性肺炎、继发细菌性肺炎或其他病毒/细菌合并感染，增加全因病死率。

肺炎链球菌是社区获得性肺炎的主要致病原菌，也是引起中耳炎、肺炎、脑膜炎和菌血症的主要病原菌。近年来证据显示糖尿病是肺炎链球菌感染最重要的危险因素之一。Kornum观察了1997—2005年丹麦普通人群肺炎相关住院率与糖尿病的关系。该研究共纳入376 629例观察对象，证实糖尿病是肺炎的独立危险因素，可显著增加肺炎的住院风险。Benfield对10 063例糖尿病患者进行了长达7年的随访，观察到糖尿病患者的肺炎发病率与血糖控制程度有关，患者的基线非空腹血糖水平每升高1mmol/L，感染肺炎的相对危险度（RR）将增加6%。糖尿病患者病程越长，血糖控制越差，肺炎住院风险也越大。

● **糖尿病患者易患流感和肺炎的原因**

导致糖尿病患者易于出现流感、肺炎等感染性疾病的原因是多方面的。①中性粒细胞功能障碍。中性粒细胞参与机体非特异性免疫和特异性免疫过程，有吞噬、杀死病原体的作用，是机体抗感染的第一道防线，中性粒细胞功能障碍使机体不能及时有效地清除病原体，容易并发感染或使感染扩散。在长期高血糖状态下，患者体内细胞黏附分子对内毒素反应低下，影响中性粒细胞及其他细胞的趋化、黏附功能。中性粒细胞的吞噬及杀菌功能也有不同程度降低，且与代谢紊乱控制程度相关。②细胞和体液免疫功能缺陷。③糖尿病患者过于严格的饮食控制或食物搭配不合理，常合并营养不良和低蛋白血症，使 B 淋巴细胞产生免疫球蛋白量减少。④糖尿病患者的高血糖和血糖控制不佳导致其皮肤、黏膜、鼻腔、上呼吸道有更高的细菌定植率，是感染的来源和院内获得性肺炎的重要危险因素，一旦条件成熟便可出现感染扩散。

● **糖尿病患者流感和肺炎疫苗接种现状及原因分析**

世界范围内每年有 30% ～ 65% 的人接种流感疫苗，部分国家和地区对于糖尿病患者临床上要求更高的接种率，但目前中国疫苗接种的现状并不理想，研究显示接种率为 1% ～ 9.4%，有些研究甚至更低（＜ 1%）。2014 年中国广东社区有一个调查显示，社区糖尿病患者肺炎疫苗接种率为 15.31%，高于其他地区。疫苗接种率与年龄有关，年龄越大，接种率越高。接种率低的原因可能与患者对疫苗的认识程度低，以及对流感和肺炎的危害性和疫苗作用的认识不足有关。在一项涉及 279 例糖尿病患者参加初级保健中心的横断面研究中，接种季节性流感、肺炎球菌疫苗的患者比例分别为 40% 和 2%，其中 24% 的患者和 42% 的接种者对于接种疫苗有很大的障碍，缺乏全面的支持疫苗推荐标准以及指南是接种率低的主要原因。

西班牙一项研究评估 2013 年流感疫苗接种率及接种或拒绝疫苗接种的原因，发现 2288 例 2 型糖尿病患者中，19.23% 在 2007—2013 年间未接受任何流感疫苗。其中较高的平均 HbA1c 与接种概率降低有关，拒绝接种疫苗的最常见原因是认为没有危险以及担心不良反应。另一方面，肺炎疫苗在中国尚未纳入医保范围，其昂贵的价格是许多人犹豫是否接种的原因之一。

● 糖尿病患者接种肺炎 / 流感疫苗后的获益

WHO 建议糖尿病患者接种季节性流感疫苗接种（SIV），认为这对于糖尿病患者来说是有益的，因为其高感染风险可能会导致严重并发症发生。大多数研究报道糖尿病患者和健康患者对 SIV 具有相同的体液应答。通过接种流感和肺炎疫苗，可以安全有效地降低糖尿病患者的住院率和病死率。

（1）降低感染风险

在 5 岁以上糖尿病、冠心病、充血性心力衰竭、慢性肺病或脾切除患者中，接种肺炎疫苗可使侵袭性肺炎球菌疾病发生率降低 65% ~ 84%。在美国老年人中开展的一项队列研究发现，接种流感疫苗后，在高危人群中（即患糖尿病肺部疾病、肾病、心脏病等慢性病）感染风险下降 20% ~ 42%。针对潜在慢性病患者的研究显示，50 ~ 64 岁有潜在疾病者，如慢性肺病（包括哮喘）、心血管疾病、慢性代谢性疾病（包含糖尿病）、肾功能障碍、血红蛋白病等患者，接种流感疫苗可降低 48% 的流感发生率。

（2）减少并发症及病死率

2017 年，中国一项小样本量研究发现糖尿病患者接种 23 价肺炎球菌多糖疫苗（PPV23）和流感疫苗，接种后不良反应率低，能减少患者发生肺炎、呼吸道感染和住院的次数，还可以降低呼吸道感染的抗生素使用率，且接种安全性高。2017年一项国外研究也发现接种PPV23的老年糖尿病患者侵袭性肺炎球菌疾病、住院和呼吸衰竭的风险明显降低，还可缩短住院时间，减少医疗费用，而流感疫苗接种组中，接种PPV23的患者侵袭性肺炎球菌疾病的风险和呼吸衰竭风险明显降低。

2016年英国一项回顾性队列研究，为期7年，共纳入503例2型糖尿病患者，观察流感疫苗接种的获益。结果发现，流感疫苗接种分别降低卒中、心力衰竭、肺炎入院率30%、22%和15%，同时还可降低全因病死率24%。有研究还发现，接种流感疫苗对糖尿病患者的保护作用会随年龄不同而变化。2006年美国开展的一项病例对照研究，纳入成人糖尿病患者9238例，评估第一次和重复接种流感疫苗对并发症的影响，结果表明，疫苗接种可减少糖尿病任意并发症风险56%，减少住院风险54%，减少死亡风险58%。但首次接种和重复接种对结局无影响。接种流感疫苗后，18～64岁患者糖尿病并发症较年龄＞65岁患者更少发生；而另有研究则指出，工作年龄的糖尿病患者接种流感疫苗的效果与老年人相似，肺炎及流感住院率降低程度相同。

与之前的研究结果不同，2015年一项荟萃分析纳入11项观察性研究，170 924例受试者，结果发现，由于观察性研究存在许多干扰因素影响评估接种了流感疫苗对于糖尿病患者的获益，因此，该研究指出应进行充分有力的随机对照试验以评估获益的结果。2016年发表的另一项研究也认为，目前对于65岁以上的糖尿病患者以及对于工作年龄的糖尿病患者而言，支持常规使用季节性流感疫苗接种证据质量较低。2017年一项研究评价接种肺炎/流感疫苗在老年糖尿病合并慢性肾脏病（CKD）患者

睿眼观糖

中，是否能减少社区获得性下呼吸道感染（LRTI）的疗效。结果显示，在不同 CKD 分期患者中，流感疫苗和肺炎球菌疫苗的疗效相似。接种疫苗后第一年，社区获得性肺炎的发生率为 22%，5 年后发生率极少。流感疫苗接种对预防社区获得性 LRTI 有效率为 7%。可见，流感疫苗对于老年糖尿病患者具有预防 LRTI 的作用，而流感疫苗接种的效果甚微。

（3）经济效益

接种流感或肺炎疫苗可降低多种慢性病相关的住院或死亡风险以及住院费用。来自中国台湾地区一项前瞻性队列研究不仅评估了老年糖尿病患者接种流感疫苗后的临床收益，还计算了可减少的医疗费用，结果发现接种疫苗组肺炎、流感及呼吸衰竭的发病率均低于未接种组，住院率及进入 ICU 的可能性都更低。同时，与未接种流感疫苗的患者相比，接种流感疫苗可使住院费用减少约 1283 美元。土耳其一项研究评估 2 型糖尿病患者接种流感疫苗后的费效比。结果发现，接种流感疫苗比例 ≥ 20% 以上时经济效益比更好。2017 年一项国外研究发现老年糖尿病患者接种 PPV23 可缩短住院时间，减少医疗费用。

● 目前指南和共识对糖尿病患者接种肺炎／流感疫苗的推荐

WHO《预防控制非传染性疾病全球行动计划（2013—2020）》中指出，通过包括免疫接种（如针对 HBV、HPV、麻疹、风疹、流感等疫苗）的预防、诊断、治疗和控制策略防控传染病，强有力的基于人群的卫生服务可以降低慢性病的负担和影响。《WHO 关于流感疫苗的立场文件》也指出，特异性慢性病患者需要成为流感疫苗接种的目标人群。这些文件通过考虑传染病、精神疾患等多方因素与非传染性疾病的相互作用，为慢性病防控提出了实施方向与目标。美国糖尿病学会及中华医学会糖尿病学会发布的糖尿病防治指南中均指出，年龄 ≥ 6 个月的

其他

糖尿病患者应每年接种流感疫苗，2 岁以上的糖尿病患者应接种肺炎疫苗；年龄≥65 岁的患者，如上次接种疫苗时间超过 5 年，需再次接种。对于心血管疾病患者，美国心脏病学会推荐将灭活流感疫苗作为二级预防措施。

接种肺炎 / 流感疫苗仍是中国预防慢性并发症的重要国策。文化程度和自身健康状况，以及对获益的认识不足均是影响肺炎 / 流感疫苗接种率的重要因素，基于目前的证据，应鼓励糖尿病患者接种肺炎疫苗，进一步提高对肺炎疫苗的认识，以最终提高糖尿病患者的肺炎疫苗接种率，改善其生存质量，从而达到减少糖尿病患者并发肺炎的目的。

对于糖尿病患者，特别是流感相关并发症的高危人群，人们对流感疫苗免疫应答受损的担忧有增无减。由于涉及伦理问题，一些关于老年人合并慢性疾病的免疫接种的临床研究很难获批。目前小样本量的研究显示糖尿病患者及老年糖尿病患者接种流感疫苗可能获益，但仍需要大样本量、证据充分的临床研究来进一步证实。

☆ 器官移植带来的问题

血糖异常是实体器官移植后常见的并发症之一，器官移植受者接受免疫移植剂与移植后新发糖尿病（new onset diabetes after transplantation，NODAT）密切相关。2003 年，国际指南首次提出 NODAT 的概念，是指在器官移植前没有糖尿病，在器官移植术后出现的糖代谢紊乱，包括空腹血糖受损、糖耐量减低甚至发生糖尿病。鉴于手术后早期病情不稳定，处于应激状态，同时抗排斥治疗、感染以及其他危险因素共同存在，有可能造成血糖普遍升高，因此，在这一时期的血糖异常不能作为诊断 NODAT 的依据。其中的一部分在血糖暂时升高后最终会恢复正常。NODAT 的诊断沿用 WHO 和美国 ADA 的诊断标准进行规范化诊断，与一般人群的糖尿病诊断标准相同，并没有自己特定的诊断标准。NODAT 之所以被关注是因为其能增加移植物相关并发症的风险，最终影响到受者的长期生存。NODAT 也是导致移植后血管病变，包括心血管并发症的主要原因之一。

移植后糖尿病（post-transplantation diabetes mellitus，PTDM）指各类器官移植术后发生的血糖异常达到糖尿病诊断标准的疾病。移植后糖尿病可能包含有进行移植手术之前就已经存在的未被筛出的糖尿病患者。移植术后糖尿病是移植器官功能丧失的独立危险因素，是增加移植患者病死率的独立危险因素，影响移植受者的长期生存和生活质量。一般在移植手术后数周内患者血糖升高非常普遍，美国梅奥医学中心的数据显示肾移植后床旁随机血糖＞ 11.2mmol/L 的发生率为 87%。另有美国的数据显示移植后糖尿病在器官移植后的第 1 年和第 3 年的累计发生率分别是 16% 和 24%。目前报道肾移植后 NODAT 的发生率为 2% ～ 50% 不等。美国肾脏数据系统 2013 年报告的成人肾移植后 36 个月 NODAT 为 41%。

鉴于 NODAT 与普通人群中的 2 型糖尿病在发病机制、诊断和治疗中存在一定的交叉，且部分器官移植受者在接受移植手术前已经存在血糖异常，但是由于未能进行筛查或筛查不充分而未能诊断，所以强调"新发"可能会低估糖尿病的实际发病情况。因此，2013 年国际专家小组重新修改指南，取消 NODAT，启用移植后糖尿病（PTDM）的定义，旨在排除器官移植后早期的一过性高血糖状态，并以此弱化发病时间，从而强调重视糖尿病本身的监测和管理。PTDM 的诊断需要在患者出院后、病情稳定、服用稳定剂量的免疫抑制剂、移植物功能稳定且不存在感染时进行。

PTDM 的发生率各地报道不一，为 2% ～ 53%，之所以发生率差异巨大，是由于各项研究采取的筛查和诊断标准、观察时长、术后免疫移植剂治疗的方案不同所致。当然，里面可能部分包含了移植术后早期的高血糖状态，而部分患者以后有可能血糖趋于正常。国内武警总医院在器官移植方面开展了大量的工作，自 2003 年成立器官移植中心以来该院累计长期随访的移植受者已有 5000 多例，徐春教授等统计了武警总医院肝移植后糖尿病发病率为 28.3%（32/113），该数据是随访术后 3 个月以上的肝移植患者，服用稳定剂量的免疫抑制方案（他克莫司或＋吗替麦考酚酯），并根据 OGTT 确诊。移植后糖尿病（PTDM）处于交叉学科领域，目前国内外关于 PTDM 的基础研究和临床观察都很少。鉴于接受器官移植的人数越来越多，由此引发的糖代谢异常也越来越多，2017 年 ADA 指南首次将"移植后糖尿病"列为糖尿病的一种类型。

PTDM 是一类与免疫抑制剂相关的糖尿病，患者自身的糖尿病危险因素对于 PTDM 的发生至关重要。不同实体器官移植受者发生 PTDM 的危险因素基本类似，包括移植相关和非移植相关两大类，非移植相关的危险因素包括男性、年龄、种族、肥胖、糖尿病前期、多囊肾、家族史和遗传易感性等，移植相关性因素包括使用糖皮质激素、钙神经蛋白抑制剂（CNI）、病毒感染、移植后体质量增加等。糖皮质激素可加重胰岛素抵抗，抑制胰岛素分泌，增加肝糖输出，对血糖的影响呈剂量依赖性，随着剂量的增加可诱导胰岛 β 细胞凋亡。钙调磷酸酶抑

睿眼现糖

制剂（CNIs）是器官移植术后普遍应用的免疫抑制剂，主要包括他克莫司（tacrolimus，FK506）和环孢素（cyclosporine A，CsA），由于钙调磷酸酶/活化 T 细胞核因子通路能调节胰岛 β 细胞的生长和功能。CHIs 减少胰岛素的分泌、增加 β 细胞凋亡、影响胰岛素信号转导通路。雷帕霉素靶蛋白抑制剂（mTORi）西罗莫司影响胰岛素信号传导途径，加重胰岛素抵抗，此外，这类药物具有抗增殖作用，可抑制 β 细胞的增生，增加 β 细胞凋亡。接受移植时年龄偏大、非白种人、移植前肥胖、移植术后体重明显增加、特定病毒感染、多种肾脏疾病等都增加 PTDM 的风险。

鉴于 PTDM 对器官移植患者病死率及心血管风险的显著增加，可能导致移植物功能丧失，有必要预防和管理 PTDM，措施包括移植术前的危险性评估、筛查和移植术后的管理。对高危患者，应立即开展生活方式干预，调整饮食结构，超重者应至少减重 7%。在移植后常规开展筛查，包括 FPG、HbA1c，必要时或高危患者行 OGTT。术后筛查频率为每周 1 次，如正常 4 周后改为每 3 个月 1 次，1 年后定期复查。鼓励患者开展自我血糖监测。合理应用和调整免疫抑制剂、糖皮质激素剂量，如病情允许适当尽早减量或停用。根据患者肾功能情况和血糖情况酌情选用胰岛素或口服降糖药控制血糖。中国器官移植术后糖尿病诊疗指南（2016 版）认为，移植后早期积极启动基础胰岛素预防性治疗策略可能降低 NODAT 的发生率。口服降糖药应根据安全性和耐受性进行个体化选择，二甲双胍和 DPP-4 抑制剂可能是理想的首选药物。指南进一步指出，保护胰腺分泌功能是 NODAT 治疗的重要策略，避免磺脲类促泌剂的应用可能对保护胰腺分泌功能有益。移植后继续强调生活方式干预，早期治疗以胰岛素为主，稳定后逐步采用联合胰岛素、口服降糖药的综合治疗。同时应关注其他危险因素如吸烟、血脂异常和高血压等的控制。

☆ 进餐后血糖和血压变化：相映生"灰"

很多空腹血糖控制接近正常的糖尿病患者的 HbA1c 依然难以达标，究其原因主要是由于餐后血糖的飙升，而对于以碳水化合物为主要热卡来源的国人来说更是如此，相对于欧美中国的内分泌科大夫很关注糖尿病患者的餐后血糖，以期通过降低餐后血糖减少血糖波动，但是少有人去关注糖尿病患者餐后血压的变化。部分长病程、有糖尿病神经病变的患者会在进餐后出现血压快速下降，它与餐后高血糖相映生"灰"，此"灰"非彼"辉"，这是损害患者健康的灰色地带的"灰"，是雪上加霜的"灰"。

餐后低血压（PPH）是一种常见的老年疾病，首次报道于 1977 年的一例帕金森患者，在随后的研究中发现在养老院老人中尤为普遍，患病率非常高，为 25% ～ 67%，也多见于糖尿病患者，一项研究显示糖尿病患者中 PPH 的患病率为 37%。PPH 常伴有头晕、黑蒙、视物模糊、晕厥、跌倒等，严重者甚至可以有心血管事件、中风。PPH 是心血管事件、脑卒中、死亡的独立危险因素，是老年人群独立的全因病死率的预测因子，餐后收缩压下降的幅度和病死率间存在量效关系。它的定义是餐后收缩压下降 20mmHg（1mmHg=0.133kPa）或收缩压由餐前 ≥ 100mmHg 下降至餐后 < 90mmHg，或当餐后发生头晕甚至晕厥等症

状，即使血压下降未达到上述标准，也可诊断 PPH。

糖尿病自主神经病变与 PPH 关系密切，PPH 可以是糖尿病自主神经病变进展的表现之一。糖尿病患者餐后收缩压的下降程度与糖尿病自主神经病变明显相关，餐后血压下降是糖尿病自主神经病变的一种重要表现。餐后低血压是糖尿病自主神经病变进展的标志之一，类似于静息时心动过速，餐后低血压也可以作为评估预后的一个标志。

另外，对糖尿病患者来说，血压的波动情况与尿白蛋白排泄率相关，血压变异率是糖尿病肾病进展的危险因素，是糖尿病患者大血管病变和微血管病变的独立预测因子，所以，防治 PPH 对降低糖尿病患者并发症的意义重大。

糖尿病患者发生 PPH 的机制主要与糖尿病自主神经病变、异常的胃排空率、高血糖、胰岛素分泌及作用缺陷等有关，其中糖尿病自主神经病变起了至关重要的作用。糖尿病患者容易出现自主神经病变，自主神经功能紊乱减弱了人体对低血压的迅速代偿。外周血管由交感神经为主，调整血管收缩，而内脏的自主神经支配，副交感神经作用更强，糖尿病时受损更为严重，它对餐后血糖、血压均有一定的影响。副交感神经在糖尿病早期即可受累，其后交感神经也逐渐被累及。糖尿病出现餐后低血压后，心率变异性可以更小甚至无差异，餐后血清去甲肾上腺素、神经降压肽含量差异无明显改变，涉及副交感神经张力的指标也无改变，说明缺乏代偿性交感神经激活，同时副交感神经也未作显著代偿是导致糖尿病患者发生餐后低血压的重要因素。

在我们的研究中发现，糖尿病患者餐后血压下降最大值与心率变异性指标 rMSSD、PNN50、BB50、HF 成负相关，与肾上腺素水平成负相关，与动态血糖监测指标 BGdiff2、MAGE 成正相关，并与餐后胰岛素水平成负相关，差异均有统计学意义，分别提示糖尿病患者 PPH 下降程度与糖尿病自主神经病变、血糖波动以及胰岛素抵抗相关。

绝大多数合并 PPH 的糖尿病自主神经病变患者，临床症状轻微，不需要特别治疗。当发生头晕甚至晕厥等严重临床症状时，需要及时干预，避免不良结局。治疗除了预防自主神经病变以外，可以减少碳水化合物摄入量，餐前饮水，餐后保持坐位或者半卧位，避免药物或者治疗导致的低血容量。我们对住院老年 2 型糖尿病患者的研究中发现，阿卡波糖干预后，药物干预组餐后收缩压、舒张压下降最大值较安慰剂组降低（$P < 0.05$），平均动脉压下降最大值明显降低（$P < 0.01$）；餐后收缩压、舒张压及平均动脉压低血压持续时间缩短（$P < 0.05$）；舒张压的 SD（血压变异性用变异系数）与 CV（标准差）减小（$P < 0.05$），平均动脉压 SD 明显减小（$P < 0.01$），CV 有所减小（$P < 0.05$）；餐后 2 小时心率的 SD 与 CV 值更低（$P < 0.05$）。阿卡波糖可以明显缓解合并餐后低血压的 2 型糖尿病患者餐后血压下降程度及餐后血压的波动情况，且餐后血压下降最大值与餐后肾上腺素水平、心率变异性指标及餐后胰岛素水平成负相关，与血糖波动性成正相关，阿卡波糖干预组餐后 GLP-1 更高，胰岛素、C 肽水平更低，提示老年 2 型糖尿病患者的餐后低血压可能与自主神经功能受损、血糖波动和胰岛素抵抗有关。

阿卡波糖用于治疗老年糖尿病合并 PPH 患者，可以改善餐后血压下降幅度、缩短低血压持续时间、减少血压及心率波动性、降低餐后血糖波动、延迟餐后血糖达峰时间、增加 GLP-1 水平。其作用机制为抑制碳水化合物在小肠刷状缘的吸收，有可能引起循环中血管扩张因子及内脏活性肽的分泌，从而对 PPH 发生作用，对于合并 PPH 的 2 型糖尿病患者，阿卡波糖可能是一种有效缓解餐后血压降低的治疗手段之一。

PPH 是一个易被忽略的疾病，临床医生在诊治老年患者时应注意筛查其低血压是否与进餐有关，已发生 PPH 的老年人，应该注意生活方式的改善和积极药物治疗，避免其晕厥、跌倒，预防诱发心血管事件、中风，提高老年糖尿病患者的生活质量。

☆ 内分泌领域的又一个"神药"

在感染性疾病被控制后，生活方式相关疾病发生率明显增加，如糖尿病、高血压、血脂异常、肥胖等都是生活方式相关疾病。其实，维生素 D 缺乏、骨质疏松症在某种意义上来说也是一种生活方式病。维生素 D 可由食物中摄取，但主要是由皮肤内的 7- 脱氢胆固醇在特定波长的紫外线（290～315nm）作用下合成的。由外界吸收或合成的维生素 D，依次在肝脏及肾脏内经过 2 次羟化作用最终形成 1，25 二羟基维生素 D_3[1，25（OH）$_2D_3$] 及 25 羟维生素 D_3[25（OH）D_3]。1，25（OH）$_2D_3$ 又称为"活性维生素 D"，其在体内经羟化酶作用代谢为水溶性无生物活性的维生素 D_3-23 羟酸，然后由胆汁排出体外。目前临床上普遍接受维生素 D 的评价指标是 25（OH）D_3，它的生物半衰期是 3 周左右，较 1，25（OH）$_2D_3$（半衰期 4～6 小时）更为稳定，化学发光法测得的是总的 25（OH）D_3，正常值是 30～50ng/ml。

维生素 D 缺乏与钙磷代谢异常相关，与骨质疏松相关，也与很多疾病相关。以前维生素 D 缺乏相对少见，尤其是在森林的早期人类，阳光下的生命活动，负重奔跑，相对宽泛的食物等，因此，除了很高纬度的地区以外，其他地区的人们只要经常进行正常户外活动，就可以获得足够的维生素 D。然而，现在的很多人除了工作之外很多时间是待在屋里看微信、看电视、上网、玩游戏，追求"白富美"的人们即便外出还会担心紫外线造成的皮肤变黑而涂抹高防晒指数的防晒霜。这就导致机体无法得到足够的紫外线照射，维生素 D 合成受限而出现维生素 D 缺乏。此外，环境污染加重，雾霾天增多，也会增加维生素 D 缺乏的风险。

维生素 D 的经典作用是调节钙磷代谢，促进细胞生长和分化。另外，维生素 D 还可作用于免疫调节、血压调控、调节血液系统及内分泌系统，还具有抗肿瘤的作用。研究发现胰岛 β 细胞上存在维生素 D 受体及维生素 D 依赖性钙结合蛋白（DBP）。维生素 D 作为糖尿病的影响因子已成为近年来研究的新领域和研究热点。大量的观察性及干预性研究已逐步阐明维生素 D 与糖尿病之间的关系，并对其作用机制进行了较深入的研究，但仍有很多尚待证明或解决的问题。

近年来有研究发现，维生素 D 与 2 型糖尿病、1 型糖尿病和妊娠糖尿病的患病风险、血糖控制及并发症等有关。1 型糖尿病可大致分为自身免疫损害和特发性两种类型，是一种自身免疫性疾病，在其发生发展过程中，免疫系统不适当地靶向破坏自身的胰岛 β 细胞，导致胰岛素产生和分泌功能进行性损伤，导致糖尿病的发生。胰岛 β 细胞上有维生素 D 受体存在，在体内很多免疫细胞，包括活化的 T 细胞也有表达，维生素 D 缺乏时，对 T 细胞的抑制作用减弱，T 细胞分泌的趋化因子增加，后者可募集免疫细胞参与对 β 细胞的自身免疫攻击。维生素 D 缺乏的持续进展也伴随着 T 细胞增殖活性的受损，调节性 T 细胞（CD4+）和细胞毒性 T 细胞（CD8+）的比例失调，补充维生素 D 可改善 T 细胞

睿眼观糖

亚群比例失常，使 T 细胞的增殖活性正常。1，25（OH）$_2$D$_3$ 还能降低趋化因子和细胞因子的表达及分泌水平，减少 β 细胞凋亡。

在印度和中国台湾地区的研究均已证实维生素 D 受体基因的多态性与 1 型糖尿病的易感性相关，提示遗传性因素在维生素 D 与糖尿病的发生中的关联性。同时也有研究提示，维生素 D 对成人隐匿性自身免疫性糖尿病患者的胰岛功能具有一定的保护作用，有可能降低胰岛自身抗体水平，甚至使自身抗体转阴。瑞典是全球 1 型糖尿病发病率较高的国家，在该国进行的一项前瞻性研究结果显示，1 型糖尿病初诊时患者血清 25-（OH）D$_3$ 水平明显低于正常对照人群。有研究显示，早发病的 1 型糖尿病患者（年龄＜4 岁）的维生素 D 水平显著低于晚期发病的 1 型糖尿病患者（年龄＞4 岁）。维生素 D 可能具有胰腺 β 细胞保护作用。有研究表明，怀孕期间及儿童早期补充维生素 D 能够减少 1 型糖尿病的发病率。维生素 D 能够保护胰岛 β 细胞，减少 1 型糖尿病的患病风险。

1 型糖尿病的急慢性并发症也与维生素 D 水平相关。研究显示维生素 D 缺乏的 1 型糖尿病患者更加容易出现微血管并发症，特别是糖尿病肾病。维生素 D 水平与尿微量白蛋白之间存在线性关系，维生素 D 水平越低尿蛋白量越高，维生素 D 降低与糖尿病肾病以及肾病的严重程度相关联。同时，维生素 D 水平与糖尿病酮症酸中毒的发生风险相关，低维生素 D 水平的患者容易出现酮症酸中毒且病情相对较重。

除 1 型糖尿病外，维生素 D 也与 2 型糖尿病关系密切，研究观察到维生素 D 水平低者 2 型糖尿病患病风险增高。一项荟萃分析显示，血清 25-（OH）D$_3$ 水平与 2 型糖尿病发生的风险相关，25-（OH）D$_3$ 平均每升高 10mmol/L，2 型糖尿病的发生风险降低 4%。相对于春季和夏季，2 型糖尿病患者一般秋冬季节血糖控制相对较差，当然其中可能有多种原因，而其中一种解释是由于血清维生素 D 水平的季节性波动。在 2 型糖尿病患者中维生素 D 在血糖控制方面起一定作用。进一步的研究也发现，血糖控制不佳的 2 型糖尿病患者在给予维生素 D 补充后空腹血糖水平显著降低，血糖控制改善。

给予糖尿病患者补充维生素 D 治疗可改善其血糖控制，并有助于预防和减少部分糖尿病并发症。研究显示维生素 D 的补充改善了糖尿病患者的胰岛素分泌，动物实验显示维生素 D 增加 β 细胞外钙离子水平，导致 β 细胞内钙流增加，通过钙通道直接诱导胰腺 β 细胞分泌胰岛素。维生素 D 还能够减轻胰岛素抵抗，改善胰岛素敏感性，研究认为与维生素 D 可对抗慢性炎性状态有关，而慢性炎性状态与胰岛素抵抗相关。另外，维生素 D 能作用于 PPAR 家族，调节脂肪组织中的脂肪酸代谢，从而改善胰岛素抵抗。也有研究显示维生素 D 直接刺激胰岛素受体的表达。在人体所进行的研究显示 2 型糖尿病患者补充维生素 D 后尿微量白蛋白排出减少，动脉粥样硬化进程明显延缓。而对于妊娠糖尿病的研究，看到了与 2 型糖尿病类似的结果。

● 让紫外线多合成维生素

维生素 D 是生命的重要元素，它不仅是一种简单的维生素，同时也是一种极为重要的"皮质激素"，在生命活动中发挥重要作用，其缺乏或缺少与多种疾病状态存在关联。我们国家的数据显示各个年龄段的人群维生素 D[25（OH）D_3] 水平均处于较低水平，因此需要关注维生素 D 的合成。通过晒太阳，使人体皮肤的 7- 脱氢胆固醇经过紫外线照射后转为维生素 D_3 前体，再在肝肾进一步转化。外源性的包括从食物中获得。富含维生素 D 的食物包括动物肝脏、鱼类、蘑菇、蛋奶类等，

睿眼观糖

或在医生的指导下补充。

我们多次谈到晒太阳的重要性。紫外线直接照射皮肤，与胆固醇作用后使其转化胆固化醇（cholecalciferol），也就是维生素 D。怎样才能合成身体需要的维生素 D 呢？适度裸露，适度少穿衣服，但一定注意不要"有伤风化"。减少涂抹防晒霜，尤其是高防晒系数的防晒霜，防晒之所以起作用就是阻止紫外线接触到皮肤。晒太阳时不能隔着玻璃，隔着玻璃紫外线也不能与胆固醇作用生成维生素 D。应当注意的是过多的紫外线也增加皮肤癌的风险，对于黄种人或亚裔人，在正午或阳光灿烂时暴露 10～15min，暴露体表的 10%～15% 左右即可，当然高纬度居住地区的人暴露时间应适当增加。

● **维生素 D 的其他作用**

①维生素 D 与骨质疏松症：中国骨质疏松症的患者接近或超过 1 亿人，维生素 D 缺乏是骨质疏松症的重要原因之一。维生素 D 缺乏影响肠道内钙的吸收效率，刺激甲状旁腺激素（PTH）分泌，使骨骼内的钙释放入血，导致骨钙减少。维生素 D 缺乏相当普遍，北京地区有数据显示，绝经期女性维生素 D 缺乏（或缺少）者占 90%，维生素 D 缺乏常导致肌肉无力，合理补充维生素 D 后可增加肌力、减少跌倒发生、减少脆性骨折的发生，有研究显示维生素 D 补充到达合适水平后老年人跌倒的发生率可下降 49%，老年妇女骨折和所有非椎体骨折发生率分别降低 43% 和 32%，椎体骨折发生率降低 33%。②维生素 D 与糖尿病：前面已有详细阐述。③维生素 D 与心血管疾病：维生素 D 降低预示着高的心血管疾病风险。研究发现，与维生素 D 正常组比较，低水平维生素 D 组发生高血压的风险增高 6.13 倍（男性）和 2.67 倍（女性），维生素 D 缺乏的患者更容易出现慢性心力衰竭。④维生素 D 与肿瘤的关系：充足

的维生素 D 补充有利于减少肿瘤的发生。研究显示维生素 D 缺乏与肺癌、结肠癌、胰腺癌、乳腺癌、前列腺癌等恶性肿瘤相关，适度补充维生素 D 具有抑癌作用。⑤维生素 D 与孕妇及胎儿：孕妇维生素 D 不足影响孕妇本身及胎儿健康状况。孕妇自身容易出现妊娠糖尿病，剖宫产的发生率增加。美国波士顿大学医学院研究 253 名孕妇发现，相对于维生素 D 正常组，维生素 D 缺乏组剖宫产比例增加 1 倍。对于胎儿，易于出现骨骼和牙齿发育障碍，且出现语言障碍的风险明显增大。总之，不能仅仅把维生素 D 简单地认为是一种维生素，它是一种神奇的维生素，应该把它看成作用广泛的激素，关注维生素 D 有利于减少相关疾病和提高生活质量。

☆ 降糖治疗可以让你看起来更年轻

2016 年全年中国人用于购买化妆品的可计算花费是 2222 亿元，自 2017 全年国人用于化妆品的直接花费达到 2514 亿元。不能计算的投入尚未计算在其中。人们都愿意自己始终年轻、漂亮，富有朝气和活力，但随着年龄不断增长，容貌以及皮肤会发生巨大变化，逐渐变得松弛，缺少弹性和光泽。衰老是指机体各器官功能普遍的、逐渐降低的过程。衰老有两种不同的情况，一种是正常情况下出现的生理性衰老，另一种是疾病引起的病理性衰老。导致病理性衰老的主要原因有：疾病、睡眠质量差、工作生活的压力、婚姻、性生活质量等。在这里，我们重点来讨论糖尿病是否可以使人更容易变老以及治疗糖尿病是否可以让人变得年轻？

荷兰莱顿大学黛安娜·范海姆斯特领导的研究小组根据569名健康志愿者餐后的血糖浓度将他们分成低、中、高三组。研究人员还对33名血糖水平更高的糖尿病患者进行了研究。研究人员要求60名独立的评估者看志愿者的照片，并对每名志愿者看上去的年龄进行评价。结果显示，即使实际年龄、吸烟及晒日光浴等影响外貌的其他因素也被考虑在内，血糖水平高的人看起来更老。血糖水平最低的组和糖尿病组之间的"外表年龄"差距最大，达到1年7个月，这两个组的平均外表年龄分别是59.6岁和61.2岁。但即使在没有糖尿病的志愿者中，如果把人群分组，即使是所谓的"正常人"，在血糖水平最低和最高的组之间也有1岁的差距。

● 糖尿病与衰老的共同作用机制

（1）胰岛素、葡萄糖代谢和胰岛素抵抗与衰老

衰老是代谢性疾病最常见的病因之一，同样，代谢疾病，尤其是糖尿病也与衰老有关。随着糖尿病的发生发展也会加速衰老，所以，糖尿病患者有可能看起来比没有患糖尿病的人苍老。

胰岛素是调节葡萄糖代谢的关键因素。胰岛素分泌不足是导致高血糖以及糖尿病发生发展的核心因素之一。胰岛素除了作用于肝脏、肌肉和脂肪组织之外，还可通过中枢机制影响葡萄糖代谢。近年来研究发现胰岛素信号在下丘脑中的作用——作为调节肝葡萄糖产生和食物摄入的关键因素。胰岛素信号传导与线虫和哺乳动物的寿命有关。新数据表明，肥胖与脑部胰岛素作用减少有关。胰岛素抵抗、脂联素水平下降以及慢性炎症、肥胖会加速衰老，反之则会延缓衰老。

胰岛素抵抗是导致糖尿病发生发展的另一重要病理生理机制，且与

糖尿病相关大血管疾病风险增加有关。胰岛素抵抗与年龄之间的关系密不可分，胰岛素抵抗和代谢综合征是导致老年人常见腹部肥胖的主要原因。同时伴随着衰老，促炎症细胞因子水平逐渐升高，已知这些因子与胰岛素之间存在相互作用，随着衰老细胞的逐渐增多，这些细胞因子与内脏脂肪增多和前炎症细胞因子分泌增加有关。这些与年龄相关的代谢因素以及体脂分布的变化可加速老化和疾病发生。

高脂饮食（HFD）摄入和代谢功能障碍（胰岛素抵抗、肥胖等）的存在与病理性脑老化有关。病理性脑衰老与认知过度下降、高氧化应激、脑结构改变和炎性信号增加有关。相反，低脂饮食、热量限制和代谢功能的维持导致大脑的正常衰老。大脑的正常衰老定义为保持认知，减少氧化应激，保存结构，减少炎症信号。

（2）晚期糖基化终末产物（advanced glycation end products，AGEs）与衰老

AGEs 是由蛋白质、脂质和核酸的非酶促糖基化形成的异质性生物活性分子组。大量证据表明，血糖水平、组织中 AGEs 的蓄积及组织病理变化的程度之间存在密切的关系。已有资料表明，血浆 AGEs 水平与糖尿病的微血管病变及大血管病变的严重程度具有相关性，AGEs 预测糖尿病并发症甚至较 HbA1c 更好。阻断 AGEs 形成，减少 AGEs 的蓄积对于糖尿病并发症防治具有重要作用。人体暴露于高糖环境下产生的AGEs，其通过上调炎症和胶原蛋白和其他蛋白质的交联而对组织造成广泛损害。AGEs 的积累加速了伴随衰老而发生的多系统功能衰退，并因此导致衰老。最近的流行病学研究表明，循环 AGEs 升高与老年人慢性疾病不同程度风险增加有关。

（3）糖尿病时的氧化应激增强与衰老

活性氧、自由基与许多衰老相关疾病的发生、发展、预防和治疗有关，如心血管疾病、糖尿病、老年性痴呆等。高血糖引起葡萄糖的有氧氧化、蛋白的非酶糖基化作用加强及脂代谢异常是糖尿病患者体内活性氧化物质（ROS）产生增加的主要原因，同时一些抗氧化酶的活性也明显减低，使糖尿病患者体内存在一定程度的氧化应激。氧化应激会使外周组织对胰岛素的敏感性下降，葡萄糖的利用降低，此外，氧化应激还会加剧胰岛 β 细胞凋亡，胰岛细胞数目减少，降低胰岛素的合成与分泌，使糖代谢异常进一步加剧，因此氧化应激在糖尿病的发生发展中起重要作用。氧化应激也是导致糖尿病微血管并发症和大血管病并发症的始动因素之一。大量研究表明，衰老与自由基的累积损伤作用有关。

20 世纪 50 年代，Harman 首次提出衰老的氧化损伤假说。即衰老的过程是一个氧化损伤不断积累和氧化应激不断被削弱的过程。证据表明随着年龄而不断增加的氧化损伤发生在不同物种的多个组织中。同时有研究证明，长寿的果蝇中一种用于消除活性氧（ROS）的过氧化物歧化酶（SOD）的活性显著高于对照组。

● **既然糖尿病可加速衰老，抗糖尿病治疗能否延缓这一过程？**

糖尿病的主要治疗包括饮食控制和运动、药物治疗、手术治疗等。近年来饮食控制、药物治疗对于延缓衰老的探索在不断深入。

（1）为糖尿病患者所设定的饮食方案有利于延缓衰老

热量限制（caloric restriction，CR）是一种防止肥胖、糖尿病和心血管疾病的营养干预措施。热量限制可减轻糖尿病患者体重，降低血糖以及减轻胰岛素抵抗，增加胰岛素敏感性等。1935 年，McCay 首次提出热量限制的摄入可延长啮齿类动物的寿命。CR 是指一种营养俱全、能量较低的营养条件，这种条件下饲养的小鼠寿命比高卡路里饲养条件下长，后续在酵母、线虫、果蝇等模式生物的研究中证实 CR 均有延缓衰老和延长寿命的效应。CR 延长寿命的机制存在许多假设，CR 抗衰老的机制与抗氧化特性，增加胰岛素敏感性，增强 DNA 损伤修复能力以及改变基因的表达，以及促使内皮一氧化氮合酶（endothelial nitric oxide synthase，eNOS）和 NO 表达增加，上调白色脂肪组织（WAT）中的 SIRT1 蛋白水平有关。

Sirtuin 1（SIRT1）是由 CR 诱导的 NAD（＋）依赖性组蛋白脱乙酰酶。SIRT1 通过其在许多底物上的脱乙酰酶活性调节葡萄糖 / 脂质代谢。SIRT1 在胰腺 β 细胞中正调节胰岛素分泌并保护细胞免受氧化应激和炎症，并且通过调节胰岛素信号在代谢途径中具有积极作用。SIRT1 还调节脂联素分泌、炎症、葡萄糖产生、氧化应激、线粒体功能和昼夜节律。包括白藜芦醇在内的几种 SIRT1 激活剂已被证实对胰岛素抵抗的动物模型中的葡萄糖稳态和胰岛素敏感性具有有益作用。

临床研究发现，CR 会降低随着年龄不断上升的氧自由基水平，从而减轻动物组织内的脂肪、蛋白质、DNA 及线粒体的氧化损伤。研究表明，热量限制能够使小鼠组织中的多个关键的抗氧化酶活性增强，从而使热量限制小鼠有更强的氧化应激能力。在增强清除氧自由基能力的同时，热量限制减少线粒体中 ROS 的产生，其可能的解释是热量限制上调了偶联蛋白的水平，从而促进了呼吸链中电子流动的加速，进而减少质子的泄露，导致 ROS 水平降低。一项动物研究将肥胖 db/db 小鼠和瘦 db/+ 雄性小鼠随意喂食或接受 30%CR 5 周。在研究结束时，进行超声心动图评估舒张功能。结果发现短期 CR 可逆转左心室肥大的进展，并改善舒张功能障碍。

（2）有氧运动和抗阻运动有利于抗衰老

衰老与线粒体功能衰退和氧化还原失衡紧密相关。随着年龄的增加，肌肉线粒体的 DNA 丰度和蛋白质的合成不断地下降，线粒体代谢过程中的副产物自由基增加导致脂质、蛋白质和核酸等大分子的氧化损伤不断累积。有氧运动训练可能通过降低衰老组织线粒体 ROS 产生和减轻氧化损伤而降低线粒体 PTP 开放的敏感性。有氧运动还能延缓肝脏衰老，延缓肝脏细胞衰老的形态结构，可以阻止自由基及其过氧化反应对细胞器造成的损害，从而保证细胞的生理功能，延缓机体的衰老进程。

炎性衰老是一种长期的、低度的慢性炎症反应状态，是引发许多老年病的基础。炎性衰老是导致老年肌肉衰退的一个重要原因。抗阻训练是肌肉重建最有效的运动方式，它也是临床医学与康复医学治疗与预防肌肉丢失最重要的手段。通过抗阻训练进行肌肉重建以后，IL-6、IL-15 分泌功能得到重建和功能增强，老年人进行抗阻训练后，肌肉的力量、质量，肌纤维横断面增面积都较训练前有显著的增加，而且，力量增加的幅度要明显高于质量增加的幅度。

抗阻运动通过肌肉重建获得的抗感染性衰老能力是有氧运动所不可替代的，与有氧运动抗感染作用结合后产生的效果是两种作用效果的叠加，产生了更大的抗炎性衰老效果。因此，在抗炎性衰老中，应加强抗阻运动，科学的方法是有氧运动与抗阻运动相结合，只有这样，抗炎性衰老的效果才会更好。

（3）研究证明部分降糖药物有抗衰老的作用

噻唑烷二酮类和二甲双胍通过改善胰岛素抵抗而发挥降糖作用。近年来研究发现这两类药物具有延缓衰老的作用。在 2007 年发表的一项研究，给予果蝇喂食不同剂量的二甲双胍、格列吡嗪、罗格列酮和吡格列酮以观察其存活率。研究发现，接受吡格列酮 0.02 mg/ml 的果蝇病死率明显下降，使得雌性果蝇寿命延长 1.1 天，雄性果蝇寿命延长 0.9 天。结果显示吡咯列酮具有抗衰老特性，但对代谢、生殖能力或中枢神经系统无显著影响。吡格列酮延缓衰老的可能机制：①糖基化过程是衰老的重要病因，吡格列酮通过抗 AGEs 产生从而延缓衰老；②吡格列酮可以调节 SIRT1。多项研究表明，SIRT1 可通过抑制细胞凋亡，调控新陈代谢（热量消耗、脂肪贮存等），维持氧化应力下线粒体的正常功能以及抑制炎症等多个方面延缓细胞的衰老；③众所周知胰岛素和胰岛素生长因子样信号转导途径在线虫、昆虫和哺乳动物中延长寿命的途径，吡格列酮可能潜在调节 CR/IGF 途径，延缓衰老；④激活过氧化物酶增殖物激活受体（PPAR γ）产生的后续效应。

作为一种降糖药物，二甲双胍通过增强肌肉和脂肪细胞表面胰岛素受体对肝脏葡萄糖异生作用的灵敏度，从而降低高血糖和其他与衰老相关的损伤。早期一项动物研究发现，使用二甲双胍可使小鼠平均寿命增加 9%（$P < 0.05$）。在另一项研究中，采用 CR、二甲双胍以及 CR+ 二甲双胍治疗小鼠，发现与对照组相比，仅 CR 增加了第 25 分位小鼠的寿命，但对于第 50，第 75 和第 90 分位的小鼠寿命较对照组无影响，而二甲双胍组对所有小鼠的寿命并无影响。该研究提示二甲双胍可能通过限制饮食发挥作用。其机制可能是间接激活了与热量限制相同的信号通路，并产生一些独立的影响，二甲双胍可能是通过腺苷酸活化蛋白激酶（AMP-activated proteinkinase，AMPK）及其下游的哺乳动物西罗莫司靶蛋白（mammalian target of rap a-mycin，mTOR）发挥作用（图 5）。

二甲双胍激活 AMPK 可以认为是一种间接的热量限制。AMPK 还可以激活 SIRT1，其抗衰老机制可能与吡格列酮相似；mTOR 是磷脂酰肌醇激酶相关激酶蛋白家族成员，激活 mTOR 可以引起衰老。二甲双胍可以通过激活 AMPK 抑制 mTOR。目前，二甲双胍激活 AMPK 后如何通过其下游效应分子发挥其抗衰老的影响还不是太清楚。

2013 年英国伦敦大学学院的研究人员利用线虫探索了二甲双胍延长寿命的机制。他们发现，二甲双胍的这种功效是通过共培养的大肠杆菌来调控的。这种菌群在其宿主——线虫体内表现出复杂的营养和致病性。研究显示，二甲双胍通过抑制大肠杆菌的叶酸代谢和破坏线虫的甲硫氨酸代谢从而延长了线虫的寿命。然而，在甲硫氨酸合成酶（metr–1）和 S 腺苷甲硫氨酸合成酶（sams–1）变异的线虫中，二甲双胍反而导致线虫寿命的缩短，这表明二甲双胍的功效是通过调控甲硫氨酸来实现的。二甲双胍究竟是延长还是缩短线虫的寿命，这取决于大肠杆菌菌株对二甲双胍的敏感性和葡萄糖浓度。在哺乳动物中，肠

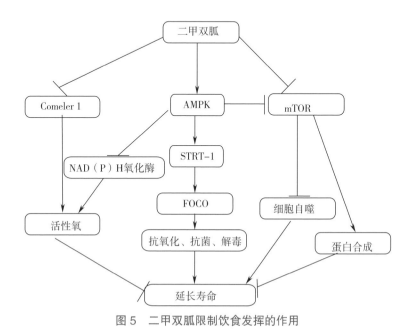

图 5　二甲双胍限制饮食发挥的作用

道菌群影响着宿主的代谢，包括一些代谢类疾病的发生发展。

有研究者认为，二甲双胍能引起菌群代谢发生改变，这使其具有一定的临床功效，但同时也可能导致不良反应，造成叶酸的缺失和胃肠道不适。尽管有一些研究表明二甲双胍具有延缓衰老的作用，但最新一项研究发现二甲双胍对雄性小鼠的空间记忆力和视力有损害作用，对精神运动、认知或感觉功能等年龄相关因素的下降也无有益作用，可能与二甲双胍对中枢神经系统的影响有关。

抗氧化剂能减轻糖尿病患者氧化应激，有助于改善糖尿病患者糖代谢及防止糖尿病并发症的发生和发展。研究表明，抗氧化剂能够通过清除自由基、调控压力应激相关基因表达及诱导毒物兴奋效应等方式延长动物寿命。但近期的一些研究也指出，此类抗氧化剂可能存在一系列不良反应，具有促氧化、致癌和破坏代谢平衡等风险。同时，较低的吸收率和靶向性也限制了大多数抗氧化剂延长寿命的作用。因此，抗氧化剂和延长寿命之间的相关性有待进一步论证。

衰老与糖尿病之间关系密切，具有许多共同的发病机制和促进因素。现有的证据表明胰岛素对中枢葡萄糖代谢的调节，胰岛素抵抗、AGEs 生成增多以及氧化应激等因素共同促进糖尿病与衰老的进程。目前研究发现热量限制除了可以减少肥胖，延缓糖尿病大血管病变进展之外，还可延缓衰老。此外，有氧运动和抗阻力运动，以及改善胰岛素抵抗的药物二甲双胍和吡格列酮也可能具有延缓衰老的作用。未来还需要明确 ROS 和抗氧化酶在衰老过程和年龄相关疾病中的作用差异，并了解自由基在该过程中的确切作用。